婴幼儿照护·健康与营养系列教材　　　　上海市重点图书

总主编◎王韬（上海市同济医院　"达医晓护"医学传播智库）

# 幼儿医学基础与评价

主　编◎徐灵敏

副主编◎符　莉　贾西燕　徐改玲

U0397545

华东师范大学出版社
·上海·

图书在版编目（CIP）数据

幼儿医学基础与评价 / 王韬总主编；徐灵敏本册主编.—上海：华东师范大学出版社，2022
婴幼儿照护·健康与营养系列教材
ISBN 978-7-5760-2945-1

Ⅰ.①幼… Ⅱ.①王… ②徐… Ⅲ.①儿科学—教材 Ⅳ.①R72

中国版本图书馆CIP数据核字（2022）第111090号

## 幼儿医学基础与评价

总 主 编 王 韬
主 编 徐灵敏
责任编辑 刘 雪
责任校对 宋红广 时东明
装帧设计 俞 越 庄玉侠

出版发行 华东师范大学出版社
社 址 上海市中山北路3663号 邮编 200062
网 址 www.ecnupress.com.cn
电 话 021－60821666 行政传真 021－62572105
客服电话 021－62865537 门市（邮购）电话 021－62869887
地 址 上海市中山北路3663号华东师范大学校内先锋路口
网 店 http://hdsdcbs.tmall.com

印 刷 者 浙江临安曙光印务有限公司
开 本 787毫米×1092毫米 1/16
印 张 21
字 数 453千字
版 次 2022年11月第1版
印 次 2022年11月第1次
书 号 ISBN 978－7－5760－2945－1
定 价 59.00元

出 版 人 王 焰

# 编委会

# 前言

重视儿童早期发展，加强 3 岁以下婴幼儿照护服务是全生命周期服务管理的重要内容，是促进儿童健康成长与"保障儿童健康、提高生命质量"的基础，也是家庭幸福安康、社会繁荣昌盛的基础，影响着国家的人口素质和社会经济发展水平。为促进婴幼儿照护服务发展，2019 年，国务院《"健康中国 2030"规划纲要》将儿童早期发展作为推进妇幼健康工作的一项重要内容正式纳入其中，将婴幼儿照护上升为国家战略，并发布了《国务院办公厅关于促进 3 岁以下婴幼儿照护服务发展的指导意见》。

儿童早期发展是指 0—8 岁儿童的全面发展，即 0—8 岁儿童在体格、运动、语言、认知、社会和情绪等方面的综合发展。其中，0—3 岁是儿童大脑发育、早期学习、看护人和儿童之间依恋关系形成的关键时期，对儿童一生的健康发展至关重要。如今，各个国家和民族都把做好 0—8 岁儿童的保健与教育工作作为重点，因为这是人类发展与进步的希望所在，也是投资最小、回报最显著的事业。

研究发现，儿童神经心理的成长是以神经系统的发育成熟为基础的，神经系统的发育早在胎儿期就已领先于其他各系统，出生时大脑已具有全部主要的沟回，只是皮层较薄、沟裂较浅。新生儿神经细胞数目也已与成人相同，只是树突与轴突少而短。儿童 3 岁时神经细胞分化已基本完成，8 岁时接近成人水平。为此，要促进儿童早期发展，需要关注 5 个干预要素：健康、营养、安全与保障、回应性照护与早期学习。

儿童的生长发育是以年龄为基础的，从受精卵到成人期是一个连续过程的不同阶段。在教育系统，幼儿一般是指 1—6 岁的儿童。在医疗系统，儿科学根据不同年龄机体的生理、解剖、心理等的成熟度，将儿童年龄划分为胎儿期、新生儿期、婴儿期、幼儿期、学龄前期、学龄期和青春期 7 个阶段，其中，幼儿期的年龄阶段是指 1—3 岁。为了更好地体现医教结合，促进儿童早期全面发展，本书中所提的儿童年龄段具体如下：婴儿期为 0—1 岁，幼儿期为 1—3 岁，学龄前期为 3—6 岁。

本书遵照儿童的医学年龄分期和生长发育的规律，分为"人体解剖生理与生长发育""幼儿发展与促进措施""幼儿发展的年龄特点与评价"三篇，详细阐述了不同年龄阶段幼儿发展的医学基础、生长发育规律和特点、促进措施和评价方法。希望读者通过本书的学习，能掌握儿童的年龄分期、促进幼儿发展的具体措施，熟悉幼儿发展的解剖生理基础，掌握不同年龄阶段幼儿发展与生长发育的科学知识。

徐灵敏

复旦大学附属中山医院青浦分院

# 目录

# 第一章
# 绪　论

**本章导语**

儿童的生长发育是以年龄为基础的，儿科学根据不同年龄机体的生理、解剖、心理等的成熟度，将儿童年龄划分为胎儿期、新生儿期、婴儿期、幼儿期、学龄前期、学龄期和青春期7个阶段。儿童从受精卵到成人期为一个连续的过程，各年龄时期之间既存在区别又有密切联系，因此应以整体、动态的观点来看待儿童的生长发育及其生长发育过程中遇到的问题。

促进幼儿发展需要采取综合措施，加强婴幼儿照护服务事关千家万户的幸福安康。2019年印发的《国务院办公厅关于促进3岁以下婴幼儿照护服务发展的指导意见》进一步强调了基本公共卫生服务政策，具体措施包括孕前准备、产前检查、出生缺陷的三级预防及回应性照护。

**学习目标**

（1）掌握儿童的年龄分期。

（2）熟悉幼儿发展的生长发育规律及其生理解剖基础。

（3）掌握幼儿发展的具体措施。

**本章导览**

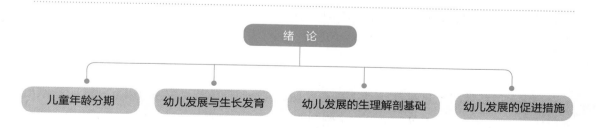

**案例导入**

小张和小李这对年轻人结婚一年了，夫妻俩都是优秀青年，30多岁了才考虑生育孩子这件人生大事。作为高知家庭，他们特别希望未来的宝宝也像他们一样聪明、健康、优秀。他们期盼着、想象着：未来的宝宝是什么样子呢？宝宝是如何一天一天长大的呢？怎样能让宝宝长得更好？

想一想：这对年轻人所提出的问题，可以说是大多数准爸爸、准妈妈关心的问题。要解答他们的问题，首先需要了解儿童的年龄分期、幼儿发展与生长发育的医学基础和促进措施。

"孩子处于什么年龄阶段"是幼儿教师和儿科医生面对儿童时必须关注的一个重要问题，更是评估儿童健康状况和发育水平的重要依据。生长发育存在着明显的个体差异、性别差异及年龄差异，因此，对于儿童发育水平和健康状况的评价、疾病的临床诊治都必须以年龄分期为基础进行综合分析与决策。

## 第一节　儿童年龄分期

### 一、胎儿期

从受精卵形成至胎儿娩出前为胎儿期，正常胎儿期为37—40周（260—280天）。临床上根据胎儿在母体内生长发育的过程，将其分为三个时期：① 妊娠早期，共12周，胎儿在此期末基本形成，可分辨出外生殖器。② 妊娠中期，自13周至未满28周，胎儿各器官在此期内迅速成长，功能逐渐成熟，肺泡结构基本完善，已具有气体交换的功能，胎龄28周时胎儿体重约有1 000克，故常以妊娠28周定为胎儿有无生存能力的界限。③ 妊娠后期，此期胎儿完全依靠母体生存，孕妇的健康、营养、疾病、情绪及周围的环境等都会直接影响胎儿的生长发育，因此做好孕期胎儿保健非常重要。

### 二、新生儿期

自出生后脐带结扎起到满28天为新生儿期。这一时期的特点主要有以下三点：① 刚离开母体开始独立生活，内外环境发生了剧烈变化。② 生理调节和适应能力还不成熟，故易发生产伤、窒息、溶血、感染等疾病，死亡率高。③ 新生儿保健极其重要，特别要注意做好保暖、喂养、清洁卫生、抚触等方面的护理。

围生期是跨越出生前后，包括胎儿期后期和新生儿期早期在内的一段比较特殊的时期。各个国家对此有不同的定义，我国普遍将胎龄满 28 周至出生后 7 足天之间的这个阶段称为围生期。围生期死亡率是衡量一个国家或地区的产科和新生儿科质量的重要指标。

## 三、婴儿期

从出生到满 1 周岁前为婴儿期，包含新生儿期。这一时期的特点主要有以下三点：① 生长发育迅速，在一年中身长增长约 50%，体重增加约 200%。② 对营养素和能量的需要量相对较大，但婴儿的消化吸收功能尚不够完善，容易发生消化紊乱和营养不良。③ 抗病能力较弱，易患感染性疾病及传染病，故应大力提倡在该阶段采用母乳喂养，给予合理的营养指导，做好计划免疫工作。

## 四、幼儿期

1 周岁以后到满 3 周岁前称为幼儿期。这一时期的特点主要有以下三点：① 身体生长速度有所减慢，但智能发育较快；活动范围增大，接触周围事物增多。② 幼儿期是语言、思维和能力发展的良好时期，应当重视早期教育和情感智商培育及建立良好的卫生习惯。③ 好奇心强，对危险事物的识别能力和自我保护能力差，一定要特别注意安全，防止发生意外事故。

1 岁儿童度过了婴儿期，进入到幼儿期。此时，儿童无论是在体格和神经发育上，还是在心理和智能发育上，都进入了新的发展阶段。1 岁儿童已经能够行走了，也可以自己拿着食物吃，这些能力的变化使儿童的眼界豁然开阔。

1—3 岁的儿童独立意识逐渐增强，可能会开始厌烦大人喂饭了，对别人的帮助有时会表现出不满意，有时还会大哭大闹以示反抗。他们要试着自己穿衣服，拿起袜子知道往脚上穿；在给他们个橘子、香蕉等带皮的食物时，他们也会自己剥皮了。对于这些成长的变化，陪伴儿童的家长、老师和儿科医生都要热情鼓励、耐心帮助，不能打击儿童或有厌烦情绪，要最大限度地促进儿童的全面发展。1—3 岁是儿童大脑发育、早期学习、看护人和儿童之间依恋关系形成的关键时期，对儿童一生的健康发展至关重要。

## 五、学龄前期

3 周岁以后到 6—7 岁入小学前为学龄前期。这一时期的特点主要有以下四点：① 体格发育速度较慢，智能发育更趋完善，求知欲和模仿性强，具有很大的可塑性。② 学龄前期是儿童教育的关键期，要开始重视对儿童综合素质的培养，尤其是要注意培养良好的道德品质和生活习惯。③ 免疫力较前期增强，但不稳定；感染性疾病有所减少，但易患免疫性疾病，如肾炎、风湿热等。④ 虽然对危险事物的识别能力和自我保护能力有所增强，但活动范围和接触面增大，需要加强意外伤害的防范教育。

## 六、学龄期

从 6—7 岁入学起到 11—12 岁青春期之前称为学龄期。这一时期的特点主要有以下三点：① 体格和智力发育趋于完善、精力旺盛，到学龄期末除生殖系统以外，其他器官发育已接近成人水平。② 学龄期是学习知识、接受文化教育、综合素质培养的关键阶段。③ 家长应关注并防护儿童的情绪、精神、心理行为问题，以及加强对其视力、牙齿的保护。

## 七、青春期

女孩从 11—12 岁到 17—18 岁，男孩从 13—14 岁到 18—20 岁，称为青春期。这一时期的特点主要有以下六点：① 体格和心智发育均迅速，是第二个生长高峰期。② 第二性征出现，生殖功能基本发育成熟。③ 神经内分泌调节不稳定，易受社会环境不良因素的影响，容易出现心理行为、精神方面的不稳定，重者可发生心理障碍、癔病甚至精神性疾病。④ 女孩易出现月经不调、痛经等妇科疾病，注意加强生理卫生教育。⑤ 在文化和科学知识学习外，要特别重视道德品行和心理健康教育，引导树立正确的人生观。⑥ 此时期儿童生长发育迅速，还要注意营养充足均衡，加强体格锻炼和生活能力的培养。

## · 第二节　幼儿发展与生长发育 ·

### 一、古老育儿经"3 岁看大，7 岁看老"中蕴含的儿科学

"3 岁看大，7 岁看老"，街坊四邻中有很多长辈在点评晚辈时经常顺口这样说。他们在夸奖一个成就斐然的青年才俊时这样说，在批评一个不务正业的纨绔子弟时这样说，在教育年轻父母如何管教孩子时也这样说。"3 岁看大，7 岁看老"这句古老的育儿经是夸奖、是批评、也是教育，更是中华民族几千年祖祖辈辈的人生经验。现代生命科学研究已经循证到很多支持这一说法的儿科学的科学依据。

研究发现，儿童神经心理的成长是以神经系统的发育成熟为基础的，神经系统的发育在胎儿期领先于其他各系统，出生时大脑已有全部主要的沟回，只是皮层较薄、沟裂较浅；新生儿神经细胞数目已与成人相同，只是树突与轴突少而短。3 岁时神经细胞分化已基本完成，

8 岁时神经系统的发育接近成人，与育儿经"3 岁看大，7 岁看老"相一致。在儿科学的儿童年龄分期中，3 岁前为婴幼儿期，7 岁前为学龄前期。

## 二、婴幼儿期是大脑、心理发育的重要时期

### （一）婴幼儿期是大脑发育的重要时期

大脑是人作为个体生存和发展的"司令部"、关键器官，对智力和行为起决定作用。儿科学研究显示，3 岁之前是一个人大脑发育的重要时期，出生时的新生儿脑重占其体重的 10%—12%，1 岁时已经接近成人脑重的 60%，3 岁时约为出生时的 3 倍且约占成人脑重的 75%。出生后脑重的增加主要表现在神经细胞体积的增大、树突的增多与加长，以及神经髓鞘的形成和发育上。儿童在出生后 2—3 年内，无论在生理方面还是心理方面，良好的育儿刺激对其大脑的功能和结构都有着重要的影响。这一年龄段儿童重要的行为表现主要是好奇、多动，这是因为他们的大脑在不断获得信息，能量消耗比较大，需要的营养比成人要多，同时身体发育也会加快。3 岁以后，大脑的复杂性和丰富性已经基本定型，并且停止了新的信息交流，这时大脑的结构就已经牢固成形。虽然这并不意味着大脑的发育过程已经完全停止，但就如同计算机一样，硬盘已经格式化完毕，就等待编程了。

### （二）婴幼儿期是性格形成和能力培养的关键期

人类婴幼儿期的生活经历将会极大地影响其大脑神经细胞之间的联系程度，同时也影响着儿童的心理健康程度。美国研究幼儿心理行为的卡斯比教授指出，一个人对 3 岁之前所经历的事情会像海绵一样吸收。这意味着儿童性格形成和能力培养的关键期就在 3 岁之前，这个阶段的儿童跟随什么样的人，接受什么样的教育，就将会形成相应的性格。在此阶段，和儿童朝夕相处的成人所说的每一句话、所做的每一个动作都可能会深深地烙印在他们的心灵深处。

## 三、婴幼儿期是语言行为模式的定型时期

### （一）婴幼儿期学会的语言是母语

科学家认为，儿童学习语言不是慢慢地一字一句地学习，而是存在突然的"语言爆发期"现象。例如，在 2 岁之前他们对语言的把握很模糊，但 2 岁之后突然某一天就能够很容易地掌握各种复杂的表达技巧了。研究发现，无论一种语言有多复杂，没有接受过教育的本民族人都会熟练运用，这就是母语。通常来说，儿童到了 2 岁的时候就会表达比较复杂的句子，甚至会使用不同时态和语态的动词或者连词，而且还会使用长句和分句。在这个年龄段，儿童从无意识的状态过渡到有意识的状态，而且已经建立了他所在的生存群体和特定社

会阶段所特有的心理结构和语言表达机制。

### （二）语言行为基本模式的形成在学龄前期

关键期是指最易学会和掌握某种知识技能、行为动作的特定年龄时期。在关键期对儿童进行及时的教育，儿童学起来容易，也学得快，能够收到事半功倍的效果；但如果错过关键期再去学，就要花费很多的精力和时间，事倍功半。美国心理学教授鲍勃·麦克默里认为，儿童学习说话的过程大多是父母注意不到的，正是在这些不被察觉的学习过程中日积月累，产生了令父母惊异的必然结果。

到了6岁，儿童的语言表述已经非常准确了，他们了解并且能够使用母语的一些规则，已经独立完成了学习语言的整个过程。语言是行为的表达，行为和语言相互作用，使儿童的成长得以完成"关键期"的基本行为模式。语言的不断发展是人类文明进步的基础，儿童在学龄前期自觉、自然地学习语言的能力是人类取得众多辉煌成就的关键因素。如印度"狼孩"卡玛拉被人发现时已有7岁多，由于他在重返人类社会后已经错过了生长发育的关键期，虽然经过长达6年的专业教育训练，其行为和智商能力也只能达到4岁儿童的水平。

## 四、婴幼儿期的营养和疾病会影响一生的健康

### （一）人身高的1/3是在2岁前长成的

家长都有定期为孩子量身高的习惯。随着时间一天天过去，看着那条身高线一点一点往上提升，原先还躺在大人怀里的小宝宝一点点长高，慢慢长成少年、青年，他们心里都充满喜悦。

那么，儿童是怎样长高的呢？科学研究发现，婴儿期、青春期，是人长高的两个高峰期。人从出生至成年体格的长成，其生长速度不是匀速的，出生时身长平均为50厘米，出生至2岁时大约长28厘米，其中在4个月以前、5—12个月、1—2岁这3个年龄段各完成1/3。2岁前的营养对儿童生长的影响远超过遗传因素，年龄越小越是如此。2岁后至青春期前每年匀速长5—7厘米，直至青春期第二次加速。所以说，3岁前儿童如若受到营养不良、疾病或药物等有害因素的影响，对其身高的损害将大大超过3岁后。

### （二）成人的心脑血管疾病与7岁前的营养过剩关系密切

儿童的营养不均衡和营养过剩问题越来越被关注，"小胖子""小药罐""小病号"在学龄前期儿童群体中占有很高的比例，一些成人疾病出现向儿童加速下沉的趋势。近年来的大量研究表明，动脉粥样硬化、冠心病等严重的心脑血管疾病可能起源于儿童时期，并与儿童血脂异常相关联。

因此，了解儿童血脂异常的相关知识，积极主动地关注儿童血脂异常的临床诊断和防

治，切实有效地早期干预儿童血脂异常及其相关心脑血管疾病的发生，有助于延缓和控制成人相关疾病的发生。"3岁看大，7岁看老"的育儿经提醒我们，儿童的健康需要从小打下良好的基础，生命的质量需要健康的生活方式做保障。

### （三）婴幼儿期疾病预防很重要

婴幼儿罹患急性感染性疾病时，由于免疫功能不完善，感染容易扩散甚至发展成败血症，病情发展快，来势凶险。如今，已有不少严重威胁人类健康的急性传染病可以通过预防接种得以避免，此项工作基本上是在婴幼儿时期进行的。目前，许多成人疾病或老年疾病的婴幼儿期预防已经受到重视，如动脉粥样硬化引起的冠心病、高血压和糖尿病等都与儿童时期的饮食有关；成人后的心理问题也与儿童时期的成长环境和心理卫生有关。

## 第三节 幼儿发展的生理解剖基础

### 一、生理功能

儿童各系统器官的机能也随着年龄的增长逐渐发育成熟，因此不同年龄儿童的生理、生化正常值各不相同，如心率、呼吸频率、血压、血清和其他体液的生化检验值等。此外，某年龄阶段的机能不成熟常是疾病发生的内在因素。婴幼儿的代谢旺盛，营养的需求量相对较高，但是此时期胃肠的消化吸收功能尚不完善，易发生消化不良。因此，熟悉掌握各年龄儿童的机能变化特点是儿科临床工作的基本要求。

### 二、解剖基础

随着体格生长发育的进展，儿童的身体各部位逐渐长大，头、躯干和四肢的比例发生改变，内脏的位置也随年龄的增长而不同，如肝脏右下缘位置在3岁前可在右肋缘下2厘米内，3岁后逐渐抬高，6—7岁后在正常情况下不应触及。在体格检查时，必须熟悉各年龄儿童的体格生长发育规律，才能正确判断和处理临床问题。

### 三、病理变化

对同一致病因素，儿童与成人的病理反应和疾病过程会有相当大的差异，即使不同年龄的儿童之间也会出现这种差异，如由肺炎球菌所致的肺炎，婴儿常表现为支气管肺炎，而成人和年长儿童则易引起大叶性肺炎病变。

## 四、免疫功能

低龄儿童的非特异性免疫、体液免疫和细胞免疫功能都不成熟，因此抗感染的能力比成人和年长儿童低下，如婴幼儿时期免疫球蛋白 IgA 和 IgG 水平均较低，容易发生呼吸道和消化道感染。因此适当的预防措施对低龄儿童特别重要。

## 五、心理特点

幼儿期是心理、行为形成的基础阶段，可塑性非常强。如果能及时发现该时期儿童的天赋气质特点，并根据不同年龄儿童的心理特点，提供合适的环境和条件，给予耐心的引导和正确的教养，可以培养儿童良好的个性和行为习惯。

## · 第四节  幼儿发展的促进措施 ·

中华人民共和国成立以后，党和政府对于保障和促进儿童健康发展的医疗卫生事业非常重视，在城乡各地建立和完善了儿童预防、保健和医疗机构。通过这些机构，落实了儿童的生长发育监测、先天性遗传性疾病的筛查、疫苗接种等工作，加强了儿童肺炎、腹泻、营养性维生素 D 缺乏性佝偻病和缺铁性贫血等"儿童四病"的防治，儿童常见病、多发病得到了及时诊治。进入 21 世纪以来，我国更加重视儿童健康和早期发展，在党的十九大报告中，把婴幼儿照护服务作为保障和改善民生的重要内容。目前，我国有 3 岁以下婴幼儿 5 000 万左右，加强婴幼儿照护服务事关千家万户的幸福安康。

《国务院办公厅关于促进 3 岁以下婴幼儿照护服务发展的指导意见》明确了促进婴幼儿照护服务发展的基本原则、发展目标、主要任务、保障措施和组织实施，进一步强调要做好基本公共卫生和妇幼保健服务工作，为婴幼儿家庭开展新生儿访视、膳食营养、生长发育、预防接种、安全防护、疾病防控等服务，具体政策和措施包括孕前准备、产前检查、出生缺陷的三级预防及回应性照护。

如今，各个国家和民族都把促进婴幼儿发展、做好儿童保健工作作为重点，因为这是人类发展与进步的希望所在，也是投资最小、回报最显著的事业。重视儿童早期发展，加强 3 岁以下婴幼儿照护服务是生命全周期服务管理的重要内容。我国《国家基本公共卫生服务规范》自 2009 年启动以来，在基层医疗卫生机构得到了普遍开展，2017 年 2 月又修订发布了第三版。在《国家基本公共卫生服务规范（第三版）》的 12 项国家基本公共卫生服务内容中，有 5 项与儿童健康有关，具体包括居民健康档案管理、健康教育、预防接种、0—6 岁儿童健康管理、孕产妇健康管理等。《国家基本公共卫生服务规范（第三版）》要求医疗、保健及疾病预防控制机构为每一个儿童建立《0—6岁儿童保健手册》和《预防接种证》，对保障儿童健康的公共卫生服务作出了详尽的说明和具体的要求。

## 一、孕前准备是保障儿童健康的第一步

儿童是人类的未来和希望，儿童健康是民族昌盛、家庭幸福、国家富强的基础，孕前准备是保障儿童健康的第一步。孕前准备包括男女双方的知识准备、身体准备及心理准备三大方面。随着社会经济、文化及科学的发展，步入婚姻殿堂、准备在爱巢中养育子女、升级做爸妈的人们，越来越重视孕前准备了。

生命是什么？生命是如何遗传和复制的？我们有办法让新生命更加美好吗？这是孕前准备要回答的问题。我们知道遗传的规律是孟德尔定律，遗传的物质基础是位于基因和染色体上的DNA分子。1953年，在英国伦敦剑桥大学卡文迪什实验室，当富兰克林、沃森、克里克等人发现了DNA的双螺旋结构、并成功制作了可以揭示遗传复制规律的模型时，人们揭开了生命的神秘面纱，并于1963年把诺贝尔奖授予了发现者。这个伟大的发现作为基础教育的内容，如今已经成为居民大众拥有的科学常识，也使孕前准备的重要性为越来越多的家庭所重视。

对于大多数健康夫妻，孕前准备是在准备孕育3—6个月前到医院的妇产科门诊完成的。妇产科医生通过询问病史、体格检查及必要的辅助检查，调研分析夫妻双方的遗传背景、生活环境及身心健康状况，系统地评估妊娠潜在的风险，决策需要实施的干预措施，促进有利因素、防止不利因素，做好保障儿童健康的第一步。

## 二、产前检查是对儿童最好的祝福

开始孕育生命这个自然而神奇的过程是值得庆贺的。一个幸运的精子历尽千辛万苦成功嵌入一个卵子体内，两个充满生命活力的生殖细胞融合在一起形成了受精卵，一个新的生命体从此诞生了。

我们可以把这个小生命想象为一个贪吃的小虫，因为他很小，小到需要用显微镜才可以看见，他拥有了人类23对46条染色体上所有的生命密码，可以进行分裂繁殖分化，能够传递表达遗传信息，在母亲体内欢快地吸收着营养，自由自在地向着"人"的目标努力生长，长成为一个足够大的人就会瓜熟蒂落，脱离母体。生命的顽强精彩，母亲的伟大无私，铸就了人类社会的生生不息、繁荣昌盛。

保障母子的生命健康安全是各国公共卫生制度建设的重要组成部分，我国《国家基本公共卫生服务规范》于2009年启动，2017年2月发布了第三版。在《孕产妇健康管理服务

规范》中，对产前检查作出了详尽明确的要求：医疗机构要负责辖区内常住孕产妇的健康管理，孕妇居住地的乡镇卫生院、社区卫生服务中心于孕 13 周前为孕妇建立《母子健康手册》。产前检查是保障母婴健康安全的重要措施，也是对儿童最好的祝福，应该惠及每一位母亲及其孕育中的儿童。

## 三、出生缺陷的三级预防

出生缺陷所造成的后果相当严重，而且是不可逆的，因此预防成为应对出生缺陷问题的关键措施。育龄妇女应在孕前和孕期主动消除和避免接触各种危险因素，为胎儿的生长发育和迎接新生命提供良好的内、外部环境。近年来，世界卫生组织和我国政府均在努力推广三级预防措施，以减少新生儿出生缺陷的发生率，提高出生人口的整体素质。有关专家指出，如果这些出生缺陷的干预措施能够落实，就有可能将现有出生缺陷率减少半数以上。

### （一）一级预防措施

一级预防措施主要在重点人群中推广，以减少常见、重大出生缺陷为目的。这些措施包括：① 普及婚前保健，重点在农村地区开展婚前医学检查，禁止近亲婚育；② 除高碘地区外全民食用合格碘盐，对新婚夫妇、孕妇、哺乳期妇女和 0—2 岁婴幼儿实行碘营养监测和科学补碘；③ 促进孕产期保健，加强一些必需营养素的添加，指导妇女孕前及孕期服用叶酸增补剂或强化叶酸食品；④ 加强女职工和农村妇女孕期劳动保护，避免接触有毒有害物质；⑤ 加强孕期指导，严格控制孕期用药，教育新婚或准备生育的夫妇禁烟戒酒，远离毒品；⑥ 确保妇女孕前接种风疹疫苗；⑦ 确保妇女孕前检查；⑧ 促进妇女孕前积极治疗生殖道感染和某些严重慢性疾病。

### （二）二级预防措施

二级预防措施主要是指实行产前筛查和产前诊断，对筛查出的有出生缺陷的胎儿，经过科学论证，必要时建议孕妇做引产手术终止妊娠，以减少发育缺陷胎儿的出生。

### （三）三级预防措施

三级预防措施是在部分地区试行新生儿和婴幼儿体检，开展先天性甲状腺功能低下、苯丙酮尿症等遗传代谢病的早期筛查，开展先天性听力障碍、视力障碍等疾病的筛查、诊断和治疗等。

孕前准备是预防出生缺陷的关键期，很多情况下，待怀孕后做检查再发现问题为时已晚。据有关研究表明，产前检查和围生期保健的时间安排与胚胎对致畸因子的敏感期之间存在时间差，两者之间并不匹配。胚胎发育的第 3—8 周是细胞分化期，对大部分致畸因子高度敏感，而通常孕妇发觉怀孕到医院进行首次产前检查时已经过了这一时期。此时，出生缺陷及其他不良生育结局可能就已经形成和存在了。因此，孕前应做好充分的咨询和检查，防患于未然，可避免因产前筛查出有发育缺陷的胎儿行引产术给孕妇带来的痛苦。

## 四、回应性照护

促进儿童早期发展的五个干预要素是营养、健康、回应性照护、安全保障和早期学习，其中回应性照护是贯穿在其他四个要素中的最重要的因素。

回应性照护是指养护人在陪伴儿童时应该积极主动、全心全意地回应儿童的心理和生理需求，敏锐、细心、耐心地时刻理解并回应儿童的哭闹、语言、表情和动作，做到密切观察儿童的动作、声音等线索，通过肌肤接触、眼神、微笑、语言等形式对儿童的需求作出及时且恰当的回应。比如，在喂养儿童时要主动采取回应性喂养的方式，在喂养过程中注重与儿童互动，关注儿童进食过程中反馈的信息，并能够正确解读、理解和及时反馈，等等。

儿童的心理、智力和体格发育与照护陪伴者的情绪、回应方式关系密切。当儿童罹患发热、腹泻等常见疾病时，家长首先应保持冷静，更不能在孩子面前惊慌失措，应该先微笑面对孩子，和孩子沟通交流，询问观察孩子是否很痛苦。给孩子创设开心愉快的情绪有利于其自身免疫力的发挥，有利于病情的早日康复，而痛苦恐慌的心理不利于孩子的病情恢复。为了准确判断病情，为了孩子的身心健康，陪伴孩子成长的家长，需要微笑并积极主动地面对孩子生长发育中必须经历的沟沟坎坎。

回应性照护要求照护者与儿童待在一起时，和儿童之间的互动应当具有回应性、情感支持性、发展适宜性和刺激性，需要愉快地与儿童进行互动，互相看着、微笑、说话、摸摸、拍拍、逗逗。照护者与儿童双方的愉快交流，有利于营造愉悦轻松的气氛。在这样安全、稳定、愉快的环境中，照护者对儿童的健康和营养需求敏感，有利于促进儿童早期学习和发展。

### 本章总结

儿童的生长发育是以年龄为基础的，根据不同年龄机体的生理、解剖、心理等的成熟度，将儿童年龄划分为胎儿期、新生儿期、婴儿期、幼儿期、学龄前期、学龄期和青春期7个年龄时期。

通过本章的学习，我们需要掌握儿童的年龄分期、促进幼儿发展的具体措施，熟悉幼儿发展的生长发育规律及其生理解剖基础。本章从儿童的年龄分期开始，叙述了儿童从受精卵到成人期这一连续过程的不同阶段，强调各年龄时期之间既存在区别又有密切联系，应以整体、动态的观点来对待儿童生长发育中的问题。

本章的重点在于儿童的年龄分期时间节点，以及不同时期儿童的生长发育特点和发展促进措施。

**思考与练习**

1. 什么是幼儿？儿童的年龄是如何分期的？

2. 一年后，小张和小李终于如愿晋级为宝爸宝妈了，为了保障和促进宝宝的健康发展，遵照《国家基本公共卫生服务规范（第三版）》，他们需要为宝宝建立哪两种手册，在哪里领取？

人体生长发育的起点是受精卵，基础是解剖生理的不断变化和成熟。其中，生长和发育是儿童不同于成人的重要特点。生长是指儿童身体各器官、系统的长大，有相应的测量值来表示其量的变化；发育是指细胞、组织、器官的分化与功能成熟。在儿童成长的过程中，生长和发育两者紧密相关，生长是发育的物质基础，生长量的变化可在一定程度上反映身体器官、系统的发育成熟状况。随着体格生长发育的进展，身体各部位逐渐长大，头、躯干和四肢的比例发生改变。内脏的位置也随年龄增长而不同，如肝脏右下缘位置在3岁前可在右肋缘下2厘米内，3岁后逐渐抬高，6—7岁后在正常情况下不应触及。同时，儿童的神经心理发育也与体格生长同步，包括感知、运动、语言、情感、思维、判断、意志和性格等诸多方面，均以神经系统的发育和成熟为物质基础。本篇将从人体概述开始，阐述人体完成吃喝拉撒睡、呼吸、循环等生理功能的解剖基础和生长发育过程。

# 第二章
# 人体概述

本章导语

　　人体是一种复杂的有机体。自人类社会诞生以来，人类就没有停止过对自身的研究。通过对人体自身结构和功能的认知，可以帮助我们更好地认识自己，在自身机体出现各种问题时能够更好地解决问题。即便经过数千年的发展，人类至今仍然不能完全认识自己，但已经可以对人体的微观结构和宏观构成及其生理功能有比较系统深入的了解。本章内容就是对人体基本构成做一个简单的概述，同时对生长发育期的儿童生理特点进行说明。

　　随着宝宝的第一声啼哭，一个新生的人类个体来到了这个世界。宝宝一出生就会吸吮乳头，吃饱时会安静地睡觉，哭闹时提示大人需要给宝宝喂奶或换尿布了。宝宝一天一天长大，宝宝会冲你微笑，会第一次发音叫"妈妈""爸爸"，这些都给家长带来无尽的欢乐。

　　你会感叹生命的神奇，这样一个复杂的人体竟然起源于一个细胞、一个受精卵。

**学习目标**

　　（1）了解人体的微观结构及宏观构成。

　　（2）熟悉人体构成部分的生理功能。

　　（3）掌握生长发育中儿童的生理特点概要。

**本章导览**

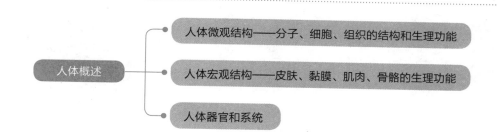

**案例导入**

一天，豆豆开心地在公园的广场上追鸽子，在草丛里找蚂蚱，一会儿就累得满头大汗，小脸也红扑扑的。奶奶追豆豆更是累得气喘吁吁。晚上大家发现豆豆像只泄气的皮球一样趴在沙发上，还不停地打喷嚏。奶奶一抹豆豆的额头，"呀，这么烫！"奶奶叫道："一定是感冒了，我前几天感冒才配的药，拿来给豆豆少吃点。"妈妈赶紧拦住奶奶，要带豆豆去医院。

想一想，奶奶和妈妈谁做得对？为什么？

人体是自然界中进化程度最高、结构和功能最复杂的有机体，由 400 万亿个以上的细胞构成。根据形态结构和生理功能的不同，这些细胞可分为 230 多种。不同形态结构和生理功能的细胞按照一定的规律组合起来，就构成了完整的人体。这样一个复杂的人体起源于一个细胞，这就是受精卵。受精卵是带有父体遗传信息的精子和带有母体遗传信息的卵子相互融合的产物，经过细胞的增殖、分化和若干复杂的生物学过程，历时 266 天左右，发育为一个成熟的胎儿。胎儿自出生后脱离母体成为独立的个体，通过从外界摄入氧气、水和食物，维持自身的生存并实现生长发育，最终成为一个成熟个体。

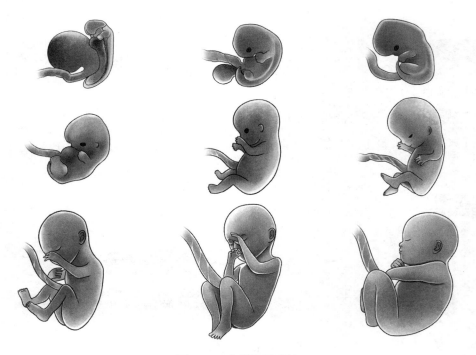

图 2-1    人类胚胎发育

构成人体结构和功能的基本单位是细胞（cell），其数量众多，形态多样，并具有各自的微细结构、代谢特点和功能活动。细胞由细胞膜、细胞质、细胞核构成。细胞与细胞之间存在着细胞间质（intercellular substance），构成细胞生存的微环境。细胞间质是由细胞产生的不具有细胞形态和结构的物质，主要包括纤维、基质和流体物质（组织液、淋巴液、血浆等），对细胞起着支持、保护、联结和营养等作用，对细胞的增殖、分化、迁移和信息传递等行为也有着重要影响。

由众多形态相似、功能相同或相近的细胞以及细胞间质构成的细胞群体叫作组织（tissue）。按其结构和功能，可分为四种基本类型，即上皮组织、结缔组织、肌组织和神经组织。

以一种组织为主体，几种组织有机地结合在一起，形成具有一定形态、结构和功能特点的器官（organ）。器官是一种结构单位，如心脏、肝脏、脑、肾脏等。

由一系列结构上连续或功能上相关的器官可组成具有特定功能的系统（system）。系统可完成连续的生理活动，如神经系统、循环系统、免疫系统、内分泌系统、消化系统、呼吸系统、泌尿系统、生殖系统等。

## 第一节　人体微观结构
## ——分子、细胞、组织的结构和生理功能

### 一、细胞的分子基础

细胞是生物进化的产物，细胞的形成经历了如下过程：在原始地球条件下从无机小分子物质到产生有机小分子；有机小分子自发聚合成具有自我复制能力的生物大分子；生物大分子逐渐演变为由膜包围的原始细胞；再由原始细胞演化成原核细胞和真核细胞；最后由从单细胞生物到多细胞生物。所以，也可以说，机体是由数以亿万计大小不等的分子组成的。

细胞的化学组分主要包括生物小分子和生物大分子。生物小分子是指无机化合物（水、无机盐等）和有机小分子（糖、脂肪酸、氨基酸、核苷酸）；生物大分子主要是指核酸、蛋白质和多糖。

### （一）生物小分子是细胞的构建单元

水在细胞中不仅含量最大，且在形成细胞有序结构方面起着关键的作用。细胞内各种代谢反应都是在水溶液中进行的。细胞中的水除了以游离形式存在之外，还能以氢键与蛋白质分子相结合，成为结合水，构成细胞结构的组成成分。随着细胞的生长和衰老，细胞的含水量逐渐下降，但是活细胞的含水量不会低于75%。人体的主要组成成分是水，年龄越小，含

水量越大，如新生儿体内含水量达到近 80%。相对成人来说，儿童新陈代谢旺盛，水的需要量相对较多。水在细胞中的主要作用是溶解无机物、调节温度、参加酶反应、参与物质代谢和形成细胞有序结构。

无机盐在细胞中均以离子状态存在，阳离子如 $Na^+$、$K^+$、$Ca^+$、$Fe^{2+}$、$Mg^{2+}$ 等，阴离子有 $Cl^-$、$SO_4^{2-}$、$PO_4^{3-}$、$HCO_3^-$ 等。这些无机离子中，有的游离于水中，维持细胞内外的渗透压和 pH 值，以保持细胞的正常生理活动；有的直接与蛋白质或脂类结合，组成有一定功能的结合蛋白（如血红蛋白）或类脂（如磷脂）。还有一类如钙、磷，主要以无机盐形式存在体内，约 99.7% 以上的钙、87.6% 以上的磷以羟磷灰石的形式存在于骨骼和牙齿中，少量的游离钙、磷离子主要维持血钙与血磷浓度的相对恒定。

### （二）有机小分子是组成生物大分子的亚单位

细胞中含有四种主要的有机小分子：单糖、脂肪酸、氨基酸及核苷酸。糖类又称碳水化合物，是细胞的能源和多糖的亚基。脂肪酸分子由两个不同的部分组成，一端是疏水性的长烃链，另一端是亲水的羧基（—COOH），其衍生物如磷脂由一个以两条脂肪酸组成的疏水尾和一个亲水头组成，它们是细胞膜的组分。氨基酸是一类多样化的分子，但均有一个共同特点，都有一个羧基和一个氨基，两者均与同一个 α 碳原子连接，它们是构成蛋白质的基本单位。核苷酸分子由一个含氮环的化合物和一个五碳糖相连而成，其中糖是含有磷酸基团的核糖或脱氧核糖。核苷酸是构成核酸的基本单位。

·拓展阅读·

#### 维生素和微量元素

维生素和微量元素也属于生物小分子，是人体不可或缺的组成成分，多数为人体自身不能合成，需要从外界摄取的重要营养素。这类营养素对生长发育中的儿童尤其重要。

人体每日需要量在 100 毫克以下的金属元素称为微量元素。微量元素通过形成结合蛋白、酶、激素和维生素等在体内发挥作用，包括参与构成酶活性中心或辅酶、参与体内物质运输、参与激素和维生素的形成等重要生理作用。

维生素是维持人体正常生命活动所必需、机体不能合成或合成量不足、必须由食物供给的一类小分子有机化合物，分为脂溶性和水溶性维生素两大类。脂溶性维生素包括维生素 A、维生素 D、维生素 E、维生素 K；水溶性维生素包括 B 族维生素、硫辛酸和维生素 C。维生素 A 可转化为视黄醛，参与视循环；转化的视黄酸参与维持上皮组织的正常形态与生长。1,25-二羟维生素 $D_3$（1,25-$(OH)_2D_3$）主要作用于小肠和骨，维持正常的钙磷代谢。维生素 E 是重要的脂溶性抗氧化剂，与动物的生殖功能相关，还参与细胞信号转导，与基因调节有关。维生素 K 作为羧化酶的辅因子，参与包括凝血因子在内的蛋白质翻译后的修饰过程。水溶性维生素多以辅酶形式发挥作用。维生素 $B_1$ 的辅酶形式是焦磷酸硫胺素，是 $\alpha$-酮酸氧化脱羧酶及磷酸戊糖途径中转酮酶的辅酶。泛酸的活性形式是辅酶 A 和酰基载体蛋白，构成酰基转移酶的辅酶。生物素是多种羧化酶的辅基。维生素 $B_6$ 的辅酶形式是磷酸吡哆醛和磷酸吡哆胺，是转氨酶的辅酶。叶酸的辅酶形式是四氢叶酸，是一碳单位的载体。维生素 $B_{12}$ 主要是转甲基酶的辅酶。维生素 C 是一些羟化酶的辅酶，同时又是一种强还原剂。

对儿童来说，除了需要维持正常的生理功能外，还处于快速生长的发育阶段，以上生物小分子物质的缺乏会引起许多健康问题。有关各种维生素和矿物质的作用、来源、缺乏的影响，如表 2-1 所示。

表 2-1　各种维生素和矿物质的作用、来源、缺乏的影响[1]

| 种类 | 作用 | 来源 | 缺乏 |
|---|---|---|---|
| 维生素 A | 促进生长发育和维持上皮组织的完整性，为形成视紫质所必需的成分，与铁代谢、免疫功能有关 | 肝、牛乳、奶油、鱼肝油；有色蔬菜中的胡萝卜素 | 夜盲，角膜软化、穿孔；皮肤骨骼发育障碍，免疫力下降等 |
| 维生素 $B_1$（硫胺素） | 是构成脱羧辅酶的主要成分，为糖类代谢所必需，维持神经、心肌的活动机能，调节胃肠蠕动，促进生长发育 | 米糠、麦麸、豆、花生；瘦肉、内脏肠内细菌和酵母可合成一部分 | 消化不良，淡漠、多发性周围神经炎、心衰、水肿、惊厥等 |
| 维生素 $B_2$（核黄素） | 为辅黄酶主要成分，参与体内氧化过程 | 肝、蛋、鱼、乳类、蔬菜、酵母 | 口角炎、脂溢性皮炎、角膜溃疡，生长障碍 |
| 维生素 PP（烟酸、尼克酸） | 是辅酶Ⅰ及Ⅱ的组成成分，为体内氧化过程所必需；维持皮肤、黏膜和神经的健康，防止癞皮病，促进消化系统的功能 | 肝、肉、谷类、花生、酵母 | 皮炎、肝脏异常 |
| 维生素 $B_6$ | 为转氨酶和氨基酸脱羧酶的组成成分，参与神经、氨基酸及脂肪代谢 | 各种食物中，及肠内细菌合成 | 皮炎、口腔炎、唇裂，精神异常，贫血 |
| 维生素 $B_{12}$ | 参与核酸的合成、促进四氢叶酸的形成等，促进细胞及细胞核的成熟，参与血和神经组织的代谢 | 动物性食物 | DNA 合成障碍，巨幼红贫血等 |

[1] 王卫平、孙锟、常立文主编：《儿科学（第 9 版）》，人民卫生出版社 2018 年版，第 56—57 页。

续　表

| 种　类 | 作　用 | 来　源 | 缺　乏 |
|---|---|---|---|
| 叶酸 | 叶酸的活性形式四氢叶酸是体内转移"一碳基团"的辅酶，参与核苷酸的合成，特别是胸腺嘧啶核苷酸的合成，有生血作用；胎儿期缺乏引起神经管畸形 | 绿叶蔬菜、肝、肾、酵母较丰富，肉、鱼、乳类次之，羊乳含量甚少 | 巨幼红细胞贫血，舌炎、消化紊乱、免疫力下降、胎儿神经畸形 |
| 维生素C | 参与羟化和还原过程，对胶原蛋白、细胞间粘合质、神经递质（如去甲肾上腺素等）的合成，类固醇的羟化，氨基酸代谢，抗体及红细胞的生成等均有重要作用 | 各种水果及新鲜蔬菜 | 坏血病 |
| 维生素D | 调节钙磷代谢，促进肠道对钙的吸收，维持血液钙浓度，有利骨骼矿化 | 鱼肝油、肝、蛋黄；人皮肤日光合成 | 佝偻病和婴儿手足搐搦症 |
| 维生素K | 由肝脏利用、合成凝血酶原 | 肝、蛋、豆类、青菜；部分维生素K由肠内细菌合成 | 3个月以下婴儿缺乏可致颅内出血、消化道出血 |
| 钙 | 为凝血因子，能降低神经、肌肉的兴奋性，是构成骨骼、牙齿的主要成分 | 乳类、豆类、绿色蔬菜 | 佝偻病，手足搐搦症、生长落后 |
| 磷 | 是骨骼、牙齿、细胞核蛋白、各种酶的主要成分，协助糖、脂肪和蛋白质的代谢，参与缓冲系统，维持酸碱平衡 | 乳类、肉类、豆类和五谷类 | 佝偻病 |
| 铁 | 是血红蛋白、肌红蛋白、细胞色素和其他酶系统的主要成分，帮助氧的运输 | 肝、血、豆类、肉类、绿色蔬菜、杏、桃 | 贫血，免疫力下降 |
| 锌 | 为多种酶的成分 | 鱼、蛋肉、禽、全谷、麦胚、豆、酵母等 | 矮小症、贫血、男性性腺发育不良、食欲不振、免疫低下 |
| 镁 | 构成骨骼和牙齿成分，激活糖代谢酶，与肌肉神经兴奋性有关，为细胞内阳离子，参与细胞代谢过程 | 谷类、豆类、干果、肉、乳类 | 烦躁、震颤或惊厥 |
| 碘 | 为甲状腺素的主要成分 | 海产品 | 甲状腺功能不足 |

## （三）生物大分子执行细胞的特定功能

细胞内小分子组装成大分子，不仅仅是分子大小的变化，而且赋予了大分子与小分子许多不同的生物学特性。细胞内主要的大分子有核酸、蛋白质和多糖，其分子结构复杂，在细胞内各自执行特定的功能。

### 1. 核酸携带遗传信息

核酸（nucleic acid）是生物遗传的物质基础，核酸与生物的生长、发育、繁殖、遗传和变异的关系极为密切。细胞内的核酸分为核糖核酸（ribonucleic acid，RNA）和脱氧核糖核酸（deoxyribonucleic acid，DNA）两大类。其中 DNA 携带者控制细胞生命活动的全部信息。

核苷酸是核酸的基本组成单位。核苷酸由戊糖、碱基和磷酸三部分组成。它们通过糖苷键和磷酸酯键连接在一起形成核苷酸。戊糖有两种：D–核糖和 D–2–脱氧核糖。碱基也有两种：嘌呤和嘧啶。嘌呤有腺嘌呤（adenine，A）和鸟嘌呤（guanine，G）；嘧啶有胞嘧啶（cytosine，C）、胸腺嘧啶（thymine，T）和尿嘧啶（uracil，U）。DNA 和 RNA 是线性的多聚核苷酸生物大分子。DNA 由含有 A、G、C 和 T 的脱氧核糖核苷酸组成；而 RNA 由含有 A、G、C 和 U 的核糖核苷酸组成。

DNA 是多聚脱氧核苷酸链，由两条反向平行的 DNA 链组成。DNA 的一级结构是核苷酸从 5′–端到 3′–端的排列顺序。DNA 的二级结构是双螺旋结构（如图 2–2 所示）。形成双螺旋结构后，DNA 在真核细胞内还将进一步折叠成为核小体、螺旋管、染色质纤维空管，最后组装成为染色体。DNA 的生物学功能是作为生物遗传信息的载体。

RNA 包括信使 RNA（mRNA）、转运 RNA（tRNA）、核糖体 RNA（rRNA）及其他非编码 RNA。成熟 mRNA 是蛋白质生物合成的模板。tRNA 在蛋白质合成过程中作为活化氨基酸的运载体。rRNA 与核糖体蛋白组成核糖体，为蛋白质生物合成提供场所。其他非编码 RNA 则具有种类、结构和功能的多样性，是基因表达调控中必不可少的分子（如表 2–2 所示）。

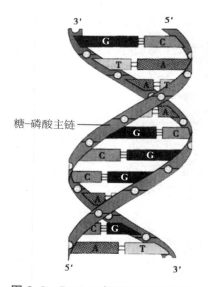

糖–磷酸主链

图 2–2　DNA 双螺旋结构模式图

表 2–2　动物细胞内含有的主要 RNA 及其功能[1]

| RNA 种类 | 存在部位 | 功　能 |
| --- | --- | --- |
| 信使 RNA（mRNA） | 细胞核与细胞质，线粒体 | 蛋白质合成模板 |
| 核糖体 RNA（rRNA） | 细胞核与细胞质，线粒体 | 核糖体的组成成分 |

---

[1] 左伋、刘艳平主编：《细胞生物学（第 3 版）》，人民卫生出版社 2015 年版，第 26 页。

| RNA 种类 | 存在部位 | 功　能 |
| --- | --- | --- |
| 转运 RNA（tRNA） | 细胞核与细胞质，线粒体 | 转运氨基酸，参与蛋白质合成 |
| 核小 RNA（snRNA） | 细胞核 | 参与 mRNA 前体的剪接、加工 |
| 核仁小 RNA（snoRNA） | 细胞核 | 参与 rRNA 的加工与修饰 |
| 微小 RNA（miRNA） | 细胞核与细胞质 | 基因表达调节 |
| 长链非编码 RNA（lnRNA） | 细胞核与细胞质 | 基因表达调节 |
| 核酶（有酶活性的 RNA） | 细胞核与细胞质 | 催化 RNA 剪接 |

#### 2. 蛋白质表达遗传信息

蛋白质（protein）是生命的物质基础，是构成细胞的主要成分，占细胞干重的 50% 以上，约占人体全部质量的 16%—20%。蛋白质是展示 DNA 信息的最佳物质，它不仅决定着细胞的形态和结构，而且具有许多重要的生理功能，是生命活动的主要承担者。

（1）蛋白质的组成。氨基酸（Amino acid）是蛋白质的基本组成单位。人体内蛋白质的种类很多，性质、功能各异，但都是由 20 种氨基酸按不同比例组合而成的，这 20 种氨基酸的排列组合以及蛋白质空间构象决定了蛋白质功能的多样性。

（2）蛋白质的结构。蛋白质一级结构是指蛋白质分子中以肽键相连的氨基酸排列顺序。蛋白质二级结构是指蛋白质主链局部的空间结构，不涉及氨基酸残基侧链构象，主要有 α-螺旋、β-折叠、β-转角和无规卷曲等，以氢键维持其稳定性。蛋白质三级结构是指多肽链主链和侧链的全部原子的空间排布位置。蛋白质四级结构是蛋白质亚基之间的缔合，主要靠非共价键维系。其中，蛋白质一级结构是空间构象和功能的基础。蛋白质发生变性后，只要其一级结构未遭破坏，仍可在一定条件下复性，恢复原有的空间构象和功能。

（3）蛋白质的结构和功能的关系。蛋白质的功能取决于其结构（或构象），一级结构是蛋白质功能的基础。例如，人体血红蛋白中 β 链上第六位的谷氨酸如果被缬氨酸替代，则形成异常血红蛋白，导致人体镰状细胞性贫血。多肽中一些特别的结构区域成为结构域，通常与蛋白质功能相关，一般具有相同结构域的蛋白质往往具有类似的功能。蛋白质的结构修饰也是调控蛋白质功能的重要方式。糖基化修饰是蛋白质修饰中最复杂的一种。体内许多蛋白质是结合蛋白质，由蛋白成分和非蛋白成分组成。非蛋白质成分（主要是金属离子和维生素及其衍生物）是结合蛋白质发挥功能的必要组分。

（4）酶（enzyme）。酶是一类特殊的蛋白质分子，是生物体内的高效催化剂；体内几乎所有的代谢反应乃至信息传递过程都由特异性的酶来催化完成的。酶的催化具有高度专一性，即一种酶只能催化一种或一类反应。同时，生物体内的酶又具有高度不稳定性，很容易受机体内各种因素影响。酶催化的特异性和高效性是由酶分子中心某些氨基酸残基的侧链基团所决定的，这些氨基酸残基在多肽链的不同部位，但通过多肽链折叠使其彼此接近，形成特定的区域，以识别和催化底物，这就是所谓酶的活性中心。

蛋白质是一切生命的物质基础，是机体细胞的重要组成部分，是人体组织更新和修补的主要原料。人体的每个组织——毛发、皮肤、肌肉、骨骼、内脏、神经等都由蛋白质组成。由于细胞处于永不停息的衰老、死亡、新生的新陈代谢过程中，如胃黏膜两三天就更新一遍，免疫细胞如白细胞、巨噬细胞等七天更新一次，所以人体需要不断地补充蛋白质原料。同时，蛋白质还可以为人体提供生命活动的能量。蛋白质的摄入和吸收情况直接决定着人体的健康状态。

蛋白质对人的生长发育非常重要。如大脑发育的特点是一次性完成细胞增殖，人的大脑细胞的增长有两个高峰期。第一个高峰期是胎儿3个月的时候；第二个高峰期是出生后到1岁，特别是0—6个月是婴儿大脑细胞猛烈增长的时期。到1岁时，大脑细胞增殖基本完成，其数量已达成人的9/10。所以0—1岁儿童对蛋白质的摄入要求很高，对儿童的智力发展尤为重要。

### 3. 多糖存在于细胞膜表面和细胞间质中

糖在细胞中占有很大比例，细胞中的糖除了以单糖外，还广泛分布着多糖和寡糖。其主要形式有糖蛋白、蛋白聚糖、糖脂和脂多糖等。这类复合糖主要存在于细胞膜表面和细胞间质中。复合糖中糖链结构的复杂性提供了大量的信息，糖链在构成细胞抗原、细胞识别、细胞黏附及信息传递中起重要作用。如人类ABO血型抗原、免疫球蛋白IgG、黏附分子整联蛋白等在发挥作用的过程中均离不开其组成部分糖链的参与。

## 二、细胞的结构和功能

细胞是构成人体和绝大多数其他生物体的最基本结构和功能单位。人体由众多形态不同、功能各异的细胞组成（如图2-3所示）。根据其结构和功能，细胞可分为两百余种。作为人体的基本单位，细胞承担着生命活动的最基本功能，如通过细胞膜的物质转运功能、细胞的信号转导、细胞生物电现象以及肌细胞的收缩功能。

### （一）细胞的结构

人体细胞由细胞膜、细胞质和细胞核构成（如图2-4所示）。

### 1. 细胞膜

细胞都被细胞膜包被。细胞膜是由蛋白质和磷脂双分子层组成。细胞膜在生命活动中起着非常重要的作用，其主要功能有：① 屏障功能以维持细胞内各种物质成分保持相对稳定。② 物质穿膜转运是细胞膜的基本功能。通过双层的简单扩散、离子通道扩散、易化扩散和主

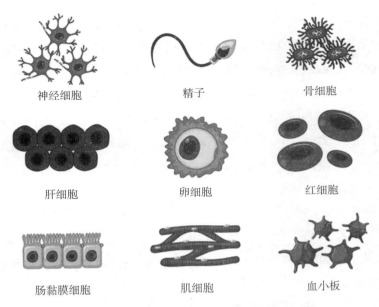

| | | |
| --- | --- | --- |
| 神经细胞 | 精子 | 骨细胞 |
| 肝细胞 | 卵细胞 | 红细胞 |
| 肠黏膜细胞 | 肌细胞 | 血小板 |

**图 2-3 人体部分细胞形态示意图**

动运输实现对小分子和离子的穿膜运输，而大分子和颗粒物质的运输主要通过胞吞和胞吐作用完成。③ 信号转导功能。细胞膜的某些结构（如受体）具有识别和接受细胞周围环境中的刺激信号的能力，并引起细胞内一系列的信号转导过程，进而调整细胞的功能活动，以适应环境的变化。此外，细胞膜还参与了能量转换及代谢等生命活动。

2. 细胞质

细胞质包括细胞质基质和细胞器。细胞器包

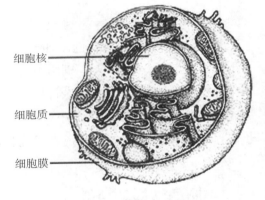

**图 2-4 细胞的模式图**

括内质网、线粒体、高尔基体、核糖体、溶酶体等。其中，内质网参与蛋白质和脂类的合成和运输。线粒体是细胞进行生物氧化和能量转换的主要场所。高尔基体是糖蛋白等胞内物质的合成与加工场所，承担某些蛋白质或酶的水解修饰功能。核糖体是细胞内蛋白质合成的场所，被喻为蛋白质的"合成工厂"。溶酶体可以通过对物质的消化分解作用而起到对细胞内残损结构清除更新、营养支持和免疫防御功能。

3. 细胞核

细胞核的形态在细胞周期中变化较大，只有在分裂间期才能看到完整的细胞核，可分为核膜、染色质、核液体和核仁。其中，染色质由 DNA 和组蛋白构成，是遗传信息的载体，当细胞进入分裂期时，染色质高度螺旋折叠而形成染色体。细胞核的功能主要包括：① 遗传信息的贮存和复制；② 遗传信息的转录（DNA 传递给 RNA 的过程）；③ 损伤 DNA 的修复等。

#### （二）细胞的功能

一是通过信号转导过程实现接受外界或相近细胞的生物学信息。信号转导主要有以下三种途径：离子通道型受体介导快速的跨膜信息传递、G蛋白偶联型受体信号转导通路和酶偶联型受体信号通路。其中，酶偶联型受体信号通路，主要调节细胞代谢、生长、分化等相对缓慢的生物学过程。

二是细胞内外带电离子（如 $Na^+$、$K^+$、$Cl^-$、$Ca^{2+}$ 等）跨膜流动产生膜电位（静息电位和动作电位）。机体所有细胞都具有静息电位，而动作电位则仅见于神经细胞、肌细胞和部分腺细胞。动作电位也是神经快速传递信息、肌肉产生运动的基础。

三是肌细胞都有产生机械运动的收缩功能，是人类躯体运动和内脏活动的基础。

## 三、组织的分类和功能

### （一）组织的定义和分类

众多形态相似、功能相同或相近的细胞以及细胞间质所构成的细胞群体叫作组织（tissue）。按其结构和功能，可分为四种基本类型，即上皮组织、结缔组织、肌组织和神经组织（如图2-5所示）。

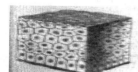 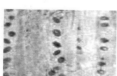 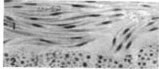 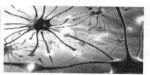

上皮组织　　　　　　结缔组织　　　　　　肌组织　　　　　　神经组织

**图 2-5　组织的分类和形态**

### （二）组织的构成和功能

#### 1. 上皮组织

上皮组织（epithelial tissue）由形态规则、排列密集的上皮细胞和少量细胞外基质组成。上皮组织主要覆盖于人体外表面或铺衬在体内各种管、腔及囊的内表面，故被称为被覆上皮，少部分上皮被称为腺上皮（构成腺）。上皮组织的特点是具有极性（polarity），即上皮细胞的两端在结构和功能上具有明显的差别，朝向体表或器官腔面的一侧为游离面，常分化出一些特殊的结构以适应其功能；与游离面相对的一侧称为基底面，借助基膜与结缔组织相连；绝大部分上皮组织内没有血管，其营养物质来自结缔组织中的毛细血管渗透；上皮组织内分布着丰富的游离神经末梢。上皮组织的主要功能是保护、分泌和吸收。

#### 2. 结缔组织

结缔组织（connective tissue）由细胞和大量细胞外基质（又称细胞间质）构成。结缔组织的细胞外基质，包括无定形的基质、细丝状的纤维和不断循环更新的组织液。细胞散居于细胞外基质内，无极性。广义的结缔组织包括液态的血液及淋巴、柔软的固有结缔组织和坚硬的软骨和骨。一般所说的结缔组织，是指固有结缔组织。结缔组织在体内广泛分布，具有连接、支持、营养、运输、保护等多种功能。此外，结缔组织还是调节细胞生长和分化的激素储存器。

### 3. 肌组织

肌组织（muscle tissue）主要由具有收缩功能的肌细胞构成，主要功能是收缩使机体产生活动或改变器官的形状。根据肌细胞结构和功能的特点，可将肌组织分为两类：横纹肌（striated muscle）和平滑肌（smooth muscle）。横纹肌根据其所在位置又分为骨骼肌（skeletal muscle）、内脏横纹肌（visceral striated muscle），如舌、咽、食管上部及横膈等处和心肌（cardiac muscle），仅限于心壁和大静脉至心脏的入口处。平滑肌细胞无横纹，分布于内脏、血管。此外，皮肤的立毛肌和眼内部肌肉也属于平滑肌。骨骼肌的收缩受人的意识支配产生随意运动，称随意肌。心肌与平滑肌的收缩不受人的意识支配，称不随意肌，其收缩缓慢而持久，不易疲劳。

### 4. 神经组织

神经组织（nerve tissue）主要由神经细胞（nerve cell）和神经胶质细胞（neuroglial cell）组成。神经细胞是神经系统的形态和功能单位，因而也称为神经元（neuron）。神经元数量庞大，估计在 $10^{12}$ 个以上，它们具有感受体内外刺激、整合信息和传导神经冲动的能力。神经元通过它们相互之间形成的突触彼此连接，形成复杂的神经网络和通路，把接收到的化学信息或电信息加以分析或贮存，并可将信息从一个神经元传给另一个神经元，或传递给骨骼肌细胞、平滑肌细胞和腺细胞等效应细胞，以产生效应。此外，有些神经元还有内分泌功能，如位于下丘脑某些分泌激素的神经元。神经胶质细胞的数量超过神经元 10—50 倍，对神经元不仅起着支持、保护、营养和绝缘等作用，而且对脑的正常生理和病理等方面也有重要的影响。这两类细胞虽然在形态和功能上有所不同，但是其联系极为密切。

· **第二节　人体宏观结构** ·
## ——皮肤、黏膜、肌肉、骨骼的生理功能

## 一、皮肤和黏膜

### （一）皮肤的结构和功能

皮肤（skin）被覆于身体表面，直接同外界环境接触。皮肤与口腔、鼻、尿道口、肛门等体内管腔表面的黏膜移行连接，构成闭合系统，维持人体内环境稳定。皮肤具有保护、

排泄、调节体温和感受外界刺激等作用，是人的身体器官中最大的器官，约占人体体重的16%；年龄越小相对体表面积越大，成人皮肤平均总面积约为1.5平方米，新生儿约为0.21平方米。

### 1. 皮肤的结构

皮肤由表皮、真皮和皮下组织（也称皮下脂肪层）构成。表皮由复层扁平上皮构成，由浅入深依次为角质层、透明层、颗粒层和生发层。角质层由多层角化上皮细胞构成，无生命，不透水，具有防止组织液外流、抗摩擦和防感染等功能。生发层的细胞不断增生，补充不断脱落的角质层。生发层内含有黑色素细胞，能产生黑色素。皮肤的颜色与黑色素的多少有关。真皮由致密结缔组织构成，由浅入深依次为乳头层和网状

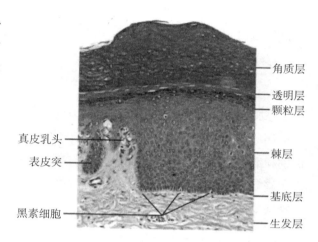

**图 2-6　皮肤的组织结构**

层。乳头层与表皮的生发层相连，其中有丰富的毛细血管、淋巴管、神经末梢和触觉小体等感受器。网状层与皮下组织相连，其内有丰富的胶原纤维、弹力纤维和网状纤维，使皮肤具有较大弹性和韧性。皮肤上有长短不等、粗细不同的毛发。四肢末端有指甲和趾甲。皮肤可分泌汗液和皮脂，主要是由汗腺和皮脂腺分泌的。

### 2. 皮肤的功能

皮肤直接与外界环境接触，有以下几项重要的功能：

（1）物理防御。皮肤在外界环境和内环境之间形成物理性保护屏障，防御外界物理、化学及微生物等有害物质入侵，防止水电解质丢失，维持内环境稳定。

（2）吸收功能。皮肤具有吸收某些外界物质的能力，是皮肤外用药物的治疗基础。

（3）感觉功能。皮肤内分布有感觉神经及运动神经，可感知体内外的各种刺激，产生各种感觉，引起相应的神经反射。

（4）分泌排泄。皮肤可以通过富含的汗腺和皮脂腺分泌、排泄汗液及皮脂，完成分泌和排泄功能。

（5）体温调节。皮肤感知外界温度，接受中枢信息，通过血管舒缩、寒战或出汗等反应进行体温调节功能。

（6）代谢功能。表皮基底层的黑素细胞有黑素合成和代谢功能，同时皮肤也是糖类、蛋白、脂类及许多小分子物质的代谢场所之一。

（7）免疫功能。皮肤能有效地启动免疫应答并及时恢复和维持免疫稳态，以避免免疫病

理损伤，所以皮肤具有免疫功能。

### （二）黏膜的结构和功能

#### 1. 黏膜的结构

黏膜是生物体（口腔、器官、胃、肠、尿道等器官里面）中由上皮组织和结缔组织构成的膜状结构。其结缔组织部分被称为固有层，其上皮组织部分被称为上皮，内有血管和神经，能分泌黏液。

#### 2. 黏膜功能

黏膜作为人体免疫系统的第一道防线，其基本功能是：① 免疫防御，识别和清除外来入侵病原微生物等抗原，使人体免于病毒、细菌、污染物质及疾病的攻击。② 免疫监视，识别和清除体内发生突变的肿瘤细胞、衰老细胞、死亡细胞或其他有害的成分。③ 免疫耐受和修复，通过自身免疫耐受和调节使免疫系统内环境保持稳定，修补受损的器官和组织，使其恢复原来的功能。

### （三）儿童皮肤黏膜的特点

儿童皮肤角质层薄弱，皮肤娇嫩敏感，容易受伤。儿童皮肤体温调节能量弱，局部护理不当容易产生皮疹。儿童皮脂腺分泌少，冬季干冷环境易干裂。儿童相对体表面积大，皮肤散热和经皮水的排泄也多，且小婴儿神经系统发育不完善，容易导致失温和脱水。儿童皮肤黏膜屏障功能不完善，极易出现感染，如呼吸系统感染、泌尿道感染等。

## 二、骨骼和肌肉

运动系统由骨、关节和骨骼肌组成，约占成人体重的 60%—70%。

### （一）骨骼的结构和功能及儿童骨骼的特点

骨（bone）是一种器官，主要由骨组织（细胞和骨基质）构成，外被骨膜，内容骨髓，含有丰富的血管、淋巴管及神经，能不断地进行新陈代谢，并有修复、再生和改建的能力。成人骨共有 206 块（如图 2-7 所示），根据形态分为长骨、短骨、扁骨、不规则骨等。

#### 1. 骨的结构

骨由骨膜、骨髓腔内的骨髓和骨基质构成（如图 2-8 所示）。除关节面的部分外，所有新鲜骨的表面都覆有骨膜。

（1）骨膜由纤维结缔组织构成，含有丰富的神经和血管，对骨的营养、再生和感觉有重要作用。

（2）骨髓腔内的骨髓。胎儿和幼儿的骨髓具有造血功能。5 岁以后，长骨骨干内的红骨髓逐渐被脂肪组织代替，失去造血活力。但在发生慢性失血过多或重度贫血时，黄骨髓可转

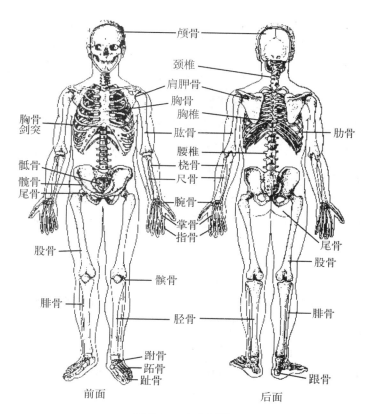

图 2-7　全身骨骼

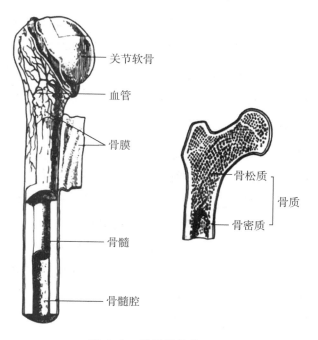

图 2-8　长骨的结构

化为红骨髓，恢复造血功能。骨主要由骨膜动脉、滋养动脉等提供营养支持。神经伴滋养血管进入骨内。

（3）骨基质主要由有机质和无机质组成。有机质主要是骨胶原纤维束和黏多糖蛋白等，构成骨的支架，赋予骨弹性和韧性。无机质主要是碱性磷酸钙，使骨坚硬挺实。两种成分的比例，随年龄的增长而发生变化。儿童的有机质和无机质各占1/2，故弹性较大，柔软，易发生变形，在外力作用下不易骨折或折而不断，称青枝状骨折。成年人骨有机质和无机质的比例约为3∶7，具有很大硬度和一定的弹性，较坚韧。老年人的骨无机质所占比例超过75%，脆性较大，易发生骨折。另外，长骨骨干与骨骺相邻的部分称干骺端，幼年时保留一片骺软骨，骺软骨细胞不断分裂繁殖和骨化，使骨不断加长。18岁成年后，骺软骨骨化，长骨不再延长，身高不再增长。

### 2. 骨骼的生理功能

（1）保护功能：骨骼能保护内部器官，如颅骨保护脑、肋骨保护胸腔脏器。

（2）支持功能：骨骼构成骨架，维持身体姿势。

（3）造血功能：骨髓在长骨的骨髓腔和海绵骨的空隙，透过造血作用制造血细胞。

（4）贮存功能：骨骼贮存身体重要的矿物质，例如钙和磷。

（5）运动功能：骨骼、骨骼肌、肌腱、韧带和关节一起产生并传递力量使身体运动。

### 3. 影响骨生长发育的因素

影响骨生长发育的因素主要有神经、内分泌、营养、疾病及其他物理、化学因素等。神经损伤后的瘫痪病人骨出现脱钙、疏松和骨质吸收，甚至自发性骨折。内分泌对骨的发育作用尤为重要，如果儿童阶段垂体生长激素不足，会导致生长停滞身材矮小。钙、磷是骨合成的基本原料，维生素D促进肠道对钙、磷的吸收，儿童期如果缺乏上述营养素可能会导致佝偻病。此外，机械因素的作用也不容忽视，因为稳定的张力能够促进骨的生成（如适当的体育锻炼）。

### 4. 儿童骨骼的特点

（1）儿童骨骼处于生长中，骨骼的形态在不断地增长、增大，并不断地重新塑形中。具体来说：① 婴儿出生时的颅骨缝是分开的，在产道挤压下可有重叠，在颅内压增高时颅骨缝会扩大，从而隐藏高颅压症状。颅骨缝会在一定年龄阶段闭合。② 儿童生长期需要大量的钙供应骨骼的生长，如果婴儿期缺钙，会导致骨骼形态发育异常，也就是佝偻病的发生。③ 儿童的骨骼在不断塑型中，各种疾病或不良习惯会改变骨骼的形态。如儿童鼻炎张口呼吸会导致面部骨骼发育异常；儿童的脊柱生理弯曲随着抬头、独坐、站立行走等功能的出现而发生，直到6—7岁才为韧带所固定，不良的姿势可能导致儿童脊柱形态异常。

（2）儿童骨基质中有机质比例大，故柔软且弹性较大，在外力作用下出现折而不断的青枝骨折。

（3）5岁以下儿童长骨内的红骨髓，具有造血功能。

（4）儿童长骨干骺端具有分裂增殖功能的骺软骨细胞，在一定年龄阶段会完全骨化，从而失去骨骼增长作用，故矮小的治疗一定要在骨骺线闭合前进行。

### （二）肌肉的结构、功能及儿童肌肉的特点

#### 1. 肌肉分类

肌肉（muscle）根据结构与功能不同，可分为平滑肌（smooth muscle）、心肌（cardiac muscle）和骨骼肌（skeletal muscle）（如图2-9所示）。平滑肌主要分布于内脏的中空器官（胃肠等）及血管壁，舒缩缓慢而持久。心肌为构成心壁的主要部分。骨骼肌主要位于躯干和四肢，收缩迅速有力。心肌与平滑肌受内脏神经调节，不直接受人的意志管理，属于不随意肌（involuntary muscle）；骨骼肌受躯体神经支配，直接受人的意志控制，称为随意肌（voluntary muscle）。平滑肌的规律收缩维持了胃肠的蠕动，为食物的消化吸收提供基本机械动力，血管平滑肌收缩维持了循环的压力稳定；心肌收缩提供循环的初始动能；骨骼肌收缩产生身体位移运动。

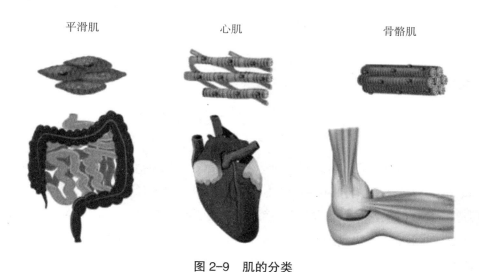

平滑肌　　　　心肌　　　　骨骼肌

**图2-9　肌的分类**

#### 2. 骨骼肌的结构和功能

骨骼肌在人体内分布极为广泛，有600余块，约占体质量的40%。骨骼肌包括肌腹（muscle belly）和肌腱（tendon）两部分，肌腱牢固附着于骨骼。骨骼肌通常附着在两块或两块以上的骨面上，中间跨过一个或多个关节。骨骼肌收缩时使两骨彼此靠近而产生运动。关节在做某一种运动时，要在神经系统的协调下，由几块骨骼肌共同配合完成。

骨骼肌的血供丰富，代谢旺盛，对缺血较为敏感。血管多与神经伴行，在肌内膜形成包

绕肌纤维的毛细血管网。骨骼肌的淋巴回流始于骨骼肌的毛细淋巴管，离开骨骼肌后沿途伴随静脉回流，并汇入较大的淋巴管。每块骨骼肌都有神经支配，有躯体神经及自主神经，其中躯体神经有感觉纤维与运动纤维两种。感觉纤维传递肌的痛温觉和本体感觉。骨骼肌的收缩受运动纤维（运动神经）支配。在正常清醒的人体中，各骨骼肌都有少量的运动单位在轮流收缩，使骨骼肌保持一定的张力，称肌张力。肌张力对维持身体的姿势起着重要作用。神经纤维对肌纤维也有营养性作用，可由末梢释放某些营养物质，促进糖原及蛋白质合成。神经损伤后，骨骼肌内糖原合成减慢，蛋白质分解加速，肌肉逐渐萎缩，称为骨骼肌的营养性萎缩。

### 3. 儿童肌肉的特点

胎儿期肌肉组织生长较差，出生后随着活动增加逐渐生长，基本与体重增加平行。儿童肌肉纤维较细，间质组织较多。儿童出生后肌肉的生长主要表现为肌纤维增粗，5 岁以后则肌肉增长明显，并有性别差异。男孩肌肉占体重比例明显大于女孩。出生时婴儿肌肉张力较高，以四肢屈肌为著。随大脑皮层的发育，1—2 个月后肌张力逐渐减退，一般上肢到 2—2.5 月龄，下肢 3—4 月龄肌张力正常，肢体可自由伸屈活动。肌肉的生长与营养状况、生活方式、运动量密切有关。从小让婴儿经常进行被动或主动性的运动，如俯卧、翻身、爬行、行走、体操、游戏等，可促进肌肉纤维增粗，肌肉活动能力和耐力增强。另外，儿童平滑肌的功能不稳定，容易发生肠套叠等急腹症，所以家长对儿童腹痛不能掉以轻心。

## 第三节　人体器官和系统

以一种组织为主体，几种组织有机地结合在一起，形成具有一定形态、结构和功能特点的器官（organ）。器官是一种结构单位，如心脏、肝脏、脑、肾脏等。皮肤是人体最大的器官。而小到一块肌肉也是一个器官。由一系列结构上连续或功能上相关的器官组成的具有特定功能的系统（system），可完成连续的生理活动，如神经系统、循环系统、呼吸系统、消化系统、泌尿系统、免疫系统、内分泌系统、生殖系统等。

## 一、神经系统

### （一）概述

神经系统（nervous system）主要由神经组织构成，神经系统能对外环境中的变化产生应答，并控制和整合各器官、系统的功能活性，在维持机体内环境稳态、保持机体完整统一性方面起主导作用。神经系统分为中枢神经系统（central nervous system，简称 CNS）和周围神经系统（peripheral nervous system，简称 PNS）。中枢神经系统由分别位于颅腔和椎管内的脑和脊髓组成。周围神经系统由脑神经、脊神经以及传出神经（运动神经）、传入神经（感觉神经）组成的外周神经共同构成，同时还包含中枢神经系统以外的神经元胞体组成的神经节、运动和感觉神经末梢。

### （二）儿童神经系统的特点

儿童神经系统在各系统中发育最早，发育速度也快，但功能并不完善。脑皮质细胞在儿童 3 岁时分化基本成熟，8 岁时才接近成人；脊髓神经在儿童 3 岁才完成髓鞘化。儿童脑处于快速发育中，对营养物质和氧气的消耗量也较大，在基础状态下，儿童脑的耗氧量达全身的 50%，而成人仅为 20%。儿童出生后会有觅食、吸吮、拥抱等原始反射，这些原始反射会随年龄的增长而逐渐消失。

## 二、循环系统

### （一）概述

循环系统（circulatory system）是连续而封闭的管道系统，包括心血管系统（cardiovascular system）和淋巴系统（lymphatic system）两个部分（如图 2-10 所示）。心血管系统由心脏、动脉、毛细血管和静脉组成，其内流淌着血液。淋巴系统由淋巴管和淋巴器官组成，淋巴器官包括淋巴结、扁桃体和脾脏。心血管系统通过血液循环，将氧气和营养物质输送给全身各个器官，同时又将器官产生的二氧化碳的代谢产物运输到排泄器官而排出体外，从而保持机体内环境的相对稳定。淋巴系统能够生成淋巴细胞和各种抗体，清除病原微生物，起到免疫防御作用。

### （二）儿童循环系统的特点

（1）血液组成比例不同，中性粒细胞比例偏低，抵抗力较成人差；存在生理性贫血，红细胞和血红蛋白在儿童 12 岁时才达到成人水平。

（2）因神经功能不完善，且生长发育

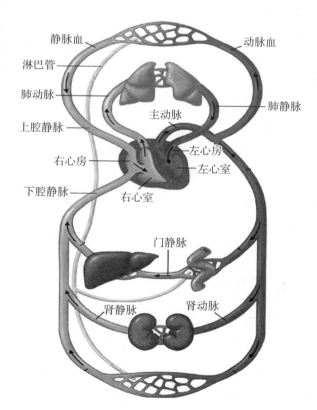

静脉血　　动脉血
淋巴管
肺动脉　　肺静脉
上腔静脉　主动脉
右心房　　左心房
下腔静脉　左心室
右心室
门静脉
肾静脉　　肾动脉

**图 2-10　循环系统结构图**

代谢旺盛，年龄越小心率越快。

（3）心肌收缩力弱，心排血量小，所以年龄越小，血压越低。

（4）儿童期淋巴结的防御功能较显著，所以儿童常有淋巴结肿大，如呼吸道感染时常有颈部淋巴结肿大及扁桃体炎。

# 三、呼吸系统

## （一）概述

呼吸系统（respiratory system）主要由鼻、咽、喉、气管、主支气管和肺组成（如图 2-11 所示）。呼吸系统各器官共同完成从外界摄入氧气，排出二氧化碳的功能。此外，鼻还有嗅觉功能；喉有发音功能；肺还有非呼吸功能，即参与多种物质的分泌合成与代谢。

## （二）儿童呼吸系统的特点

（1）儿童鼻腔狭窄，容易阻塞；没有鼻毛，容易患上呼吸道感染；鼻黏膜柔嫩，感染后易水肿，分泌物多，加重呼吸困难。

（2）儿童耳咽管宽短平直，上呼吸道感染时极易合并中耳炎。

（3）儿童支气管缺乏弹力组织而易被压塌陷，管腔狭窄且纤毛运动能力差，不能及时有效清除病原微生物，从而易患肺炎。

（4）肺容量小，换气功能不足，神经调节功能不健全，故呼吸表浅、不均匀，年龄越小，呼吸频率越快。肺代偿能力差，严重感染时容易出现呼吸衰竭。

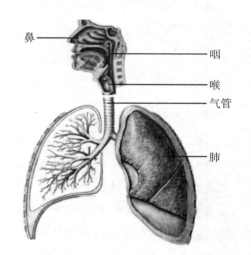

**图 2-11 呼吸系统构成图**

# 四、消化系统

## （一）概述

消化系统（digestive system）主要由消化管和消化腺组成（如图 2-12 所示）。消化管（digestive tract）是从口腔到肛门的连续性管道，依次是口腔、咽、食管、胃、小肠和大肠，其中大肠分为升结肠、

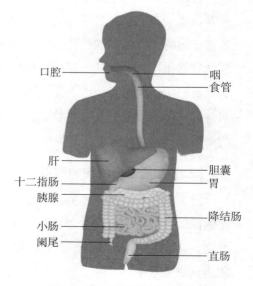

**图 2-12 消化系统构成图**

横结肠、降结肠、直肠等。消化腺包括分布于消化管内的许多小消化腺（如口腔黏膜小唾液腺、胃腺、肠腺等）和构成器官的大消化腺（如大唾液腺、胰腺和肝）。消化系统承担食物的消化吸收任务。小分子的水、维生素和矿物质直接在胃肠吸收，不能直接吸收的蛋白质、糖类和脂肪，在消化系统中被分解为小分子才能被机体吸收。有的消化腺还有内分泌功能，如胰腺可以分泌胰岛素调节血糖。

### （二）儿童消化系统的特点

（1）婴儿食管下段贲门括约肌发育不成熟，且婴儿胃呈水平位，幽门括约肌发育较好，所以容易发生溢奶及呕吐。

（2）婴儿胃容量小，代谢却旺盛，容易饥饿，需要频繁喂养。

（3）儿童消化酶活力低、数量不足，神经调节不完善，极易出现消化功能紊乱。

## 五、泌尿系统

### （一）概述

泌尿系统（urinary system）主要由肾、输尿管、膀胱及尿道组成（如图2-13所示），是体内重要的排泄系统，排出多余的水和无机盐，以及代谢产物如尿素、尿酸等。泌尿系统参与维持机体内环境的相对稳定。

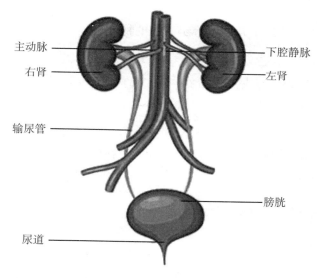

图 2-13　泌尿系统结构图

### （二）儿童泌尿系统的特点

儿童年龄越小，未成熟肾单位越多，肾小管越短，肾小球滤过功能差，肾小管重吸收及分泌功能差。肾脏代偿能力差，紧急情况下更容易出现肾衰竭。输尿管弹力差、弯曲度大，更容易出现反流及尿路感染。儿童膀胱容量小，排尿次数多，且主动控制排尿能力差。婴儿尿道短，易患上行性泌尿道感染。

## 六、免疫系统

### （一）概述

免疫系统（immune system）由淋巴器官、淋巴组织、免疫细胞和免疫活性分子构成。淋巴器官包括中枢淋巴器官（胸腺和骨髓）和外周淋巴器官（淋巴结、脾和扁桃体等）。免疫系统的功能主要有三个方面：免疫防御、免疫监视、免疫稳定。

### （二）儿童免疫系统的特点

（1）婴幼儿免疫细胞和免疫球蛋白等数量及质量不足。

（2）婴幼儿皮肤薄嫩，黏膜通透性高，淋巴结功能不成熟，且补体浓度低，故屏蔽功能弱。

## 七、内分泌系统

### （一）概述

内分泌系统（endocrine system）是机体的重要调节系统，它与神经系统、免疫系统相互调节，共同维持机体的正常状态。内分泌系统由内分泌腺（甲状腺、甲状旁腺、肾上腺、胰腺、脑垂体、松果体等）与分布于其他器官内的内分泌细胞组成。内分泌腺分泌激素（hormone）调节各种生命活动。

### （二）儿童内分泌系统的特点

儿童处于生长发育期，内分泌腺的功能直接影响到儿童的发育进展，内分泌疾病在儿童的表现与成人期完全不同。儿童期甲状腺功能低下会导致身材矮小和智力低下，即呆小症。如果在儿童 1 岁以内及时补充甲状腺素，智力可有所恢复，而 1 岁后的治疗，智力恢复十分有限。成年后的甲状腺素缺乏对身材和智力无影响。垂体瘤等导致的生长激素分泌过度发生在儿童期会导致巨人症，而发生在成人表现为肢端肥大。

## 八、生殖系统

### （一）概述

生殖系统（reproductive system）分为男性和女性生殖系统，其功能是产生生殖细胞，分泌性激素维持第二性征。男性内生殖系统包括睾丸、附睾、输精管、射精管、精囊腺和前列腺等，外生殖细胞包括阴茎和阴囊。女性内生殖细胞包括子宫、输卵管、卵巢和阴道，外生殖器包括阴阜、阴蒂、阴唇、前庭大腺和处女膜。

### （二）儿童生殖系统的特点

人类性腺在出生时已发育完善，在儿童期的很长一段时间内发育停滞，直到青春期中枢神经对下丘脑分泌促性腺激素释放激素（GnRH）的抑制作用去除，性启动开始，第二性征逐渐出现。经过 2—5 年的时间，性发育成熟。性启动导致性激素的增加，这不仅促进了性腺的成熟，也加速了骨龄进展。青春期儿童在身高增长的同时，骨骺线加速闭合，直至最终身高增长完全停止。有研究表明，近 100 多年来，儿童性启动年龄逐渐提前，女孩性早熟更常见，男女比例达 1∶4。性早熟的出现不仅对儿童产生生理、心理各种问题，还会造成成年身材矮小。

人体各系统既具有本身独特的形态、结构和功能，又能在神经系统的统一支配下和神经体液的调节下相互联系、相互制约、协同配合，共同完成统一的整体活动和高级的意识活动，以实现与瞬息万变的内外环境的高度统一。儿童不是缩小的成人，儿童与成人之间有着显著的生理差异。儿童期是人体生长发育的特殊时期，处在各个组织器官形态及功能不断变化的过程中。我们不能以对待成人的态度对待发育中的儿童，而应对这一特殊时期的个体给予科学、适宜的照顾，以满足他们完全不同于成人的生理需求。

## 本章总结

细胞的化学组分主要包括生物小分子和生物大分子。其中，生物大分子主要是由生物小分子组成的核酸、蛋白质和多糖。蛋白质和核酸是构成生命体和生命活动的最关键的生物大分子。核酸携带着控制生命活动的全部遗传信息。人体细胞由细胞膜、细胞质（包括细胞质基质和细胞器）和细胞核构成。作为人体的基本单位，细胞承担着生命活动的最基本功能，如通过细胞膜的物质转运功能、细胞的信号转导、细胞生物电现象以及肌细胞的收缩功能。众多形态相似功能相同或相近的细胞以及细胞间质构成的细胞群体叫作组织。按其结构和功能分为四种基本类型，即上皮组织、结缔组织、肌组织和神经组织。

皮肤被覆于身体表面，直接同外界环境接触。皮肤与口腔、鼻、尿道口、肛门等体内管腔表面的黏膜移行连接，构成闭合系统，维持人体内环境稳定。黏膜主要包裹于脏器表面。皮肤黏膜均有物理防御、免疫防御、分泌等功能。骨骼和肌肉构成运动系统。骨借关节相连形成骨骼，构成坚韧的骨支架，支持体质量，赋予人体基本形态，并对脑、心、肺、肝、脾等器官起保护作用。骨骼肌附着于骨，在神经系统支配下产生收缩和舒张运动，以关节为支点牵引骨改变位置，产生运动。各个系统中的器官也在发挥着各自的功能。但是，儿童个体发育的不成熟体现在各个组织系统中，有其独特的特点，这些特点又与儿童成长中的相关问题直接相关。

本章重点是：人体微观结构、宏观结构及其功能、儿童各个系统的特点。

## 思考与练习

1. 儿童真的是个"小大人"吗？

2. 对待儿童，我们需要注意哪些事项？

# 第三章
# 呼吸、循环和血液系统与生命体征

**本章导语**

从出生后第一次啼哭开始，新生儿就有了呼吸。婴幼儿期，鼻腔黏膜纤毛发育还不完善，支气管肺区分不清，对外界抵抗力较差，极易受到病原体的侵犯，引起呼吸道的感染。心脏循环从胎儿变成初生儿，容易产生心内结构异常、传导通路异常等。这些依靠一系列辅助检查可以在早期识别与治疗。在儿童的血常规化验中，不同年龄数值不同，代表的临床意义也不一样。通过对体温、呼吸、脉搏、血压及瞳孔、尿量等生命体征的熟悉，可尽早尽快地辅助我们识别婴幼儿的危急重症。

**学习目标**

（1）了解婴幼儿呼吸、循环、血液系统常见疾病的检查方法。

（2）识别婴幼儿呼吸、循环、血液系统解剖及生理特点。

（3）掌握婴幼儿呼吸、循环、血液系统发育与年龄特点及生命体征监护。

**本章导览**

```
呼吸、循环和血液系统与生命体征
   │       │       │       │
呼吸系统  循环系统  血液系统  生命体征
```

**案例导入**

3岁的婧婧去幼儿园时发现，好朋友晶晶最近几天都没有来上学。老师说，晶晶感冒了，需要去医院住院几天以消灭细菌。

婴幼儿期，尤其是从婴儿 6 个月开始，由于母乳中抗体含量的减少，婴幼儿容易受到外界病原体侵犯而出现呼吸道疾病。病毒性疾病多为自限性，细菌性、非典型病原体性疾病需要抗生素干预。如果不加干预，不积极监护生命体征，不动态监测血常规、感染指标等化验，就有可能并发心脏衰竭、暴发性心肌炎等凶险疾病。

## 第一节　呼吸系统

呼吸系统主要由鼻、咽、喉、气管、支气管和肺等气管组成，主要功能是从外界环境中摄取机体所需的氧气，并向外界排出代谢所产生的二氧化碳。机体与外界环境之间的气体交换过程称为呼吸。呼吸是维持机体正常代谢和生命活动所必需的基本功能之一，呼吸停止，便意味着生命的结束。

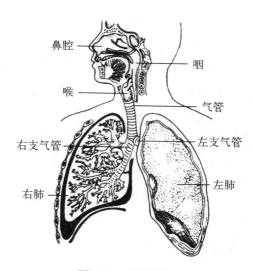

图 3-1　呼吸系统

## 一、婴幼儿呼吸系统解剖、生理特点

### （一）上呼吸道

#### 1. 鼻

鼻包括外鼻和鼻腔。鼻腔为呼吸的起始部，自后通入鼻咽部。鼻腔前端被皮肤覆盖部分称为鼻前庭，有鼻毛起保护作用。在婴幼儿时还没有鼻毛，易受感染，感染时鼻黏膜充血肿胀，即使是普通感冒，婴儿也可能发生呼吸困难与烦躁不安。鼻腔本部有内壁、外壁、顶壁和底壁。其中，内壁即鼻中隔，是鼻出血好发的部位；顶壁最狭窄，是重要的危险区，感染经此传入颅内。鼻窦是鼻腔周围与鼻腔相通的含气骨腔，左右对称，分别为上颌窦、筛窦、额窦和蝶窦。鼻窦和鼻腔在发声时产生共鸣。鼻为呼吸道的开口，不仅提供清洁舒适的空气供肺进行气体交换，清除吸入的有害物质，还可以对吸入气体产生嗅觉识别作用。

#### 2. 咽

咽可分为鼻咽、口咽和喉咽三部分。我们常说的扁桃体就是咽的一部分，分为咽扁桃体和腭扁桃体。其中，腭扁桃体位于两腭弓之间，1 岁末逐渐增大，4—10 岁时发育达到最高峰，常见的咽峡炎就是在这个年龄段高发的。而咽扁桃体，又称腺样体，一般肉眼看不见，在婴儿出生后 6—12 个月开始发育，肥大时堵塞鼻孔，是儿童阻塞性睡眠呼吸暂停的重要原因。新生儿舌位高且短厚，将口咽部堵住，正常用鼻呼吸。婴儿出生后2年内，呼吸道的解剖变化，可使其进行经口呼吸与说话。咽鼓管是沟通中耳鼓室与鼻咽部的通道，婴幼儿咽鼓管短而宽，咽部感染易逆行进入鼓室。

### 3. 喉

新生儿喉位置较高，声门相当于颈椎3—4的水平（成人相当于颈椎5—6的水平），并向前倾斜，6岁时声门降至第5颈椎水平，但仍较成人为高。声门以下至环状软骨以上为声门下区，是儿童呼吸道最狭窄处，这与成人最狭窄处在声门不同。婴幼儿声门下区组织结构疏松，有炎症时容易发生水肿，引起喉梗阻。

### （二）下呼吸道

气管、支气管以下呼吸道共有23级，分为传导区（前16级）、移行区（17—19级）和呼吸区（20—23级）。细支气管（12—16级）向下，分支数目明显增多。以明显喘憋为特点的婴幼儿毛细支气管炎是一种婴幼儿较常见的下呼吸道感染。气管分叉在新生儿位于第3—4胸椎，右侧支气管较直，所以支气管异物以右侧多见。支气管（包括呼吸细支气管）在婴儿出生后即有平滑肌，从出生到8个月逐渐增加，但近端气道平滑肌的增长是从8个月到成年。婴儿支气管壁缺乏弹力组织，呼气时易被压，造成气体滞留，影响气体交换。

### （三）肺

肺段支气管在妊娠5—6周建立，此后分为假性腺期（7—17周）、成管期（17—27周）、成囊期（27—34周）、肺泡期（34周以上）。在进入妊娠34周后，胎儿呼吸道内液体中才出现由肺泡Ⅱ型细胞分泌的肺表面活性物质。这些物质能使肺泡处于稳定状态，为出生后的呼吸活动做准备，是肺发育成熟的条件之一。早产儿、剖宫产儿、糖尿病母亲儿、围生期缺氧

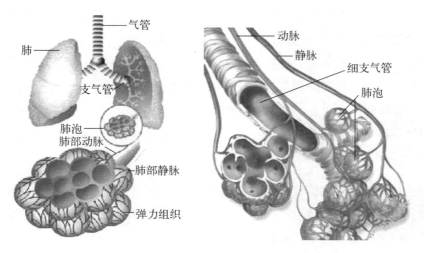

图3-2　肺泡

窒息等都可导致肺表面活性物质减少。肺泡成熟的时间和进程也会受内分泌控制，甲状腺素对肺泡有促进分隔作用。从出生至生后 18 个月，肺泡的发育逐渐完成，其后主要是肺泡面积的增加，到 8 岁时，面积达 32 平方米，而成人期为 75 平方米。肺血管的发育则至 3 岁左右完成。成人肺泡间有肺泡小孔，在气道梗阻时起侧支作用，婴幼儿 2 岁以后才出现肺泡小孔，故新生儿无侧支通气。

### （四）胸壁与横膈

胸壁的肋间肌和横膈在呼吸时的活动使胸廓体积改变，气体得以吸入和呼出。新生儿肋骨主要为软骨，与脊柱成直角，吸气时不能通过抬高肋骨增加潮气量，横膈呈横位，倾斜度小，收缩时易将肋骨拉向内，胸廓内陷，呼吸效率减低。随着年龄的增长，直立的位置和重力作用的结果，改变了肋骨的方向，肋骨逐渐骨化，胸壁顺应性明显降低，呼吸作用增加。2 岁时幼儿已会行走，呼吸肌也随着年龄的增长而增强，出现胸腹式呼吸。

## 二、婴幼儿呼吸系统疾病常用检查方法

婴幼儿呼吸道疾病包括上、下消化道急慢性感染性疾病、呼吸道变态反应性疾病、胸膜疾病、呼吸道异物、呼吸系统先天性畸形及肺部肿瘤等。日常门急诊常用的检查方法有以下几种：

### （一）胸部影像学

#### 1. 胸部 X 线

胸部 X 线是呼吸系统疾病影像学诊断的基础，检查、阅片快。

#### 2. 高分辨率 CT（HRCT）

高分辨率 CT 可发现与诊断间质性肺疾病的一些特征性的表现，如磨玻璃样影、网状影、实变影，可显示肺小叶间隔的增厚。三维重建可清楚显示气管、支气管的内外结构。

#### 3. 磁共振成像术（MRI）

MRI 适合于肺门及纵隔肿块或转移淋巴结的检查，利用三维成像技术可以发现亚段肺叶中血管内的血栓。

### （二）支气管镜检查

利用纤维支气管镜和电子支气管镜不仅能直视气管和支气管内的各种病变，还能利用黏膜刷检技术、活体组织检查技术和肺泡灌洗技术提高对儿童呼吸系统疾病的诊断率。近年来，球囊扩张、冷冻、电凝等支气管镜下介入治疗也已应用于儿科临床。

### （三）肺功能检查

5 岁以上儿童可进行较全面的肺功能检查。脉冲震荡需要患儿配合较少，可对 3 岁以上

的儿童进行检查。应用人体体积描记法和潮气—流速容量曲线（TFV）技术使婴幼儿肺功能检查成为可能。

## 三、生长发育与年龄特点

### （一）呼吸频率与节律

儿童新陈代谢旺盛，需氧量高，但由于解剖特点使呼吸受到限制，故只有增加呼吸频率来满足机体代谢的需要。正常呼吸频率新生儿为 40—44 次 / 分，1 岁前为 30 次 / 分，3 岁前为 24 次 / 分，3—7 岁为 22 次 / 分，14 岁前为 20 次 / 分，18 岁前为 16—18 次 / 分。年龄越小，呼吸频率越快。世界卫生组织（WHO）儿童急性呼吸道感染防治规划特别强调呼吸增快是儿童肺炎的主要表现，年龄越小症状越明显。呼吸急促是指：婴幼儿 < 2 月龄，呼吸频率 ≥ 60 次 / 分；2—12 月龄，呼吸 ≥ 50 次 / 分；1—5 岁，呼吸 ≥ 40 次 / 分。呼吸频率减慢或节律不规则也是异常征象。婴幼儿由于呼吸中枢发育不完善、调节能力差，易出现呼吸节律不规整，甚至呼吸暂停，尤以早产儿、新生儿明显。

### （二）呼吸类型

儿童胸廓活动范围小，呼吸肌发育不全，呈腹膈式呼吸。随着年龄的增长，膈肌下降，肋骨由水平位变成斜位，胸廓体积增大，逐渐转为胸腹式呼吸。

### （三）呼吸道免疫特点

儿童呼吸道的非特异性和特异性免疫功能均较差。新生儿、婴幼儿咳嗽反射和气道平滑肌收缩功能差，纤毛运动功能亦差，不能有效地清除吸入的粉尘和异物颗粒。肺泡吞噬细胞功能不足，婴幼儿辅助性 T 细胞功能暂时性低下，分泌型 IgA、IgG 含量均低，尤其是 IgG 亚类含量低微。此外，乳铁蛋白、溶菌酶、干扰素、补体等数量和活性不足，易患呼吸道感染。而且由于儿童各项呼吸道储备功能差，一旦发生肺炎，易发生呼吸衰竭。

> **·学习专栏·**
>
> #### "海姆立克"急救法
>
> "海姆立克"急救法是对气道异物阻塞引起窒息非常有效的急救技术。
>
> 在婴儿窒息中，常通过拍背和胸部快速冲击来解除。步骤为：① 将婴儿放置膝盖，除去婴儿胸部衣服。② 使婴儿脸朝下，略低于胸部，让婴儿的头部靠近施救者的前臂，用手托住头部和下颌。避免压迫婴儿喉部的软组织。施救者前臂靠在膝盖或大腿上，支撑婴儿。③ 手掌根部在婴儿的肩胛骨之间用力拍背 5 次，注意足够的

力量尝试清除异物。④ 在进行 5 次拍背后，将空手放在婴儿的背部，托住枕部。此时的婴儿完全抱在施救者的两只前臂之间，用一只手掌托住婴儿脸部和下颌，另一只手掌托住婴儿枕部。⑤ 小心托住婴儿的头部和颈部，将婴儿全身翻转过来。抱住婴儿，将其脸部朝上，施救者前臂靠在大腿上。保持婴儿头部略低于躯干。⑥ 在胸部中央的胸骨下半部提供最多 5 次（每秒 1 次）快速往下的胸部快速冲击。⑦ 重复最多 5 次拍背和最多 5 次胸部快速冲击，直至异物清除。

在大一点的儿童中，常通过实施腹部快速冲击来施救。步骤为：① 站在或跪在儿童身后，将双手环绕患者腰部。② 一手握拳，将握拳的拇指侧紧抵在儿童腹部，位于脐上和胸骨下的腹中线上。③ 另一只手握住握拳的手，向上快速冲击患者腹部。④ 反复快速冲击，直至异物从气道内排出。

如气道异物无法自行通过咳嗽和海姆立克手法排出时，持续有呛咳或呼吸困难表现时，应当立即到医院急诊就医。如果是异物堵塞引起窒息、意识丧失，则在尝试过海姆立克手法无效时应该立即就地开始心肺复苏，并拨打 120 急救。

## 第二节　循环系统

循环系统中起主要作用的是心血管系统，由心脏、血管和存在于心腔与血管内皮内的血液组成。在整个生命过程中，心脏不停地跳动，推动血液循环，运送细胞新陈代谢所需的营养物质和氧气到全身，运送代谢产物和二氧化碳到排泄器官。循环功能一旦发生障碍，一些重要脏器将受到严重损害，甚至危及生命。

## 一、婴幼儿循环系统解剖、生理特点

### （一）心脏位置

新生儿心脏位置较高并且呈横位，心尖搏动在第 4 肋间隙锁骨中线外，心尖部分主要为右心室。2 岁以后，横位心逐渐变成斜位，心尖搏动下移至第 5 肋间隙，心尖部分主要为左心室。

### （二）心脏重量

新生儿心脏相对比成人大，其重量为 20—25 克，占体重的 0.8%，而成人只占 0.5%。在整个儿童时期，心脏重量的增长速度并非均等，出生 6 周内心脏增长很少。此后，心脏的重

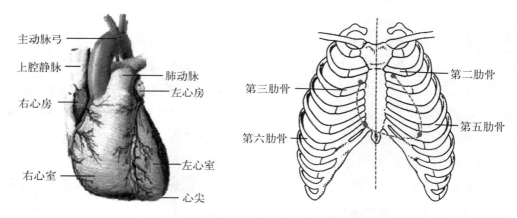

图 3-3  心脏的外形及在体表的位置

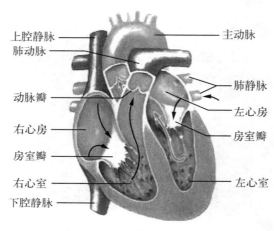

图 3-4  心脏的内部构造

量呈持续跳跃式增长。1 岁时儿童心脏重量为出生时的 2 倍，5 岁时为出生时的 4 倍，9 岁时 6 倍，青春期后增长至出生时的 12—14 倍，达到成人水平。

### （三）心腔容积

四个心腔的容积初生时为 20—22 毫升，出生后第一年增长最快。心腔容积在 1 岁时达到出生时的 2 倍，2.5 岁时达 3 倍，近 7 岁时增至 5 倍，约 100—120 毫升。其后增长缓慢，至青春期开始，心腔容积仅约 140 毫升；青春期后增长又渐迅速，至 18—20 岁时达 240—250 毫升，为出生时的 12 倍。

### （四）房室发育

婴儿时期心房相对地增大，心室增长除婴儿时期较慢外，以后逐渐赶上并超过心房的增长速度。胎儿时期，右心室负荷大，左心室负荷小，新生儿期两心室厚度几乎相等。婴儿出生以后，左心室负荷明显增加，而肺循环阻力在生后明显下降，故左心室壁较右心室壁增长快。15 岁时，儿童左心室室壁厚度增长至出生时的 2.5 倍，而右心室壁厚仅为出生时厚度的 1/3。

### （五）血管特点

成人的静脉内径较动脉大 1 倍，而儿童的动、静脉内径相差较小。在大血管方面，儿童 10 岁以前肺动脉内径较主动脉宽，青春期主动脉直径则开始超过肺动脉。血管壁的弹力纤维较少，至 12 岁时才达到成人水平。在婴儿期，心、肺、肾及皮肤供血较好，主要是因为该时期这些器官的微血管较粗。

### （六）心脏传导系统

新生儿期窦房结起搏细胞原始，过渡细胞较少，房室结区相对较大。心房、心室之间可残留心肌细胞的连续。大约至 1 岁以后该系统发育成熟。

## 二、婴幼儿循环系统疾病常用检查方法

### （一）经皮脉搏血氧饱和度测定

临床上一般采用血氧饱和度测定来判别是否存在低氧血症。许多复杂性先天性心脏病在新生儿期即可出现低氧血症，严重的低氧血症（如动脉血氧饱和度 < 80%）可表现出明显的发绀；但当动脉血氧饱和度维持于 80%—95% 之间时，则往往肉眼看不出发绀。儿童可以采用指套式或钳夹式电极分别置于指尖或耳垂部位检测。新生儿则需采用专用捆绑式电极，分别绕右手掌和任何一只脚掌一圈进行氧饱和度测量，当经皮血氧饱和度仪显示的心率与新生儿的实际心率相符，且血氧饱和度数值和仪器的信号波形稳定至少 10 秒以上，即可记录数据。经皮氧饱和度 < 95% 或上下肢差异大于 3% 为异常。检查结果有时也会受到某些因素的影响，如周围血管充盈状态、皮肤色素、肢体运动以及探头与肢体的接触不良等。

### （二）普通 X 线检查

普通 X 线检查是适用儿童先天性心脏病诊断的常用手段，包括胸部透视和摄片。胸部透视可动态观察心脏和大血管的搏动位置、形态以及肺血管的粗细分布，但不能观察细微病变。摄片可弥补这一缺点，并留下永久记录，常规拍摄正、侧位片，必要时辅以心脏斜位片。分析 X 线片时，应注意以下几点：

（1）摄片质量要求：理想的胸片应为吸气相拍摄，显示肺纹理清晰，对比良好，心影轮廓清晰，心影后的胸椎及椎间隙可见。

（2）确定心脏位置：有无内脏异位症，注意肝、胃泡及横膈的位置，必要时可摄增高电压（100—140 千伏）的高千伏胸片，观察支气管的形态。

（3）测量心胸比值：年长儿应小于 50%，婴幼儿小于 55%，呼气相及卧位时心胸比值增大。

（4）肺血管阴影：是充血还是缺血，有无侧支血管形成。

（5）心脏的形态、位置及各房室有无增大，血管有无异位，肺动脉段是突出还是凹陷，主动脉结是增大还是缩小。

### （三）心电图检查

心电图对心脏病的诊断有一定的帮助，对各种心律失常具有特异性，对房室肥大、传导阻滞、电解质紊乱及药物中毒等有提示意义，对心脏位置及心肌病变也有重要的参考价值。24 小时动态心电图及各种负荷心电图，可提供更多的信息。但在分析时需注意年龄的影响：① 年龄越小，心率越快，各间期及各波时限较短，有些指标的正常值与成人有差别。② QRS 综合波以右心室占优势，尤其是新生儿及婴幼儿，他们随着年龄增长逐渐转为左心室占优势。③ 右胸前导联的 T 波在不同年龄有一定改变。

### （四）超声心动图检查

超声心动图是一种无创检查技术，可以提供详细的心脏解剖结构，还能提供心脏功能及部分血流动力学信息，能对绝大多数先天性心脏病作出准确的诊断。目前常用的超声心动图技术有以下几种：

#### 1. M 型超声心动图

M 型超声心动图是通过超声波回声形成的活动曲线显示心脏各层结构，特别是瓣膜的活动，常用于测量心腔、血管内径，结合同步记录的心电图可计算左室射血分数、左室短轴缩短速率等多种心功能指标。

#### 2. 二维超声心动图

二维超声心动图可显示心脏和大血管各解剖结构和活动情况，以及它们的空间毗邻关系，是目前各种超声心动图检查的基础。

#### 3. 多普勒超声

多普勒超声可以检测血流的方向及速度，并换算成压力阶差，可用于评估瓣膜、血管的狭窄程度，估算心内缺损的分流量及肺动脉压力，评价心功能等。

#### 4. 三维超声心动图

三维超声心动图成像直观、立体感强、易于识别，还可对图像进行任意切割，充分显示关注区，外科手术多见。

### （五）心导管检查

心导管检查是先天性心脏病进一步明确诊断和决定手术前的重要检查方法之一，分为右心导管检查、左心导管检查两种。检查时可探查异常通道，测定心腔、大血管不同部位的血氧饱和度和压力，计算心排血量、分流量及血管阻力。心导管检查，可评价瓣膜或血管狭窄的部位、类型、程度，还可进行心内膜活体组织检查、电生理测定等。

### （六）心血管造影

心血管造影是指根据诊断需要将导管顶端送到选择的心腔、血管部位，并根据观察不同部位病损的要求采用轴向（成角）造影，同时进行快速摄片以明确心血管的解剖畸形，是复杂性先天性心血管畸形诊断的重要检查手段。

### （七）磁共振成像

磁共振成像具有无电离辐射损伤、多剖面成像能力等特点，有多种技术选择，常用于主动脉弓等心外大血管畸形的诊断，是复杂畸形诊断的重要补充手段。

### （八）计算机断层扫描

电子束计算机断层扫描和螺旋 CT 已应用于心血管领域。该技术对心外大血管异常及其分支的病变，心脏瓣膜、心包和血管壁钙化，心腔肿块、心包缩窄、心肌病等有较高的诊断价值。此外，该技术还可以很好地显示血管环压迫所造成的气道狭窄。

### （九）放射性核素心血管显像

放射性核素心血管显像主要用于心功能的测定、左向右分流定量分析和了解心肌缺血状况。

## 三、生长发育与年龄特点

### （一）出生前后循环变化

胎儿时期的营养代谢和气体交换是通过脐血管连接胎盘与母体之间以弥散方式完成的。婴儿出生后脐血管被阻断，呼吸建立，肺循环压力下降，从右心经肺动脉流入肺脏的血液增多，左心房压增高。当左心房压力超过右心房时，卵圆孔先在功能上关闭，到出生后第 5—7 个月，解剖上大多闭合。自主呼吸使血氧增高，体循环阻力增高，动脉导管处逆转为从左向右分流。足月儿约 80% 在生后 10—15 小时形成功能性关闭。有研究表明，约 80% 的婴儿于生后 3 个月、95% 的婴儿于生后 1 年内形成解剖性关闭。若动脉导管持续开放，即为动脉导管未闭。在随后的章节中，将有先天性心脏缺陷的具体介绍。

### （二）心率随年龄增长减慢

心脏通过其有节律的收缩和舒张，将静脉血从上、下腔静脉吸纳入右心房，经右心室泵入肺动脉；在肺循环进行气体交换后，通过肺静脉回流入左心房，经左心室泵入主动脉，供应全身组织器官。一般来说，年龄愈小，代谢水平相对较高，心率愈快，血流速度也愈快。不过新生儿期迷走神经张力较高，吸吮、恶心、呕吐等兴奋迷走神经的动作均可引起心动过缓，故新生儿期窦性心律的频率极不稳定。婴儿血液循环时间平均需 12 秒，学龄前期需 15

秒，年长儿童则需 18—20 秒。儿童每分钟心脏输出量相对成人较大，新生儿约 400—500 毫升 / 千克·分钟，婴儿约 180—240 毫升 / 千克·分钟。而且，儿童的血液量随年龄的增长而增长，如新生儿期血液量 300 毫升，至 1 岁时增长为 600 毫升，10 岁则增加为 2 000 毫升。这提示家长要及时为儿童补充营养物质。

## 第三节　血液系统

血液是一种流体组织，在心血管系统内循环流动，起着运输物质的作用。血液还可以运送热量，调节体温，缓冲血液的 pH 值变化；参与机体的生理性止血，抵抗微生物引起的免疫反应，在维持机体内环境稳态中起着非常重要的作用。很多疾病也会导致血液的成分或性质发生特征性变化。当血液总量或组织、器官血流量不足时，可造成组织损伤，严重者危及生命。

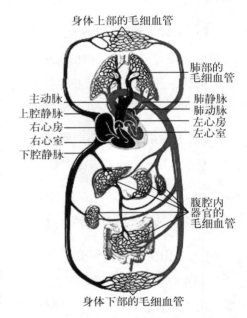

图 3-5　血液循环

### 一、婴幼儿血液系统解剖、生理特点

血液系统起源于中胚叶，包括肝、脾、骨髓、胸腺和淋巴结等器官。在胚胎期和出生后的各个不同发育阶段，主要的血液造血器官并不相同。

#### （一）胎儿期

胎儿期的血液造血从卵黄囊开始，继而在肝脏，最后在骨髓呈现稳定的造血，是一个动态过程，大致可分三个阶段：

1. 中胚叶造血期

在胚胎第 10—14 天，卵黄囊壁上的中胚层间质细胞开始分化聚集成细胞团，成为血液造血系统的最初发育部位。

2. 肝脾造血期

妊娠 6—22 周的胚胎中期以肝脏造血为主，婴儿出生时肝脏停止造血。妊娠 7 周左右，脾脏开始造血。但妊娠 5 个月后，脾脏造红细胞和粒细胞的功能减退消失，制造淋巴细胞的功能维持终身。

### 3. 骨髓造血期

骨髓造血始于妊娠 11 周特异性的中胚层结构，在妊娠 22 周后，骨髓成为主要的造血部位，并成为永久造血器官直至终生。婴儿出生时所有的骨髓都充满造血组织。

### （二）出生后造血

婴儿出生后主要是骨髓造血，产生各种血细胞。淋巴组织是产生淋巴细胞的场所，在特殊情况下可出现髓外造血。

### 1. 骨髓造血

婴儿出生后骨髓是生成红细胞、粒细胞和巨核细胞的唯一器官，同时也生成淋巴细胞和单核细胞。在婴儿出生后头几年内，所有的骨髓均为红髓；5—7 岁开始长骨中出现黄髓；至 18 岁时，红髓仅分布于椎骨、胸骨、肋骨、颅骨、肩胛骨和骨盆等扁平骨以及肱骨、股骨的近端。但当有造血需要时，黄髓可以转变为红髓，重新发挥造血功能。

### 2. 淋巴器官造血

淋巴器官是以淋巴组织为基本成分的器官，包括胸腺、脾脏和淋巴结。

（1）胸腺。胸腺是最主要的淋巴发育器官，在胚胎发育的 7—9 周产生造血组织，如淋巴细胞、浆细胞、红细胞、中性粒细胞、嗜酸粒细胞、树突状细胞和肥大细胞。来自骨髓的干细胞在胸腺内增殖，在胸腺激素的作用下，分化成 T 细胞。青春期后胸腺开始萎缩，造血功能逐渐消失，但 T 细胞已在周围淋巴组织中定居，可自行繁殖。

（2）脾脏。婴儿出生后脾皮质区的生发中心只产生淋巴细胞，但在贫血时，脾脏可以恢复胎儿期才有的造血功能。

（3）淋巴结。骨髓依赖淋巴细胞（B 细胞）在抗原的作用下，可表达 SIgM、SIgA、SIgG 等浆细胞。淋巴小结外周区和副皮质区的主要成分是 T 淋巴细胞，在抗原的作用下产生大量的致敏小淋巴细胞。

### 3. 单核-吞噬细胞系统

单核-吞噬细胞系统在体内分布极广，几乎遍及全身各器官。血中的单核细胞自骨髓生成后进入组织，成为组织细胞；在一定条件下，可转化成具有强大吞噬能力的游离吞噬细胞。

### 4. 骨髓外造血

在正常情况下，婴儿出生 2 个月后骨髓外造血停止（淋巴细胞与吞噬细胞除外）。当婴幼儿遇到各种感染、溶血、贫血、骨髓受异常细胞侵犯、骨髓纤维化等情况时，因骨髓造血储备力小，其肝、脾和淋巴结可以随时适应需要，恢复到胎儿时期的造血状态。此时肝、脾和淋巴结肿大，周围血象会出现有核红细胞和幼稚粒细胞。当病因除去后，又可以恢复正常的骨髓造血。

## 二、婴幼儿血液系统疾病常用检查方法

### （一）血涂片

血涂片是血液细胞学检查的基本方法，应用极广，特别是对各种血液病的诊断有很大价值。但血片制备和染色不良，常使细胞鉴别发生困难，甚至导致错误结论。

### （二）骨髓穿刺术

骨髓穿刺术是采取骨髓液的一种常用诊断技术，其检查内容包括细胞学、原虫和细菌学等几个方面。胸前及髂前上棘穿刺时取仰卧位。髂后上棘穿刺时取侧卧位。腰椎棘突穿刺时取坐位或侧卧位。

### （三）特殊实验室检查

1. 贫血类疾病

（1）血红蛋白分析检查。如血红蛋白碱变性试验、血红蛋白电泳、包涵体生成试验等，对地中海贫血和异常血红蛋白病的诊断有重要意义。

（2）红细胞脆性试验。脆性增高见于遗传性球形红细胞增多症；脆性减低则见于地中海贫血。

（3）其他特殊检查。红细胞酶活力测定对先天性红细胞酶缺陷所致的溶血性贫血有诊断意义；抗人球蛋白试验可诊断自身免疫性溶血；血清铁、铁蛋白、红细胞游离原卟啉等检查可以协助诊断缺铁性贫血；核素铬-51可以测定红细胞寿命；基因诊断对遗传性溶血性贫血不但有诊断意义，还有产前诊断价值。

2. 出血类疾病

（1）免疫性血小板减少症。

① 血小板抗体测定。同时检测血小板 IgM 和 IgA 抗体，以及结合在血小板表面的糖蛋白、血小板内的抗 GP Ⅱb/ Ⅲa 自身抗体和 Ib/ Ⅸ自身抗体。

② 其他。血小板减少使毛细血管脆性增加，束臂试验阳性。出血时间延长，凝血时间正常，当血小板数量明显减少时血块收缩不良。血清凝血酶原消耗不良。慢性 ITP（免疫性血小板减少症）患者的血小板黏附和聚集功能可以异常。

（2）血友病的基因诊断。可用基因探针、DNA 印迹技术、限制性内切酶片段长度多态性等检出血友病携带者及产前诊断（妊娠第 10 周左右行绒毛膜活检、第 16 周左右行羊水穿刺，通过胎儿的 DNA 检测致病基因）。

（3）弥漫性血管内凝血。凝血常规、血浆鱼精蛋白副凝试验及近年来的反映血管内皮损伤分子（TF、ET-1）、血小板激活分子（PF-4、GMP-140 等）、凝血纤溶激活分子（FPA）等。

3. 急性白血病

（1）组织化学染色。组织化学染色包括过氧化物酶、酸性磷酸酶、碱性磷酸酶、糖原及非特异性酯酶等，在不同分化程度的细胞中染色不同，可协助鉴别白血病的分型。

（2）溶菌酶检查。血清中的溶菌酶主要来源于破碎的单核细胞和中性粒细胞，测定血清与尿液中溶菌酶的含量可以协助鉴别白血病的细胞类型。正常人血清含量为 4—20 毫克 / 升，尿液中不含此酶。在急性单核细胞白血病时，其血清及尿液的溶菌酶浓度明显增高；急性粒细胞白血病时中度增高；急性淋巴细胞白血病时则减少或正常。

## 三、生长发育与年龄特点

血液是结缔组织的一种，由血浆和血细胞两部分组成。血细胞包括红细胞、白细胞和血小板。血浆中溶解有多种化学物质。按容积计算，血浆占 55%，其中包括：水（91%）、蛋白质（7%）、脂质（1%）、糖类（0.1%）、无机盐类（0.9%）、代谢产物（尿素、肌酐、尿酸）等。

红细胞是血细胞中最多的一种，是边缘较厚，中央略凹的扁圆形细胞，直径为 7—8 微米。细胞质中含有大量血红蛋白而显红色。红细胞是在骨髓中制造的，发育成熟后进入血液。衰老的红细胞被肝、脾、骨髓等处的网状内皮系统细胞吞噬和破坏，平均寿命为 120 天。婴儿出生后随着自主呼吸的建立，血氧含量增加，红细胞生成素减少，骨髓造血功能暂时低下，网织红细胞减少。胎儿红细胞寿命较短，且破坏较多（生理性溶血），加之婴儿生长迅速、循环血量迅速增加等因素，红细胞数和血红蛋白量逐渐降低，至 2—3 个月时（早产儿更早）红细胞数降至 $3 \times 10^{12}$/ 升，血红蛋白量降低至 100 克 / 升左右，出现轻度贫血，称为"生理性贫血"。

白细胞为无色，呈球形，直径在 7—20 微米之间。经过复合染料染色后，可根据形态差异和细胞质内有无特有的颗粒，分为两大类、五种细胞。其中，粒细胞根据颗粒的着色性质不同又分为：中性粒细胞、嗜酸性粒细胞、嗜碱性粒细胞。各年龄小儿的白细胞及淋巴细胞计数变化较大。白细胞总数均值在出生时为 $18.1 \times 10^9$/ 升，以后逐渐下降。1—3 岁为 $11.2 \times 10^9$/ 升，4 岁为 $9.1 \times 10^9$/ 升，8 岁为 $8.3 \times 10^9$/ 升，16 岁为 $7.8 \times 10^9$/ 升。淋巴细胞百分率均值出生为 30%，4—6 天与中性粒细胞百分率接近，以后逐渐增高，最高约 60%；4—6 岁时淋巴细胞与中性粒细胞百分率又再次接近，各约 50%，以后逐渐下降；至 8 岁接近正常成人 30% 水平。

正常血小板为圆形或椭圆形小体，直径为 2—3 微米，显微镜下可见有中央颗粒区与周围透明区。用电子显微镜观察，血小板无核，但含有颗粒糖原、线粒体与内质网等。血小板离体后，极易因容器表面、温度、pH 等因素影响而破坏或发生形态变化，表现为中央颗粒融合，周围形成多数突起。血小板由骨髓巨核细胞生成，寿命约为 8—11 天。

## · 第四节　生命体征 ·

### 一、概念

生命体征主要包括体温、呼吸、脉搏、血压、瞳孔和尿量等，常用来判断患儿的病情危急程度的指征。生命体征维持机体的正常活动，不论哪项异常都可能意味着严重或致命的疾病。

### 二、指标及其评价

#### （一）体温

婴幼儿体温中枢发育不完善，体温可受多种因素影响，如性别、年龄、种族、昼夜和季节（清晨低，下午稍高，夏季稍高）、喂奶、饭后、运动、哭闹、衣被过厚、室温过高及情绪波动等。肛表温度比腋表高约 0.3—0.4℃，测温时腋表建议 5 分钟、肛表 3—5 分钟。正常体温一般为 36—37℃，如个别一次体温达 37.4℃，全身情况良好，又无自觉症状，不属病态。

发热按温度分为：① 37.3—38℃低热；② 38.1—38.9℃中度发热；③ 39.1—41℃为高热；④ ≥ 41℃为超高热。

发热按时间长短分为：① 短期发热：< 2 周，多伴有局部症状及体征；② 长期发热：≥ 2 周，有的可无其他明显症状、体征，需实验室检查诊断；③ 发热待查：发热持续 2 周以上，体温 37.5℃以上，经查体、常规实验室检查不能确诊者；④ 慢性低热：低热持续 1 个月以上。

发热按热型分为：① 稽留热：多为高热常持续 40℃左右，一日间温差一般不超过 1℃，见于伤寒、大叶肺炎等；② 弛张热：多在 39℃左右，一日间温差超过 2℃，但最低温度未达正常，见于败血症、重症肺结核、川崎病等；③ 间歇热：一日间高热与正常体温交替出现，或高热期与无热期交替出现，见于疟疾、回归热等；④ 波浪热：热度逐渐上升达高峰后逐渐下降至低热或正常体温，以上反复出现似波浪，可连续数月，见于布鲁菌病；⑤ 不规则热：热型无一定规律，热度高低不等，持续时间不定，见于流行性感冒、肺结核、脓毒血症、癌症等。

婴幼儿疾病的热型不如成人典型，疾病初期若早期应用抗生素和（或）肾上腺皮质激素也会影响热型，使症状不典型。

新生儿刚出生时，由于皮下脂肪薄、血管多、保温能力差、能源物质储备不足、产热能力差，加上中枢神经系统发育不完善、调节功能差，出生后体温明显降低。低体温可致新生儿出现低血糖、酸中毒、硬肿症以及心、脑、肝、肾和肺等重要脏器损伤，甚至死亡。世界卫生组织（WHO）将低体温分为：① 轻度 36.0—36.4℃；② 中度 32.0—35.9℃；③ 重度 32.0℃以下。因此，在临床工作和生活护理中，恢复和保持新生儿体温正常很重要。

## （二）呼吸

呼吸是呼吸道和肺的活动。人体通过呼吸，吸进氧气，呼出二氧化碳。呼吸是人体内外环境之间进行气体交换的必要过程，是重要的生命活动之一，自出生后一刻也不能停止。婴幼儿呼吸次数随年龄的增长而减少，8—14岁逐渐达成人16—20次/分的水平。

### 1. 呼吸频率减慢

呼吸频率减慢由呼吸中枢或肺病变引起，在婴儿中多见，危重婴儿肺炎可因脑水肿和脑疝引起，严重者导致呼吸衰竭。

### 2. 呼吸过速

呼吸过速常见于呼吸道感染或中枢神经系统疾患儿，也见于心、肝、血液系统患儿。有时呼吸可达每分钟100次以上，以婴幼儿较为多见，一般为呼吸中枢直接或间接受刺激所致。婴幼儿发烧伴有呼吸增快，呼吸次数在6个月以下超过60次/分、6—12个月超过52次/分、1—2岁超过42次/分时，提示肺炎的可能。

### 3. 周期性呼吸

呼吸的深度和次数呈不规则的周期性改变，其发生可能与脑缺血有关，多为严重疾病的征兆。周期性呼吸偶亦见于正常小婴儿，尤以睡眠时多见。

## （三）脉搏

心脏舒缩时，动脉管壁有节奏地、周期性地起伏叫脉搏。脉搏一般与心率相等。在心肌病、冠心病等生病的成人中脉搏可能会快于心率。故以下用心率代替。白天由于进行各种活动，血液循环加快，因此心率快些；夜间活动少，心率慢些。各年龄段儿童呼吸脉搏正常参考值为：新生儿120—140次/分；3岁前婴幼儿为100—130次/分；4—7岁儿童为80—100次/分；8—14岁儿童为70—90次/分。

### 1. 心动过速

心动过速常见于贫血、慢性传染病、先天性心脏病、心肌炎、风湿热、心力衰竭及甲状腺功能亢进以及应用肾上腺素或阿托品等。婴儿在烦躁、哭闹、紧张时，也会出现心动过速。

### 2. 心动过缓

心动过缓可见于健康儿童、运动员，也可见于克汀病、伤寒、阻塞性黄疸病等。在颅内压增高的疾病，如脑出血、脑肿瘤、结核性脑膜炎以及应用洋地黄、利血平时，也会出现。婴儿心率每分钟在100次以下，1—6岁儿童每分钟80次以下，6岁以上儿童每分钟在60次以下，即可认为窦性心动过缓。

## （四）血压

血液在血管内流动并作用于血管壁的侧压力称为血压，常指动脉血压。心室收缩时，动脉内最高的压力称为收缩压；心室舒张时，动脉内最低的压力称为舒张压。收缩压与舒张压之差为脉压。血压是衡量心血管功能及生命体征的重要指标之一。

当收缩压和（或）舒张压均高于正常值上限时，常可见于肾血管疾病、肾炎、肾上腺皮质肿瘤、颅内压增高、高钠血症等引起的高血压，属继发性高血压病。当收缩压和（或）舒张压均低于正常值下限时，应考虑可能为急性周围循环衰竭、心机梗塞、心脏衰竭、急性心包填塞等。不同年龄儿童血压的正常值可用公式推算：收缩压（毫米汞柱，mmHg）=80+（年龄 ×2）；舒张压应该为收缩压的 2/3。新生儿收缩压为 6.7—8.0 千帕（50—60 毫米汞柱），舒张压 4—5.3 千帕（30—40 毫米汞柱）。血压随着年龄的增长有一定的增加。正常成人收缩压为 12—18.7 千帕（90—135 毫米汞柱），舒张压 8—12 千帕（60—90 毫米汞柱）。

### （五）瞳孔

正常瞳孔在一般光线下直径为 2—4 毫米，两侧等大同圆。如果神志出现昏迷等异常，我们需要关注瞳孔的大小。其异常情况如下：① 针尖样瞳孔，提示有麻醉药、巴比妥类或有机磷农药中毒的可能；② 瞳孔小而呼吸变得不规则，提示脑桥病变；③ 瞳孔散大、对光反应消失，提示惊厥发作后，肉毒杆菌毒素中毒或阿托品（包括曼陀罗）、格鲁米特、苯丙胺、可卡因等药物中毒，但需先排除散瞳所致；④ 双侧瞳孔不等大，对光反射消失，常提示散大的一侧发生沟回疝。

### （六）尿量

请见第四章第二节"泌尿系统"。

## 三、检查方法

### （一）体温

根据儿童的年龄和病情，可选用测温的方法如下：① 腋下测温法：最常用，也最安全、方便，但测量的时间偏长。将消过毒的体温表水银头放在儿童腋窝中，将上臂紧压腋窝，保持至少 5 分钟，36—37℃为正常。② 口腔测温法：准确、方便，保持 3 分钟，37℃为正常，用于神志清楚而且配合的 6 岁以上儿童。③ 肛门内测温法：测温时间短，准确。儿童取侧卧位，下肢屈曲，将已涂满润滑油的肛表水银头轻轻插入肛门内 3—4 厘米，测温 3—5 分钟，36.5—37.5℃为正常，1 岁以内儿童、不合作的儿童以及昏迷、休克患儿可采用此方法。④ 耳内测温法：准确、快速，不会造成交叉感染，也不会激惹儿童，该方法目前在临床或家庭使用已较为普遍。

### （二）呼吸、脉搏

儿童呼吸频率可通过听诊或观察腹部起伏而得，也可将棉花少许置于小儿鼻孔边缘，观察棉花纤维的摆动而得。要同时观察儿童呼吸的节律和深浅。对年长儿童一般选择较浅的动脉如桡动脉来检查脉搏；婴幼儿亦可检查股动脉或通过心脏听诊来对比检测。要注意儿童脉搏的速率、节律、强弱及紧张度。各年龄组儿童呼吸脉搏正常值见表。

表 3-1　儿童的呼吸、脉搏（次数／分）参考

|  | 呼　吸 | 脉　搏 | 呼吸：脉搏 |
|---|---|---|---|
| 新生儿 | 40—45 | 120—140 | 1：3 |
| ＜1岁 | 30—40 | 110—130 | 1：3—1：4 |
| 1—3岁 | 25—30 | 100—120 | 1：3—1：4 |
| 4—7岁 | 20—25 | 80—100 | 1：4 |
| 8—14岁 | 18—20 | 70—90 | 1：4 |

### （三）血压

测量血压时应根据不同的年龄选择不同宽度的袖带，袖带的宽度通常应为上臂长度的1/2—2/3。袖带尺寸不合适会影响测量准确性，过宽时测得的血压值较实际值偏低，过窄时则较实际值为高。新生儿多采用振荡法电子血压计测量血压。新生儿也可用简易潮红法测量：测量时使新生儿仰卧位，将气带包裹于腕部（或踝部）以上，然后用加压绑带从肢体远端指（趾）尖向上，连续包裹至气带处，打气使压力达200毫米汞柱或收缩压正常高限以上，将压力绑带去除，只见手或足的皮肤均泛白，然后以每秒钟降低5毫米汞柱的速度放气，当气带远端手（或足）的皮肤刚出现潮红时，即为平均压；若有严重贫血、水肿及明显低温，则可影响观察结果。潮红法测量方法已逐渐被电子血压计所取代。一般来说，儿童年龄越小，血压越低。

### 本章小结

体温、呼吸、脉搏、血液等生命体征的发生及监护与呼吸、循环、血液等系统密切相关。由于不同年龄段各系统发育成熟度不同，指标也有所不同。本章先从呼吸、循环、泌尿系统的基本解剖及生理特点开始叙述，介绍了一些常见的检查方法及生理年龄特点，继而引出生命体征的概念、评价及检查方法。

通过本章学习，希望保教人员大致了解婴幼儿呼吸、循环、血液系统的解剖、生理特点及不同年龄阶段各器官结构、功能的发育特点，熟悉相关系统疾病可使用的检查方法，

掌握不同年龄阶段婴幼儿呼吸、心率、体温、血压的参数，并在科学照顾婴幼儿的过程中，将基础医学知识纳入其中，以减少疾病的发生或提高疾病的早期识别。

本章的重点是婴幼儿呼吸、心脏、血液系统的解剖、生理特点、常见检查方法及生命体征的监测，保教人员可根据其不同年龄阶段，采取不同的照顾措施。本章的难点在于跨专业学习医学知识可能有些难，保教人员不用像医护人员一样深究本质原理，只要在照护婴幼儿的同时，关注他们的呼吸、面色、精神反应及吃喝拉撒等情况，结合医学知识，警惕危重情况的发生。

**思考与练习**

当 3 岁的幼儿不小心出现异物吸入时，作为保教人员该如何做？

# 第四章
# 消化和泌尿系统与吃喝拉撒

**本章导语**

　　婴幼儿从外界摄取需要的养料，以维持生长发育等生命活动的需要。营养素是维持正常生命活动所必需摄入生物体的食物成分。食物的摄入、营养素的消化与吸收、食物残渣的排泄需要消化系统完成，机体代谢废物的排泄则需要泌尿系统完成。婴幼儿消化和泌尿系统的结构和功能均不成熟，具有随着年龄增长逐步成熟的特点。掌握婴幼儿消化和泌尿系统在不同年龄阶段的发育特点，以及满足其生长发育对营养素的需求，对于研究全身组织、器官的分化与功能成熟具有重要意义。

**学习目标**

　　（1）知晓婴幼儿消化和泌尿系统常见疾病的检查方法。

　　（2）熟悉婴幼儿消化和泌尿系统解剖、生理特点及营养情况评价。

　　（3）掌握婴幼儿消化和泌尿系统发育与年龄特点及营养素摄入的评价。

**本章导览**

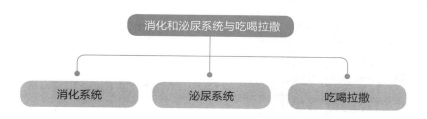

消化和泌尿系统与吃喝拉撒

消化系统　　泌尿系统　　吃喝拉撒

**案例导入**

　　12岁的琪琪在给3个月大的弟弟更换纸尿裤，琪琪说："妈妈，弟弟又尿了。"换完纸尿裤，看到弟弟依然在哭，琪琪问妈妈说："弟弟可能饿了，用1段奶粉配奶吗？"琪琪喂饱了弟弟，看着弟弟脸上的小痘痘，心里想："医生说是湿疹，我小时候脸上也有吗？"

小婴儿代谢旺盛，液体摄入相对较多，膀胱贮尿功能差，小便次数多。婴儿消化酶的发育随着年龄的增长，逐步发育成熟，且每个生长发育阶段需要的宏量营养素偏重有所不同。婴儿肠壁薄，通透性高，营养吸收充分的同时，大分子物质进入体内，会引起与过敏相关疾病的发生。

## · 第一节　消化系统 ·

消化系统由消化道和消化腺两大部分组成。其中，消化道包括口腔、咽、食管、胃、小肠（十二指肠、空肠、回肠）和大肠（盲肠、阑尾、结肠、直肠、肛门）等部分。消化腺有小消化腺和大消化腺两种，小消化腺散布于消化管各部的管壁内；大消化腺有三对唾液腺（腮腺、下颌下腺、舌下腺）、肝脏和胰脏。消化系统的基本生理功能是食物的消化、营养素的吸收及废物的排泄。蛋白质、脂肪和糖类等物质在消化管内被分解为结构简单的小分子物质（消化）；经过消化的小分子物质透过消化管黏膜上皮细胞进入血液和淋巴液（吸收），但营养素如维生素、水和无机盐可以被直接吸收；未被吸收的食物残渣，将通过肠道以粪便的形式排出体外。

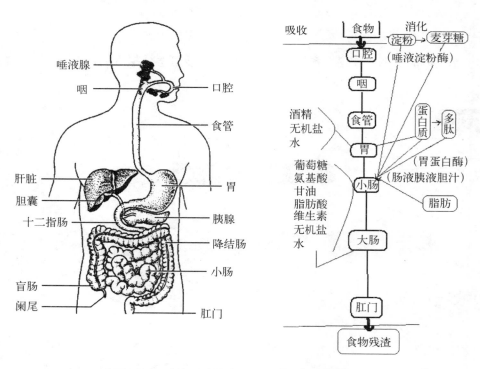

图 4-1　消化系统的组成及食物消化吸收过程

## 一、婴幼儿消化系统解剖及生理特点

### （一）口腔

口腔是消化道的起端，具有吸吮、吞咽、咀嚼、消化、味觉、感觉和语言等功能。足月新生儿出生时已具有较好的吸吮及吞咽功能。新生儿及婴幼儿口腔黏膜薄嫩，血管丰富，唾液腺不够发达，口腔黏膜干燥，易受损伤和局部感染；婴幼儿在3—4个月时唾液分泌开始增加。由于婴儿口底浅，尚不能及时吞咽所分泌的全部唾液，常出现生理性流涎。

### （二）食管

食管长度在新生儿时为8—10厘米，1岁时为12厘米，5岁时为16厘米，学龄期为20—25厘米，成人为25—30厘米。食管横径婴儿为0.6 cm—0.8厘米，婴幼儿为1厘米，学龄期儿童为1.2—1.5厘米。食管pH值通常为5.0—6.8。新生儿和婴儿的食管呈漏斗状，黏膜纤弱、腺体缺乏、弹力组织及肌层尚不发达，食管下段括约肌发育不成熟，控制能力差，常发生胃食管反流。婴儿吸奶时常吞咽过多空气，易发生溢奶。

### （三）胃

胃容量在新生儿时约为30—60毫升，1—3个月时为90—150毫升，1岁时为250—300毫升，5岁时为700—850毫升，成人约为2 000毫升。哺乳后不久幽门即开放，胃内容陆续进入十二指肠，故实际胃容量不受上述容量限制。婴儿胃略呈水平位，当婴儿开始行走时其位置变为垂直。婴儿盐酸和各种酶的分泌均比成人少，且酶活性低下，消化功能差。婴儿的胃平滑肌发育尚未完善，在充满液体食物后易使胃扩张。由于婴儿的贲门和胃底部肌张

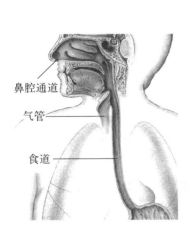

图4-2　食管

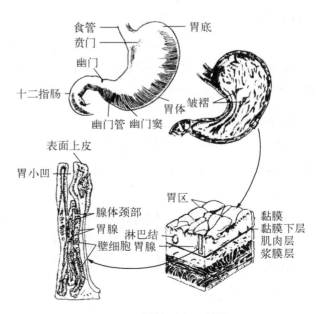

图4-3　胃的形态、结构

力低，幽门括约肌发育较好，故易发生幽门痉挛而出现呕吐。胃排空时间随食物种类不同而异，稠厚含凝乳块的乳汁排空慢；水的排空时间为1.5—2小时；母乳为2—3小时；牛乳为3—4小时；早产儿胃排空更慢，易发生胃潴留。

### （四）肠

儿童肠管相对比成人长，一般为其身长的5—7倍（成人仅为4倍），或为坐高的10倍。小肠的主要功能包括运动（蠕动、摆动、分节运动）、消化、吸收及免疫保护。大肠的主要功能为贮存食物残渣、进一步吸收水分以及形成粪便。婴幼儿肠黏膜肌层发育差，肠系膜柔软而长，结肠无明显结肠带与脂肪垂，升结肠与后壁固定差，易发生肠扭转和肠套叠。婴幼

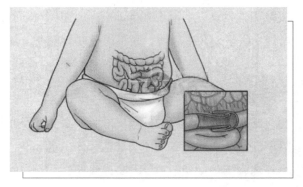

**图4-4　肠套叠**

儿肠壁薄故通透性高、屏障功能差，加之口服耐受机制尚不完善，肠内毒素、消化不全产物等过敏源可经肠黏膜进入体内，引起全身感染和变态反应性疾病。由于婴幼儿大脑皮层功能发育不完善，进食时常引起胃结肠反射，产生便意，所以大便次数多于成人。

### （五）肝

年龄愈小，肝脏相对愈大。正常新生儿至1周岁，在右锁骨中线上、肋缘下1—3厘米可触及肝，3岁以内大部分在右肋缘下1—2厘米，4岁以后在肋弓以下不易拍及，仅少数能触及1厘米以下的肝缘。在剑突下，从生后到7岁可触及2—2.5厘米的肝脏。婴儿肝结缔组织发育较差，肝细胞再生能力强，不易发生肝硬化，但易受各种不利因素的影响，如缺氧、感染、药物中毒等均可使肝细胞发生肿胀、脂肪浸润、变性、坏死、纤维增生而肿大，影响其正常功能。婴儿时期胆汁分泌较少，故对脂肪的消化、吸收功能较差。

### （六）胰腺

婴儿出生后3—4个月时胰腺发育较快，胰液分泌量也随之增多。婴儿出生后一年，胰腺外分泌部分生长迅速，为出生时的3倍。胰液分泌量随年龄生长而增加，至成人每日可分泌1—2升。

酶类出现的顺序为：胰蛋白酶最先，而后是糜蛋白酶、羧基肽酶、脂肪酶，最后是淀粉酶。新生儿胰液所含脂肪酶活性不高，直到2—3岁时才接近成人水平。婴幼儿时期胰液及其消化酶的分泌，易受炎热天气和各种疾病的影响而被抑制，比较容易发生消化不良。

### （七）肠道细菌

在母体内，胎儿肠道是无菌的，出生后数小时细菌即进入肠道，主要分布在结肠和直

肠。肠道菌群受食物成分影响，单纯母乳喂养儿以双歧杆菌占绝对优势，人工喂养和混合喂养儿肠内的大肠杆菌、嗜酸杆菌、双歧杆菌及肠球菌所占比例几乎相等。正常肠道菌群对侵入肠道的致病菌有一定的拮抗作用。婴幼儿肠道正常菌群脆弱，易受许多内外界因素影响而菌群失调，导致消化功能紊乱。

## 二、婴幼儿消化系统疾病常用检查方法

婴幼儿消化系统常见疾病有小儿腹泻、胃肠炎、消化道溃疡、胃食管反流、消化不良、口腔炎、肠套叠等。婴幼儿消化系统疾病常用检查方法有以下几种方式。

### （一）胃肠影像学

#### 1. 胸腹部平片及透视

胸腹部平片及透视主要用于食管闭锁、胃肠道穿孔、肠梗阻、肛门闭锁、腹部肿块、脏器异位、组织钙化等病变的诊断。根据病情及诊断的需要，可取仰卧位、立位、水平侧位及倒立侧卧位等进行摄片。

#### 2. 消化道造影

常用造影剂（对比剂）主要有阴性造影剂和阳性造影剂。阴性造影剂有空气、氧气等。阳性造影剂有钡剂、碘剂，其中碘造影剂分为油质与水溶性两类。

（1）上消化道造影。它一方面用于检查先天发育异常，如食管气管瘘、食管狭窄、食管裂孔病、胃肠道旋转不良，肥厚性幽门狭窄、贲门痉挛或松弛等疾病的检查，可以全面细致地观察各部位黏膜及其充盈状态，并可以测量钡剂通过时间及有无反流。另一方面，还可以用于胃、十二指肠溃疡、胃食管反流的诊断。

（2）钡灌肠。它主要用于肠套叠、巨结肠及肠位置异常等的诊断，还可以用于结肠和小肠梗阻的鉴别。婴幼儿一般不需清洁洗肠，在检查当日不给固体食物，检查前3小时禁食。学龄前儿童和学龄儿童可在检查前清洁洗肠。

#### 3. 胆管造影

胆管造影主要有经腹腔镜胆管造影和内镜逆行胰胆管造影（ERCP）两种方式。经腹腔镜造影可用于了解胆管解剖，胆管闭锁术前评估及进行冲洗、引流等治疗。ERCP是在十二指肠镜观察下做胰胆管插管造影，主要适用于肝内外胆管梗阻，如胆管闭锁、异位、结石及蛔虫、先天性胆管囊肿、反复发作胰腺炎、胰腺假囊肿等的诊断，也可进行乳头肌切开等治疗。

#### 4. CT（电子计算机体层扫描）

CT主要用于腹部包块、腹腔脓肿、外伤及肝脏和胰腺疾病的诊断，也可以用于小肠和腹部血管性病变的检查。螺旋CT扫描可增快扫描速度，减少呼吸运动造成的伪影。静脉增

强扫描可清楚地显示血管的解剖及鉴别肿瘤和正常组织。

### 5. 磁共振成像（MRI）

MRI 主要适用于肝脏肿瘤，特别是血管瘤与囊性病变的诊断，对于局限性脂肪浸润显示较清，对胰腺囊性纤维化伴脂肪沉积及囊肿形成有明显的诊断价值。MRI 对血管的显示优于 CT，特别是磁共振血管造影对肝脏病变的血管显示清晰。

### （二）消化道内镜检查

由于消化道内镜的不断改进，该项检查能清楚地观察微细的病变，并可用多种方式记录和保存图像，便于多人同时观看，为诊断、治疗、研究消化道疾病提供了良好的条件。它既可以做黏膜活检或微生物学检查，还可以实施一些治疗。

儿童上消化道内镜检查适用于黏膜炎症及消化性溃疡的检出、急性上腹疼痛、反复呕吐、呕血和黑便、咽下困难和咽下疼痛、介入性治疗如内镜下止血、食管静脉曲张硬化治疗、狭窄的扩张、息肉切除以及异物取出等。

儿童结肠镜检查适用于下消化道出血、炎症性肠病、慢性腹泻、各种息肉综合征等的诊断，介入治疗，如摘除息肉、取出异物、扩张狭窄及止血等。近年来，小肠镜（双气囊推进式）、胶囊内镜亦越来越多用于儿科胃肠，特别是小肠疾病的诊断。

### （三）胃肠动力学检查

#### 1. 核素检查

核素检查是指将标记同位素的液体及固体食物给受试者服用后，借助计算机分析的照相机对液相和固相同时进行监测，与起始计数比较得出单位时间的排空率和半排空时间，了解胃排空及胃食管反流、肠胃胆汁反流情况。

#### 2. 胃肠测压法

利用连续灌注导管测压系统，用微泵向导管内匀速注水，导管末端侧孔逸水时克服的阻力即为胃肠腔内压力。常用的有食管测压、直肠肛门测压、胃内压测定、Oddi 括约肌压力测定等。

#### 3. 超声检查

应用实时 B 超或三维超声检查，观察进食一定量液体后胃各部位及十二指肠的动态运动情况，并将胃排空情况量化，得出胃排空和半排空时间。

#### 4. 胃电图

测定人体胃电活动的方法有腔内胃电和体表胃电记录。体表胃电记录技术，即胃电图（EGG），是一种非侵入性检查方法。EGG 作为一种无创、便捷的检查，可以有效地评价胃肠动力功能。其定量指标包括 EGG 的主频率、正常胃慢波所占时间百分比、胃动过速、胃动过缓及其他动力紊乱所占比例。

5. pH 监测

采用柔软的 pH 微电极，放置在食管和（或）胃内监测 pH。pH 监测期间不限制正常生理活动，可记录进餐、体位变化和一些症状的起止时间，可持续监测 24—96 小时。数据存储在便携式 pH 记录仪上，应用电脑程序进行数据处理。食管 pH 监测可以发现胃食管反流，了解反流与进食、体位及症状的关系。它主要用于胃食管反流病的诊断，判断治疗效果；还可以用于查找一些反复发作性呼吸道疾病的病因。胃 pH 监测主要用于评价酸相关性疾病的疗效、检测十二指肠胃反流，胃与食管 pH 同时监测，以及食管胆汁反流动态监测可用于诊断碱性胃食管反流。

### （四）呼吸试验

#### 1. 氢呼吸试验

哺乳动物的新陈代谢过程中不产生氢，呼气中的氢是由肠道的细菌发酵碳水化合物而产生。在某些病理情况下，肠黏膜细胞某些酶如乳糖酶、蔗糖、麦芽糖酶或麦芽糖酶缺乏时，相应的糖如乳糖、蔗糖和麦芽糖直接进入结肠，经结肠细菌发酵产生的氢大部分从肠道排出，其余 14%—21% 被吸收入血循环经肺呼出。通常应用气相色谱法检测收集的呼出气中的氢，氢呼吸试验主要用于诊断乳糖、蔗糖吸收不良、小肠细菌过度生长和检测胃肠道传递时间。

#### 2. 二氧化碳（$CO_2$）呼吸试验

$CO_2$ 是能量代谢的终末产物，$CO_2$ 呼吸试验是经口服或静脉注射放射性同位素如 $^{14}C$ 标记的化合物后，经一系列代谢最终以 $^{14}CO_2$ 形式从肺排出，收集呼出气，经液闪测定检测呼出气中 $^{14}CO_2$ 含量。$CO_2$ 呼吸试验可用于检测脂肪、乳糖吸收不良、小肠细菌过度生长、评价肝功能等，$^{14}C$ 或 $^{13}C$-尿素呼吸试验还可以用于检测幽门螺杆菌感染。由于 $^{14}C$ 半衰期较长，不适用于儿童和孕妇，可采 $^{13}C$ 标记化合物。$^{13}C$ 为稳定性同位素，无放射性，但需用质谱仪检测。

## 三、发育与年龄特点

婴幼儿消化系统结构和功能均不成熟，每个年龄阶段有各自的特点，婴幼儿消化功能的发育与成熟遵循发育不平衡和逐步成熟的规律，因此婴幼儿摄入食物的种类和方法，在不同阶段有不同的需求。

### （一）消化酶的成熟与宏量营养素的消化、吸收相关

#### 1. 蛋白质

出生时新生儿消化蛋白质能力较好。胃蛋白酶可凝结乳类，新生儿出生时活性低，3 个月后活性增加，18 个月时达成人水平。新生儿出生后 1 周胰蛋白酶活性增加，1 个月时已达

成人水平。

新生儿出生后几个月小肠上皮细胞渗透性高，有利于母乳中的免疫球蛋白吸收，但也会增加异体蛋白（如牛奶蛋白、鸡蛋蛋白）、毒素、微生物以及未完全分解的代谢产物吸收机会，产生过敏或肠道感染。因此，对婴儿特别是新生儿，食物的蛋白质摄入量应有一定限制。

### 2. 脂肪

新生儿胃脂肪酶发育较好，而胰脂酶量少，几乎无法检测到，2—3岁后达成人水平。母乳的脂肪酶可补偿胰脂酶的不足，故婴儿吸收脂肪的能力随年龄增加而提高。28—34周的早产儿脂肪的吸收率为55%—75%；足月儿脂肪的吸收率为90%；出生后6个月婴儿脂肪的吸收率达95%以上。

### 3. 糖类

0—6个月婴儿食物中的糖类主要是乳糖，其次为蔗糖和少量淀粉，乳糖酶发育成熟，乳糖可迅速发展。胰淀粉酶发育较差，婴儿3个月后活性逐渐增高，2岁达成人水平，故婴儿出生后几个月消化淀粉能力较差，不宜过早添加淀粉类食物。

## （二）进食技能的发育

### 1. 食物接受模式的发展

婴儿除受先天的甜、酸、苦等基本味觉反射外，也可通过后天学习形成味觉感知。味觉感知在很大程度上决定着婴幼儿对饮食的选择，使其能根据自身需要及时地补充有利于生存的营养物质，这对食物接受模式的发展具有重要作用。婴儿对能量密度较高的食物和感官好的食物易接受。婴幼儿对食物接受的模式源于对多种食物刺激的经验和后天食物经历对基础味觉反应的修饰，这提示学习和经历对儿童饮食行为建立具有重要意义。

### 2. 挤压反射

新生儿至3—4个月婴儿对固体食物出现舌体抬高、舌向前吐出的挤压反射。婴儿最初的这种对固体食物的抵抗可被认为是一种保护性反射，其生理意义是防止吞入固体食物到气管发生窒息。随后，在婴儿转乳期用勺添加新的泥状食物时，家长应注意多次尝试，一般来说，注意尝试8—10次才能成功。

### 3. 咀嚼吸吮和吞咽

咀嚼吸吮和吞咽技能是婴儿出生后即具备的生理功能，但咀嚼功能发育需要适时的生理刺激，需要后天学习训练。转乳期及时添加的泥状食物是促进婴儿咀嚼功能发育的适宜刺激。婴儿的咀嚼功能发育与完善，将对其语言的发育有直接的影响。婴儿后天咀嚼行为的学习敏感期在4—6个月。有意训练7个月左右婴儿咬嚼指状食物、从杯中喝水，9个月始学用勺自食，1岁学用杯喝奶，均有利于婴儿口腔的发育与成熟。

## 为什么宝宝总是吐奶

新手妈妈小王最近越来越焦虑，"宝宝3个月了，为什么吃完奶总是吐啊吐的，吐得当妈的心都碎了，是不是宝宝胃肠道有炎症了，会不会呛成肺炎呀"，"不过好在宝宝精神好，吃奶好"。

分析：小婴儿常常在吃完奶后从口边流出一些奶液，每天可有多次，这种情况俗语叫"漾奶"。新生儿胃容量极小，胃的肌肉很薄弱，胃神经的调节功能发育不够成熟；胃贲门肌肉松，而幽门较紧，胃呈水平状，奶液容易反流，引起呕吐。在一般情况下，漾奶对婴儿发育不受影响，大约在其生后6个月内自然消失。新手妈妈要注意喂奶姿势，在啼哭时不急于喂奶，喂奶完毕适当拍嗝。在婴儿躺下入睡时，头要稍抬高，身体向右侧卧，使奶汁易经胃进入十二指肠，同时也可防止溢出的奶汁误吸入气管或肺发生窒息。

## 科学喂养7—9个月的宝宝

7—9个月是宝宝生长发育的重要阶段，宝宝饮食由液体饮食逐渐过渡到固体饮食，进食技能由单纯吸吮逐步转变为咀嚼摄入。如何进行科学喂养，这对于快速发育期的宝宝尤为重要。

7月龄宝宝：独立坐稳，成长又迈进了一个新的阶段，而且有相当一部分宝宝已经开始萌出乳牙，咀嚼能力逐渐增强，同时舌头也有了搅拌食物的功能。母乳或配方奶里所含的营养成分远远不能满足宝宝这个时候的成长需要，家长应及时添加辅食。家长在添加辅食期间，奶量可以适当减少。在辅食添加方面，家长可以从馒头、饼干、肝末、动物血、豆腐入手，把这些食物制作成可口的泥状食物，逐渐过渡到可咀嚼的软固体食物，以便锻炼咀嚼能力、帮助牙齿发育、促进消化功能。宝宝的主食仍以乳类食品为主，辅食只作为一种试吃品让宝宝练习吃。

8月龄宝宝：开始学爬行，宝宝的体能消耗较多，所以要适当增加碳水化合物、脂肪和蛋白质类食物。母亲乳汁的质量已经开始下降，难以完全满足宝宝日渐增长的需求。宝宝自身消化蛋白质的胃液已经能充分发挥作用了，所以可以多吃一些蛋白质类食物，适当地增加豆腐、奶制品、鱼肉、瘦肉泥、动物的肝末等；还可以适当增加固体食物，比如烤面包片、馒头片、磨牙棒等，锻炼宝宝的咀嚼能力。另外，宝宝应少量多餐，避免煎炸辛辣的食品；婴儿食品应是无味的，不宜过早给宝宝的食物加入调味料。宝宝的身体进入一个高速发育的时期，规律的进食将会慢慢替代乳品的营养地位。

9月龄宝宝：已经能够接受很多的食物，宝宝的舌头变得更加灵活，牙齿慢慢地长出来了，能够很好地咀嚼了。9月龄的宝宝正处于长牙期，此时宝宝需要补充多种营养素，比如矿物质中的钙、磷，其他如镁、氟、蛋白质的作用都是不可缺少的；维生素中以维生素A、维生素C、维生素D最为主要。家长可以给宝宝吃一些粮食、奶、蔬菜、鱼、肉、蛋为主的混合食品，来满足宝宝生长发育中的营养需要。另外，家长还可让宝宝学会用牙床捻碎柔软的固体食物，给宝宝吃一些能够锻炼牙齿的食物，如碎菜、碎肉、烂面、饼干及面包等。

总之，家长应根据宝宝消化系统的发育特点进行科学喂养，供给充足营养素，保障宝宝健康成长。

## 第二节　泌尿系统

泌尿系统主要由肾脏、输尿管、膀胱及尿道组成。泌尿系统的主要功能为排泄，它是维持新陈代谢的重要环节，排泄物中一部分是营养物质的代谢产物，另一部分是衰老的细胞破坏时所形成的废物。其中，肾脏是通过调节细胞外液量和渗透压，维持水电解质、酸碱平衡。

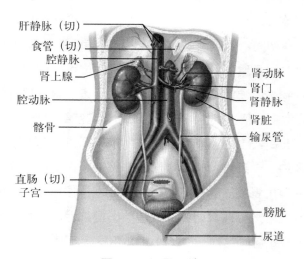

**图4-5　泌尿系统**

# 一、婴幼儿泌尿系统解剖特点

## （一）肾脏

小儿年龄越小，肾脏相对越重，新生儿两肾重量约为体重的1/125，而成人两肾重量约为体重的1/220。婴儿肾脏位置较低，其下极可低至髂嵴以下第4腰椎水平，2岁以后始达髂嵴以上。由于右肾上方有肝脏，故婴儿的右肾位置稍低于左肾。由于婴儿肾脏相对较大，位置又低，加之腹壁肌肉薄而松弛，故2岁以内健康小儿腹部触诊时容易扪及肾脏。由于胚胎发育残留痕迹，婴儿肾脏表面呈分叶状，至2—4岁时，分叶完全消失。

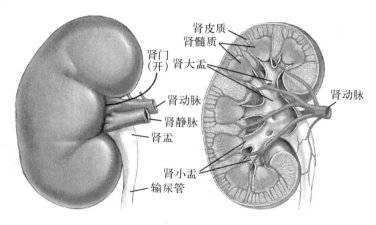

**图4-6　肾的结构**

## （二）输尿管

婴幼儿输尿管长而弯曲，管壁肌肉和弹力纤维发育不良，容易受压及扭曲而导致梗阻，易发生尿潴留而诱发感染。

## （三）膀胱

婴儿膀胱位置比年长儿童高，当尿液充盈时，膀胱顶部常在耻骨联合之上，腹部体格检查容易触及，随年龄增长会逐渐下降至盆腔内。

## （四）尿道

新生女婴尿道长仅1厘米（性成熟期3—5厘米），且外口暴露而又接近肛门，易受细菌污染。男婴尿道虽较长，但常有包茎，尿垢积聚时也易引起上行性细菌感染。

# 二、婴幼儿泌尿系统生理特点

肾脏有许多重要功能：一是排泄体内代谢终末产物，如尿素、有机酸等；二是调节机体水、电解质、酸碱平衡，维持内环境相对稳定；三是内分泌功能，产生激素和生物活性物质，如促红细胞生成素、肾素、前列腺素等。肾脏完成其生理活动，主要通过肾小球滤过和肾小管重吸收、分泌及排泄。儿童肾脏虽具备大部分成人肾的功能，但其发育是由未成熟逐渐趋向成熟。在胎龄 36 周时肾单位数量已达成人水平（每肾 85 万—100 万），婴儿出生后上述功能已基本具备，但调节能力较弱，贮备能力差，一般至 1—1.5 岁时达到成人水平。

### （一）肾小球滤过率（GFR）

新生儿出生时 GFR 比较低，生后 1 周为成人的 1/4，早产儿更低，3—6 个月为成人 1/2，6—12 个月为成人 3/4，故不能有效地排出过多的水分和溶质。2 岁 GFR 达成人水平。

血肌酐作为反映肾小球滤过功能的常用指标，由于受到身高和肌肉发育等因素影响，不同年龄儿童有不同的正常参考值（见表 4-1）。

表 4-1　正常儿童血清肌酐浓度（微摩尔/升）

| 年　龄 | 新生儿 | 0.5—3 | 3—5 | 5—7 | 7—9 | 9—11 | 11—18 |
|---|---|---|---|---|---|---|---|
| 肌酐浓度 | 44.2 | 28.3 | 33.6 | 37.1 | 44.2 | 46.0 | 50—80 |
| （X±SD） | ±7.1 | ±6.2 | ±6.2 | ±7.1 | ±8.8 | ±8.0 | |

### （二）肾小管的重吸收及排泄功能

新生儿葡萄糖肾阈较成人低，静脉输入或大量口服葡萄糖时易出现糖尿。氨基酸和磷的肾阈也较成人低。新生儿血浆中醛固酮浓度较高，但新生儿近端肾小管回吸收钠较少，远端肾小管回吸收钠相应增加，出生后数周近端肾小管功能发育成熟，大部分钠在近端肾小管回吸收，此时醛固酮分泌也相应减少。新生儿排钠能力较差，如输入过多钠，容易发生钠潴留和水肿。低出生体重儿排钠较多，如输入量不足，可出现钠负平衡而致低钠血症。出生后头 10 天的新生儿，对钾的排泄能力较差，故有血钾偏高。

### （三）浓缩和稀释功能

新生儿及婴幼儿由于髓袢短、尿素形成量少（婴儿蛋白合成代谢旺盛）以及抗利尿激素分泌不足，使浓缩尿液功能不足，在应激状态下保留水分的能力低于年长儿和成人。婴儿每由尿中排出 1 毫摩尔溶质需水分 1.4—2.4 毫升，而成人仅需 0.7 毫升。脱水时婴幼儿尿渗透压最高不超过 700 毫摩尔/升，而成人可达 1 400 毫摩尔/升，故入量不足时易发生脱水，甚至诱发急性肾功能不全。

新生儿及婴幼儿尿稀释功能接近成人，可将尿稀释至 40 毫摩尔/升，但因 GFR 较低，大量水负荷或输液过快时易出现水肿。

### （四）酸碱平衡

新生儿及婴幼儿易发生酸中毒，主要原因有以下三点：一是肾保留 $HCO_3^-$ 的能力差，碳酸氢盐的肾阈低，仅为 19—22 毫摩尔每升；二是泌 $NH_3$ 和泌 $H^+$ 的能力低；三是尿中排磷酸盐量少，故排出可滴定酸的能力受限。

### （五）肾脏的内分泌功能

新生儿的肾脏已具有内分泌功能，其血浆肾素、血管紧张素和醛固酮均高于成人，出生后数周内逐渐降低。新生儿肾血流量低，因而前列腺素合成速率较低。由于胎儿血氧分压较低，故胚肾合成促红细胞生成素较多，出生后随着血氧分压的增高，促红细胞生成素合成减少。婴儿血清 1,25-$(OH)_2D_3$ 水平高于儿童期。

## 三、泌尿系统疾病的检查方法

泌尿系统常见疾病有：感染性疾病，如膀胱炎、尿道炎、肾盂肾炎；免疫相关性疾病，如急性肾小球肾炎、肾病综合征；先天性疾病，如重复肾、异位肾、特发性肾积水、多囊肾等。泌尿系统疾病的常见检查方法如下。

### （一）尿液分析

尿液检查是肾脏病学检查的主要内容，包括尿量、尿色、透明度、气味、比重、渗透压、酸碱度、尿蛋白、尿有形成分、尿糖、尿酶、尿氨基酸、尿肌酐、尿电解质、尿细菌学检查等。还有一些特殊成分的检查，如尿中免疫球蛋白、特异性抗体、乙肝抗原标志物、白细胞介素、细胞因子、激素、有机酸、尿胆原、药物及其代谢产物、毒物等。

### （二）血液学检查

血液学检查可根据病情需要选择以下项目：① 感染病原学证据的检查，如抗链球菌溶血素 O（ASO），各种病毒相关抗原、抗体等；② 血清电解质浓度；③ 肝功能；④ 血脂；⑤ 血清循环免疫复合物（CIC），免疫球蛋白、补体水平；⑥ 抗中性粒细胞胞浆抗体；⑦ 血浆蛋白电泳；⑧ 狼疮全套检查及抗盐水可提取性核抗原（ENA）抗体测定；⑨ 血常规、血小板计数、血沉等；⑩ 凝血与纤溶系统检查。

### （三）肾功能检查

#### 1. 肾小球功能检查

肾小球功能检查包括：血尿素氮（BUN）、血肌酐（SCr）、血清半胱氨酸蛋白酶抑制剂 C 测定（cystatinC）、肾小球滤过率（GFR）、肾小球滤过分数（FF）、肾血浆流量（RPF）及放射性核素肾图等。血 $\beta_2$-微球蛋白（$\beta_2M$）测定，升高表示肾小球滤过功能降低。

### 2. 肾小管功能检查

肾小管功能检查包括：① 肾小管葡萄糖最大吸收量（TmG）测定，是检查近端肾小管最大重吸收能力；② 肾小管对氨基马尿酸最大排泄量（TmPAH）测定，是检查近端肾小管排泌功能；③ 尿浓缩和稀释试验；④ 肾小管酸中毒的酸碱负荷试验；⑤ 尿酶检查：尿溶菌酶来自血液，经肾小球滤过，大部分为肾小管所重吸收，尿中该酶升高，表示肾小管吸收功能障碍；N-乙酰-β-氨基葡萄糖苷酶（NAG）和 γ-谷氨酸转肽酶（γ-GT）分别存在于近端肾小管上皮细胞溶酶体和刷状缘，两酶释出愈多，表示肾小管损伤程度愈重。

### 3. 肾功能检查

肾功能检查包括：排泄性静脉肾盂造影（IVP）、放射性核素肾图、肾显像、肾动脉血管造影等。

### 4. 肾脏内分泌功能检查

肾脏内分泌功能包括三部分：① 肾内分泌的内分泌激素，如肾素、血管紧张素、前列腺素、促红细胞生成素等；② 以肾脏作为靶器官的肾外分泌的多种激素，如抗利尿激素、甲状旁腺激素等；③ 以肾脏作为降解场所的肾外分泌的内分泌激素，如胰岛素等。测定这些激素的浓度或活性，可了解肾脏在内分泌方面的功能，从而帮助病情的分析和疾病的诊断及治疗。

## （四）影像学检查

### 1. B 型超声波检查

该检查可检测肾脏位置、大小，了解肾结构有无异常，有无积水、囊肿、占位性病变及结石等。

### 2. X 线检查

该检查可观察肾脏有无钙化病灶及不透 X 线结石。静脉肾盂造影（IVP）用以了解肾脏排泌功能、肾位置、形态、结构，有无先天畸形、结石、结核、肿瘤、尿路梗阻等。排尿性膀胱尿路造影（MCU）可确定有无膀胱输尿管反流及严重程度。其他尚有肾血管造影、数字减影血管造影（DSA）、CT 检查等可结合临床选用。

### 3. 放射性核素检查

目前检测儿童肾脏疾病常用的放射性核素检查方法有：肾动态显影、肾静态显影和膀胱显影。该检查可估价肾脏的血液供应、显示肾实质功能和形态，对上尿路梗阻性疾病、肾内占位性病变的诊断和鉴别诊断有较大的临床价值，并可提供功能方面的定量数据如肾有效血浆流量（FRPF）、肾小球滤过率（GFR）等，便于判断疾病的转归和疗效，是急性肾小管坏死、肾梗死诊断的首选方法。

99mTc DTPA 肾动态显像目前已成为单侧肾血管性高血压的常规筛选试验。67Ga 肾显像还有利于发现隐匿性肾盂肾炎或间质性肾炎。

### （五）肾穿刺活组织检查

肾穿刺活组织检查包括光镜、电镜及免疫荧光检查，以明确病理分型、病变严重程度及活动情况，对指导治疗和估计预后起着重要作用。由于此项检查有一定损伤性，故须严格掌握适应证。

#### 1. 肾活检的适应证

肾活检的适应证包括以下几项：① 非典型或重症急性肾炎综合征或病程大于 3 个月者；② 急进性肾小球肾炎；③ 原因不明的持续性或发作性血尿病程持续 3 个月以上者；④ 隐匿性肾炎、迁延性肾炎、慢性肾炎；⑤ 无症状持续性非直立性蛋白尿，24 小时尿蛋白定量多于 1 克者；⑥ 对糖皮质激素呈依赖、耐药或多次复发的肾病综合征及先天性或婴儿型（生后第 1 年内）肾病综合征；⑦ 不明原因的急、慢性肾衰竭；⑧ 肾小管间质性肾炎；⑨ 继发性肾炎如狼疮性肾炎、乙肝病毒相关肾炎和紫癜性肾炎、结节性多动脉炎等；⑩ 遗传性肾小球肾炎、溶血尿毒综合征、肾移植后排斥反应。

#### 2. 肾活检的禁忌证

肾活检的禁忌证包括以下几项：① 肾脏畸形（包括多囊肾、孤立肾、马蹄肾、对侧肾发育不良及萎缩肾）或肾动脉狭窄者；② 急性肾内感染者（含肾结核或肾周围脓肿）；③ 肾肿瘤，血管瘤及肾囊肿；④ 出血性疾病或出血倾向未纠正者；⑤ 严重高血压或血压控制正常在一周以内者；⑥ 骨骼发育畸形使肾脏定位困难者；⑦ 肾盂积水者。

## 四、发育与年龄特点

婴幼儿泌尿系统结构和功能发育不成熟，直接导致婴幼儿代谢产物排泄能力降低或易患某些泌尿系疾病，引起泌尿道结构和功能改变，反过来影响婴幼儿肾功能。

### （一）肾功能差

肾脏发育最快的是 1 岁和 12—15 岁两个时期。婴幼儿时期肾皮质发育不全，肾功能较差。年龄越小，肾小球的滤过率和肾小管的再吸收功能越差，对尿的浓缩和稀释功能也越弱，所以婴幼儿容易脱水或水肿。

### （二）膀胱贮尿机能差，排尿次数多而控制力差

婴幼儿膀胱肌肉层较薄，弹性组织发育尚未健全，贮尿机能差，故排尿次数较多，而且神经系统对排尿过程的调节作用也差，所以不易主动控制排尿过程。出生 1 周后的新生儿每天排尿 20—25 次，1 岁时每天排尿 15—16 次，学龄前期每天排尿 6—7 次。

### （三）尿道短，易感染

儿童尿道短，特别是女孩，黏膜薄嫩，因而容易受伤。新生女婴尿道仅长 1 厘米，至青春期才长到 3—5 厘米，而且尿道与外界相通，开口处接近肛门，所以容易发生尿路感染。感染后，细菌可以经尿道上行到膀胱、输尿管、肾脏，引起膀胱炎、肾盂肾炎。

**案例与分析**

#### 警惕女孩泌尿系感染

3 岁女孩的妈妈小刘最近感觉宝宝小便次数多，而且说尿就尿，小裤子经常尿湿，宝宝这些症状以前也遇到过 2—3 次，医生说是泌尿系感染，妈妈自言自语："怎么感觉比养儿子的时候麻烦多了呀！"

分析：泌尿系感染是女孩的常见疾病。这是因为，女孩的尿道短而宽，仅有 2—3 厘米，而且尿道括约肌薄弱，细菌很容易从尿道侵入膀胱；女孩的尿道口与阴道、肛门靠得较近，易受大便及其他脏东西污染。此外，在膀胱至输尿管的连接处有一个"活瓣"，婴幼儿活瓣的作用较弱，当膀胱内充满尿液压力增高时，可引起膀胱至输尿管的反流现象，细菌可随反流尿液上行到肾脏引起感染的蔓延。所以女孩易发生泌尿系感染，且易反复发作。

**·学习专栏·**

#### 及时开展排尿训练，势在必行

排尿活动是一种反射活动，受神经系统调节控制，这一反射活动称为排尿反射。排尿反射在脊髓水平就可完成，受大脑高级中枢控制。近年来，随着纸尿裤的广泛使用，家长普遍降低了对宝宝排尿功能的训练，排尿反射的延迟形成，严重影响宝宝的身体发育，对其生活、学习会造成不良影响。

1 岁内的宝宝，由于大脑、神经、肌肉尚未发育成熟，不宜过早对宝宝进行排尿训练，以使用尿布或纸尿裤为宜。1 岁以后的宝宝已经有膀胱胀满感，即可开展排尿训练。

宝宝排尿训练应包括婴儿期的把尿训练和幼儿期的如厕训练两部分。早期排尿功能训练：在照顾者协助下，宝宝臀部朝下，双腿朝上，背靠照顾者的腹部，让宝宝的臀部在马桶等容器上方排尿，照顾者同时应发出"嘘嘘"的声音，诱导宝宝排尿。后期如厕训练：日间保持宝宝内裤干爽、清洁，夜间不使用纸尿裤，宝宝可随意排便或明确表达是否存在尿意，在不需要照顾者的帮助下完成排尿。当照顾者将排尿的声音和动作等刺激与排尿联系起来，形成一种条件反射，通过不断的强化训练，让宝宝可以主动、积极地配合，有助于宝宝更好地控制膀胱功能。

及早开展排尿训练，有助于早期建立排尿控制，减少宝宝患泌尿系疾病的风险。

## 第三节　吃喝拉撒

我们将个体营养素的摄入、消化、吸收、食物残渣及代谢产物的排泄等环节，通俗地称为"吃喝拉撒"。科学评估以上各个环节，才能保障婴幼儿的健康生长发育。吃、喝评价主要是看摄入营养素和能量是否及时、全面、足够；拉、撒评价主要是看大小便的次数、性状是否正常。婴幼儿营养状况评价结合辅助检查，可从侧面反映各个环节功能是否正常。

### 一、概念

吃喝拉撒，是指吃饭、喝水、拉屎、撒尿，是一个人的基本生活需要。对于婴幼儿来说，吃喝是指根据婴幼儿不同生长时期身体发育特征，经口摄入每日身体所需的糖、脂肪、动物蛋白、蔬菜水果、谷类、母乳和乳制品等各种营养素和能量，以满足该年龄阶段婴幼儿生理需要的过程。拉是指人体需要的六类营养物质（蛋白质、脂肪、淀粉、维生素、无机盐和水）经过消化吸收，为婴幼儿机体的新陈代谢源源不断地提供养料和能量，未被消化吸收的食物残渣，最后以粪便的形式被排出体外的代谢环节。撒是指婴幼儿为维持调节体液的渗透压、各种电解质的浓度和体液量、调节酸碱平衡等，通过肾脏排出机体代谢终产物以及进入机体过剩的物质，以小便形式排出体外的代谢环节。

### 二、评价指标

#### （一）吃喝的评价指标

新生儿期是婴儿期的特殊阶段，是从完全依赖母体生活的宫内环境到宫外环境生活的过渡期。刚生的新生儿需经历一段时间的调整才能适应宫外环境。母乳是婴儿最理想的天然食品和饮料，可作为4—6个月以内婴儿唯一的、最佳营养来源，因此应大力提倡母乳喂养。新生儿娩出后尽早吸吮母乳，指导母亲采用正确的哺乳方法；如果母乳确实不足或无法进行母乳喂养的婴儿，指导母亲选用配方奶粉喂养。家长应根据季节和新生儿的状况逐渐增加户外活动时间，以获得天然维生素 D；新生儿 2 周后应补充维生素 D 400 IU/ 日；纯母乳喂养婴儿适当补充维生素 K，避免新生儿或婴儿发生维生素 K 缺乏性出血性疾病。

在婴儿期，婴儿的消化道功能发育不成熟，营养需要多，消化道负担重。婴儿的生长速度快，需要营养素丰富的食物，但其消化功能尚未成熟，易患消化紊乱、腹泻、营养不良等疾病。4—6 个月婴儿的咀嚼动作逐渐开始发育，是学习吞咽、咀嚼的敏感期。婴儿出生时的铁贮备能维持到生后 4—6 个月，如果不及时补充，易缺乏铁元素。铁缺乏性贫血不仅影响婴儿大脑发育，还影响发育阶段的认知能力，同时使机体免疫功能降低，易反复感染。铁营养状态不良儿童的精神发育和运动发育与正常儿童存在显著差异。

6 个月后，随着婴儿生长发育的逐渐成熟以及消化、吸收和代谢功能日趋完善，仅靠乳类食品难以满足婴儿生长发育和营养的需要。因此，婴儿饮食需要逐步向固体食物转换，此期称为换乳期。换乳期的目的是让婴儿逐渐适应和喜爱各种食物，并且培养婴儿自己进食能力以及良好的饮食习惯，最终使婴儿逐渐由乳类为主要食物转换为以固体食物为主，完成到成人膳食的重大转变。引入食物时应根据婴儿实际需要和消化系统成熟程度，遵照循序渐进原则进行。食物转换原则具体包括以下几点：① 从少到多，使婴儿有一个适应过程。② 由稀到稠，即从流质开始到半流质、到固体。③ 由细到粗，如从菜汁到菜泥，乳牙萌出后可试食碎菜。④ 由一种到多种，习惯一种食物后再引入另一种，不能同时引入几种。逐一食物引入的方法还可帮助了解婴儿是否对该种食物过敏。如出现消化不良应暂停喂该种辅食，待恢复正常后，再从开始量或更小量喂起。⑤ 天气炎热和婴儿患病时，应暂缓引入新品种。

高能量、高蛋白的乳类对婴儿期营养状况及儿童期生长发育水平密切相关。母乳是婴儿过渡到独立摄取营养的最好食物，我们提倡纯母乳喂养，逐渐适时添加辅食。部分母乳喂养或人工喂养婴儿，应正确选择配方奶。4—6 个月的婴儿应开始引入其他食物，为婴儿后期接受成人食物做准备；婴儿的第一个半固体食物应是强化铁的谷类食物，可补充婴儿铁营养的需要。2 个月以后婴儿应逐渐定时进食，每日 6 餐比较符合婴儿期生长发育快、胃容量较小、消化道功能尚不成熟的特点。在婴儿 3—4 个月后逐渐调整为夜间不再进食。总之，婴儿食物应以高能量、高蛋白的乳类为主，即使在婴儿期末（10—12 个月）每日乳类供能仍不应低于总能量的 1/2（约 45—50 千卡 / 千克）。另外，要注意维生素 D 的补充，在婴儿新食物的引入过程中，应指导家长避免或减少食物过敏的发生。

在婴幼儿期，婴幼儿的消化道、肾功能发育逐渐成熟，2 岁左右胃蛋白酶、胰脂酶、胰淀粉酶达成人水平；1 岁后肾小球滤过率、肌酐清除率达成人水平。此时，应为婴幼儿提供合理丰富的平衡营养素，食物种类要与消化道功能水平相符，平均能量要达到 1 300 千卡 / 天，乳类供能不应低于 1/3 总能量（约 30 千卡 / 千克），每日 5—6 餐适合婴幼儿的生长所需。此外，还应发展婴幼儿独立进食行为，防止强迫进食；避免过多液体量或零食摄入影响进食。同时，婴幼儿还要注意补充维生素 D，包括坚持每日户外活动 1 小时，进行空气浴、日光浴。

在学龄前期，保证儿童的充足营养膳食结构接近成人，与成人共进主餐，每日 4—5 餐（3 餐主食，1—2 餐点心）比较适合学龄前期儿童生长需要和消化道功能水平；每日摄入优质蛋白质占总蛋白的 1/2，其中乳类供能占总能量的 1/3（约 25 千卡／千克）。

### （二）拉撒的评价指标

#### 1. 粪便

健康婴儿的粪便食物进入消化道至粪便排出时间因年龄而异：母乳喂养的婴儿平均为 13 小时，人工喂养儿平均为 15 小时；成人平均为 18—24 小时。

（1）胎便。新生儿最初 3 日内排出的粪便，形状黏稠，呈橄榄绿色，无臭味。胎便由脱落的肠上皮细胞、浓缩的消化液、咽下的羊水所构成，2—3 日内转变为普通的婴儿粪便。

（2）母乳喂养儿粪便。母乳喂养儿的粪便为黄色或金黄色，多为均匀膏状或带少许黄色粪便颗粒；或较稀薄，为绿色、气味不臭，呈酸性反应（pH 4.7—5.1）。平均每日排便 2—4 次，一般在添加辅食后次数即减少。

（3）人工喂养儿粪便。人工喂养的婴儿粪便为淡黄色或灰黄色，较干稠，呈中性或碱性反应（pH 6—8）。因牛乳含蛋白质较多，粪便有明显的蛋白质分解产物的臭味，有时可混有白色酪蛋白凝块。平均每日排便 1—2 次，易发生便秘。

（4）混合喂养儿粪便。喂食母乳加牛乳婴儿的粪便与喂牛乳者相似，但较软、黄。添加淀粉类食物可使大便增多，稠度稍减，稍呈暗褐色，臭味加重。当添加各类蔬菜、水果等辅食时，婴儿的大便外观与成人粪便相似；初加菜泥时，婴儿常有少量绿色便排出。平均每日排便 1 次左右。

#### 2. 排尿

（1）排尿次数。93% 的新生儿在生后 24 小时内开始排尿，99% 的新生儿在 48 小时内排尿。新生儿出生后头几天内，因摄入量少，每日排尿仅 4—5 次。1 周后，因婴儿新陈代谢旺盛，进水量较多而膀胱容量小，排尿突增至每日 20—25 次。1 岁时，婴儿每日排尿 15—16 次。至学龄前和学龄期时，儿童每日排尿 6—7 次。

（2）排尿控制。正常排尿机制在婴儿期由脊髓反射完成，以后建立脑干—大脑皮层控制，至儿童 3 岁时已能控制排尿。在 1.5—3 岁之间，儿童主要通过控制尿道外

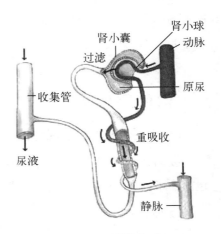

**图 4-7　尿的生成**

括约肌和会阴肌控制排尿；若 3 岁后仍保持这种排尿机制，不能控制膀胱逼尿肌收缩，则出现不稳定膀胱，具体表现为白天尿频尿急、偶然尿失禁和夜间遗尿。

（3）每日尿量。儿童尿量个体差异较大：新生儿生后 48 小时正常尿量一般每小时为 1—3 毫升 / 千克，2 天内平均尿量为 30—60 毫升 / 天，3—10 天为 100—300 毫升 / 天，2 个月为 250—400 毫升 / 天，1 岁为 400—500 毫升 / 天，3 岁为 500—600 毫升 / 天，5 岁为 600—700 毫升 / 天，8 岁为 600—1 000 毫升 / 天，14 岁为 800—1 400 毫升 / 天，＞ 14 岁为 1 000—1 600 毫升 / 天。若新生儿尿量每小时 < 1.0 毫升 / 千克为少尿，每小时 < 0.5 毫升 / 千克为无尿。学龄儿童每日排尿量少于 400 毫升，学龄前儿童少于 300 毫升，婴幼儿少于 200 毫升时为少尿；每日尿量少于 50 毫升为无尿。

（4）尿的性质。

尿色：新生儿出生后头 2—3 天尿色深，稍混浊，放置后有红褐色沉淀，此为尿酸盐结晶，数日后尿色变淡。正常婴幼儿的尿液多淡黄、透明，但在寒冷季节放置后可有盐类结晶析出而变混，尿酸盐加热后，磷酸盐加酸后可溶解，尿液变清可与脓尿或乳糜尿鉴别。

酸碱度：新生儿生后头几天因尿内含尿酸盐多而呈强酸性，以后接近中性或弱酸性，pH 多为 5—7。

尿渗透压和尿比重：新生儿的尿渗透压平均为 240 毫摩尔 / 升，尿比重为 1.006—1.008，后随年龄增长逐渐增高。婴儿尿渗透压为 50—600 毫摩尔 / 升，1 岁后接近成人水平，儿童通常为 500—800 毫摩尔 / 升，尿比重范围为 1.003—1.030，通常为 1.011—1.025。

尿蛋白：正常儿童尿中仅含微量蛋白，通常 ≤ 100 mg（$m^2$ · 24 h），定性为阴性；一次随机尿的尿蛋白（mg/dL）/ 肌酐（mg/dL）≤ 0.2。若尿蛋白含量 > 150 mg/d 或 > 4 mg/（$m^2$ · h），或 > 100 mg/L，定性试验阳性为异常。尿蛋白主要来自血浆蛋白，其中 2/3 为白蛋白，1/3 为 T–H 糖蛋白。

尿细胞和管型：正常新鲜尿液离心后沉渣镜检，红细胞 < 3 个 /HP，白细胞 < 5 个 /HP，偶见透明管型。12 小时尿细胞计数（Addis count）：红细胞 < 50 万、白细胞 < 100 万、管型 < 5 000 个，为正常。

# 三、检查方法

## （一）婴幼儿营养状况评价

婴幼儿营养状况评价是指对婴幼儿所摄取的营养素与其机体所需之间是否适合的评价，包括临床表现、体格发育评价、膳食调查与评价。

### 1. 体格检查

常规体格检查，应注意有关营养素缺乏体征。

## 2. 体格发育评价

体格生长常用来反映婴幼儿体格生长的指标有：体重、身高、坐高、头围、胸围、上臂围等。

（1）体重（weight）。体重是评价婴幼儿生长最为重要的指标之一，包括各器官、系统和体液的总量。体重可以受多种因素，如营养、辅食添加、疾病等的影响。因为体重受环境因素影响较大，常作为婴幼儿生长监测的指标。出生后生长曲线是宫内生长曲线的延续，它反映婴幼儿的营养状况，尤其是近期的营养状况。2005 年我国对九市城区调查的结果显示：平均男婴出生体重为 3.3±0.4 千克，女婴为 3.2±0.4 千克，这与世界卫生组织的参考值一致。新生儿体重有生理性下降，多在出生后 7 日达到最低点，以后会逐渐回升，至出生后第 10 日又达到出生时的体重，但早产儿体重达到出生时体重的速度较慢。体重在新生儿出生后 3 个月增长最快，一般为每月增长 600—1 000 克，3—6 个月时每月平均增加约 600—800 克。

1 岁以内是婴儿体重增加的最快速时期，就是所谓的"第一个生长高峰"。1 岁时为出生体重的 3 倍；2 岁时为出生体重的 4 倍；2 岁至青春前期的体重计算公式为：体重（千克）=年龄（岁）×2＋7（或 8）。

需要注意的是，在进行生长评价时应以婴幼儿实际体重的变化趋势为依据，不能用"公式"计算来评价。

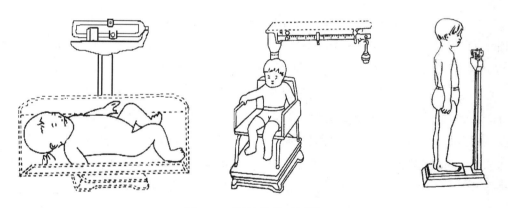

**图 4-8　婴幼儿体重测量**

（2）身高（height）或身长（recumbent length）。身高或身长是指头、脊柱与下肢长度的总和。身高或身长主要反映的是长期营养状况，短期内影响生长发育的因素（营养、疾病等）对身高或身长影响不明显。因为身高或身长受遗传、种族和环境的影响较为明显。身高或身长的增加同体重一样，也是在新生儿出生后第一年增长最快。3 岁以下的婴幼儿应仰卧位测量，称为身长；3 岁以上儿童立位时测量，称为身高。

身高或身长的简单估算：出生时为 50 厘米，1 岁时为 75 厘米，2 岁时为 85 厘米。2—12 岁身高或身长的计算公式为：身高或身长（厘米）=年龄（岁）×6＋77。

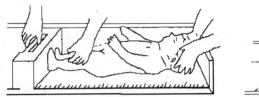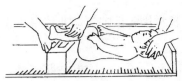

图 4-9　婴儿身长、坐高测量

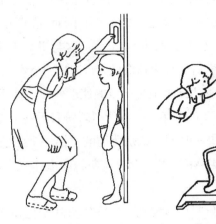

图 4-10　幼儿身高、坐高测量

（3）坐高（sitting height）。坐高是指由头顶到坐骨结节的高度。3 岁以下的婴幼儿取卧位测量，称顶臀长（crown-rump length）。坐高增长代表头颅及脊柱的发育。坐高 / 身高（%）随年龄增长而下降。一般新生儿在出生时的坐高大约占身高的 0.67，14 岁时为 0.53。

（4）头围（head circumference）。头围是自眉弓上缘经枕骨结节绕头一周的长度，它是反映颅骨生长和脑发育的一个重要指标。头围的测量在婴幼儿 2 岁以内最有价值；连续追踪测量比一次测量更为重要；测量值受双亲头围大小的影响。新生儿在出生时平均为 33—34 厘米；1 岁时为 46 厘米；2 岁时为 48 厘米；15 岁时为 54—58 厘米，基本同成人。头围过小常提示脑发育不良，过大或增长过快则要考虑有无脑肿瘤、脑积水的可能。

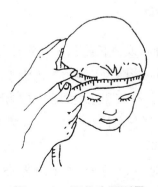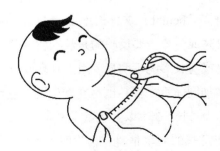

图 4-11　婴儿头围测量　　　　　　图 4-12　婴儿胸围测量

（5）胸围（chest circumference）。胸围是自乳头下缘经肩胛下缘绕胸一周的长度。由于呼吸运动会影响胸围值，测量时取呼、吸气测量值的平均值。胸围可反映肺和胸廓的发育。新生儿在出生时胸围值小，随着月龄的增长，胸围值逐渐赶上头围值。一般在婴儿 1 岁时，胸围值与头围值相等。但现在由于普遍营养状况较好，很多婴儿在未满 1 岁时，胸围就赶上了头围。

（6）上臂围（upper arm circumference）。上臂围的增长代表上臂围肌肉、骨骼、皮下脂肪和皮肤的发育。婴儿 1 岁以内上臂围增长迅速，1—5 岁增长缓慢，约 1—2 厘米。因此，有人认为在无条件测量体重和身高的场合，可用上臂围测量筛查 5 岁以下小儿的营养状况：> 13.5 cm 为营养良好；12.5—13.5 厘米，为营养中等；< 12.5 厘米为营养不良。

### 3. 膳食调查

膳食调查常用的方法有称重法、询问法、记账法和即时性图像法。

（1）称重法。即称量调查对象（个人或集体），一日每餐所摄取的各类食物的生重、熟重及未吃完的剩余食物量，根据食物的生熟比例算出每人一天内的营养素实际摄入量，然后按国家制定的《中国食物成分表》推荐并制成表格。称重法通常应按季节、食物供给不同，每季度测一次。称重法的优点是比较准确，缺点是费人力和时间，因此多用于集体儿童膳食调查等科研工作。

（2）询问法。通过问答方式向受检对象了解其膳食状况，方法简单易行，但不十分精确。询问法多用于散居儿童，调查期限常采用 1—3 天。当调查结束时，将调查期间内各同类食物相加，然后除以调查天数，即得出平均每日各类食物的进食量。询问法如能对儿童膳食状况，尤其是进食量了解详细、确切，其结果与称重法相差不多。

（3）记账法。记账法适用于集体儿童的膳食调查。根据每日准确的账目及进餐人数，计算每人每日进食各类食物量，然后换算成各类营养素及能量，计算出各类营养素平均供给量，继而对膳食状况进行评价。记账法使用简单，调查期限可以相对较长，因此代表性比较强，但准确性较差。

（4）即时性图像法。通过儿童抚养人拍摄儿童进餐食物，将影像文件按规定格式编号、收集后传送给后方技术平台，由后方技术人员依据膳食影像和食物记录信息，再借助预先建立的相关估量参比食物图谱，对儿童进餐食物摄入量进行估计后评价膳食状况。即时性图像法适宜对个体儿童进行膳食调查。

### 4. 膳食评价

膳食评价，是将膳食调查结果与膳食营养素参考摄入量（dietary reference intakes，简称 DRIs）进行比较。

（1）营养素摄入。针对个体而言，如：① 计算出的摄入量低于平均需要量（estimated requirement，简称 EAR）时，摄入不足的概率高达 50%，故必须提高摄入。② 摄入量在 EAR 和推荐摄入量（nutrient intake，简称 RNI）之间时，由于摄入不足的概率大于 2%—3%，故也可能需要提高摄入量。③ 若连续多日的评价达到或超过 RNI，或虽仅几日但评价结果远高于 RNI，也可认为摄入量是充足的。

针对群体而言，如：① 计算出的摄入量低于 EAR 时，在群体中占的百分比数即为摄入不足的比例数。② 摄入量等于或高于 RNI，人群摄入不足的概率较小，不宜用 RNI 和适宜摄入量（adequate intake，简称 AI）作为切点或用食物频数来评估人群摄入不足。③ 当能量摄入高于 EAR 时，提示能量摄入足够，反之说明能量摄入不足；当蛋白质摄入大于或等于 RNI 或 AI 时，提示蛋白质摄入足够，反之说明蛋白质摄入不足。

（2）宏量营养素供能比例。2 岁儿童膳食中宏量营养素的比例应适当，即蛋白质产能应占总能量的 10%—15%，7 岁以上脂类占总能量的 20%—30%，碳水化合物占总能量的 50%—60%。

（3）膳食能量分布。每日三餐食物供能亦应适当，即早餐供能应占一日总能量的 25%—30%，中餐应占总能量的 35%—45%，点心占总能量的 10%，晚餐应占总能量的 25%—30%。

### （二）实验室检查

通过实验室方法测定儿童体液或排泄物中各种营养素及其代谢产物或其他有关化学成分，可了解婴幼儿在吃喝拉撒等消化、吸收、排泄过程中营养素的吸收和利用情况。

#### 1. 血液营养成分的检测

（1）蛋白质。蛋白质筛查，轻度、中度营养不良不敏感，多在严重蛋白质营养不良或监测治疗效果时临床可选择性监测（如表 4-2 所示）。血清蛋白质：急性蛋白质丢失或短期内蛋白质摄入不足，白蛋白可以维持正常。肝脏合成的血浆前白蛋白，又称甲状腺素结合蛋白或维生素 A 转运蛋白，反映急性蛋白质缺乏比白蛋白敏感。血浆视黄醇结合蛋白，因半衰期短，可快速反映营养治疗的效果，又称为体内快速反应蛋白，但受其他因素影响易波动。血清白蛋白半衰期较长，灵敏度较低，血清前白蛋白、视黄醇结合蛋白、前白蛋白、甲状腺结合蛋白（半衰期 2 天）和转铁蛋白（半衰期 3 天）等代谢周期较短的血浆白蛋白对诊断营养不良具有价值。血清氨基酸比值：严重蛋白质营养不良儿童血亮氨酸、异亮氨酸等必需氨基酸和酪氨酸、精氨酸等非必需氨基酸减少，空腹氨基酸比值 =（甘氨酸 + 丝氨酸 + 谷氨酸 + 牛磺酸）/（亮氨酸 + 异亮氨酸 + 缬氨酸 + 蛋氨酸），正常比值 < 2，若 > 3 提示蛋白质营养不良。

表 4-2　血清蛋白临床评价标准

| 血清蛋白 | 半衰期 | 正常值 | 中度缺乏 | 重度缺乏 |
|---|---|---|---|---|
| 白蛋白（克/升） | 20 日 | 35—55 | 21—27 | < 27 |
| 前白蛋白（毫克/升） | 1.9 日 | 250—500 | 100—150 | < 50 |

续　表

| 血清蛋白 | 半衰期 | 正常值 | 中度缺乏 | 重度缺乏 |
|---|---|---|---|---|
| 运铁蛋白（克/升） | 8 日 | 2.0—4.0 | 1.0—1.5 | < 1 |
| 视黄醇结合蛋白（毫克/升） | 10 小时 | 40—70 | | |

（2）脂类。评价脂类营养的指标包括血清总脂、血清总胆固醇、游离胆固醇和胆固醇酯、血清高密度脂蛋白胆固醇、血清低密度脂蛋白胆固醇、血清极低密度脂蛋白胆固醇、血清总甘油三酯、血清游离脂肪酸等。血脂检测可辅助判断营养不良状态，如营养低下时血脂下降、营养过剩时血脂上升，也可以用于评价饮食控制与药物治疗效果。

（3）碳水化合物。血清葡萄糖、血浆胰岛素、血浆胰高血糖素、葡萄糖耐量试验、胰高血糖素耐量试验、尿糖测定等辅助判断营养不良的严重程度、合并症及治疗反应。

（4）维生素 A。维生素 A（视黄醇）是人体必需的一种重要维生素。血清视黄醇临床应用较广泛，适用于人群维生素 A 营养状况的评价，是诊断的金标准。视黄醇结合蛋白是血液中维生素 A 的转运蛋白，反映机体视黄醇含量，由肝脏合成。视黄醇结合蛋白检测方法较稳定。

（5）维生素 D。25-OH-D 是体内维生素 D 的活性形式，循环中半衰期较长，反映体内维生素 D 的暴露状况。维生素 D 及其代谢物的主要生理作用是促进钙和磷在肠道中的吸收，并抑制甲状旁腺素的释放。血清甲状旁腺素水平，是间接反映维生素 D 情况的生物标志物。

（6）叶酸。叶酸是水溶性维生素，又称维生素 $B_9$，与维生素 $B_{12}$ 统称为红细胞成熟因子。人体内的叶酸大部分由肠道微生物合成，约 20% 来源于食物，若食物中缺乏叶酸，数日后血清叶酸水平下降，但是组织中储存可能正常，短期食物摄入不足较少影响 RBC 叶酸水平。血清叶酸：血清叶酸水平对叶酸摄入量的变化和叶酸代谢比较敏感，低血清叶酸水平不一定反映体内储存的耗竭，血清叶酸水平检测特异性较低。红细胞叶酸：其含量是血清叶酸水平的 10—20 倍，且不受叶酸摄入情况的影响，故结果能代表体内叶酸的实际情况。

（7）维生素 $B_{12}$。维生素 $B_{12}$ 是唯一含有金属元素的维生素，又叫钴胺素。维生素 $B_{12}$ 是红细胞生成和维持正常神经功能的重要营养素。动物蛋白质是人类获得维生素 $B_{12}$ 的唯一来源，同时需要内源因子帮助吸收，身体可从回肠中吸收进入肝脏，很少排出体外。维生素 $B_{12}$ 缺乏，可因缺乏动物性食物，或者缺乏内源因子，或者小肠吸收不良。血清维生素 $B_{12}$：维生素 $B_{12}$ 缺乏时，同型半胱氨酸甲基化转化为蛋氨酸、甲基丙二酰 CoA 转化为琥珀酸 CoA 受阻，代谢底物总同型半胱氨酸和甲基丙二酸堆积，维生素 $B_{12}$ 轻度缺乏，使血清同型半胱氨酸和甲基丙二酸明显升高，但是血清同型半胱氨酸和甲基丙二酸检测方法特异性差、步骤复杂、价格昂贵，临床应用受限，且维生素 $B_{12}$ 代谢产物诊断标准尚未统一。目前血清维生素 $B_{12}$ 水平检测仍为公认的诊断指标。血清半胱氨酸、甲基丙二酸浓度：维生素 $B_{12}$ 缺乏是半胱氨酸和甲基丙二酸转化障碍，半胱氨酸和甲基丙二酸在血液中积聚，因此测量其浓

度诊断维生素 $B_{12}$ 有较高敏感性和特异性，但有肾功能异常时可能影响结果判断。血清全钴胺素转运蛋白 Ⅱ（Holo TC-Ⅱ）：血清中的维生素 $B_{12}$ 与三种运输蛋白结合，其中仅与 Holo TC-Ⅱ 结合的维生素 $B_{12}$ 能被运送到细胞而被利用，Holo TC-Ⅱ 是可被组织利用的体内维生素 $B_{12}$ 的活性型，测定 Holo TC-Ⅱ 水平可更敏感反映身体维生素 $B_{12}$ 水平，有较高的特异性。

（8）碘。甲状腺功能试验：碘在体内主要是合成甲状腺素，检测甲状腺功能间接反映身体碘营养状况与功能，包括血清蛋白结合碘、血清甲状腺素（$T_4$）、血清游离甲状腺素、血清三碘甲状腺原氨酸（$T_3$），血清促甲状腺激素、血清反三碘甲腺原氨酸、血清甲状旁腺激素、血清甲状腺球蛋白。

（9）铁。铁营养状况可采用一种或多种实验评估循环中的铁含量、血运铁的能力以及组织中铁贮存量。血红蛋白分析：筛查方法，简单、价廉、易于操作，但为非特异性检验。血清铁蛋白：为含铁的蛋白复合物，由去铁蛋白和铁核心 $Fe^{3+}$ 组成，是铁贮存于人体的主要形式之一，血清铁蛋白测定是检查体内铁贮存量的金标准，但受炎症影响。血清铁：是铁与血浆中的 $\beta_1$ 球蛋白结合的复合物，血清铁为转运铁蛋白，将循环中的铁转运到红细胞，制造血红蛋白。血清转铁蛋白受体：为功能性铁的灵敏标记物，但血清转铁蛋白受体缺乏准化检测方法。红细胞游离原卟啉：幼红细胞和网织红细胞合成血红蛋白过程中未能与铁结合的非血红素原卟啉，铁缺乏时其升高，可作为红细胞生成缺铁期的指标，但易受铅中毒、慢性病贫血、铁粒幼红细胞贫血、珠蛋白生成障碍性贫血和严重溶血性贫血等的影响。

（10）铜。铜是人体必需的微量元素之一，是许多酶的重要组成成分，铜在中枢神经系统中具有重要作用。血清铜：是血浆铜蛋白的重要组成成分，参与合成黑色素以及胶原物质。血浆铜蓝蛋白：体内铜功能的生物标志物，血浆铜蓝蛋白既是 $\alpha_2$-糖蛋白，又是铜氧化酶，因此，血浆铜蓝蛋白与膳食摄入铜的状况灵敏性和特异性无关，不是评价健康个体生物的铜营养状况的生物标志物。

（11）钙。人体的各部分组织都有钙参与，如骨骼、牙齿、神经调节、肌肉收缩、凝血机制、心脏搏动。正常情况下血钙水平被严密调控维持血钙在较窄范围，身体的钙与膳食含钙量、维生素 D、血磷及激素水平等因素有关，离子钙占总钙的 50%—55%，是有生理活性的钙。血离子钙：可了解身体钙的状况，但不是骨骼的贮存钙，因为血钙检测不能用以研究膳食钙与骨钙丢失，尽管膳食钙摄入不足或骨质疏松时钙从骨骼流失，血钙水平仍然可维持正常水平。

（12）锌。目前锌缺乏简单、有效的实验室诊断方法，锌缺乏的流行病学研究主要依据设计好的小量锌补充随机研究。血浆锌：已广泛临床应用，可评价血锌的状况，但是评价个体锌营养状况敏感性与特异性低，血锌下降身体不一定为缺锌状态，或身体缺锌时血锌可能是正常的，因此血锌仅作为个体营养状况评价的参考指标。红细胞锌：锌缺乏是红细胞膜的锌明显下降，敏感性较血浆锌好。白细胞或单核细胞、血小板锌：结果比红细胞锌更为敏感，但是需要血量较多，操作复杂，临床不易推广。血清碱性磷酸酶：为含锌酶，可间接评估体内锌营养状况，但特异性、敏感性差。双同位素检测锌动力学和平衡：采用静脉注射一种同位素，同时口服另一种同位素的方法进行标记，检测血液、大小便中各位同位素的丰度，追踪锌在体内的代谢过程，但实施与检测及数据分析等相当复杂、昂贵，只能小规模研究。

目前，国内采用原子吸收分光光度计一次性测定多种血微量元素含量，据称可用来评价儿童营养状况，但检测缺乏实验室依据。身体内微量元素分布存在组织特异性，全血标本中含量变化往往不能灵敏地反映身体内状况的变化，或者没有临床意义。如血钙含量只是身体一系列血钙内稳态调节的结果，和身体内钙储备量无直接关系，受到其他内分泌调节影响。全血锌含量与血清锌都不是评判个体锌营养情况的灵敏指标，缺少可靠的判定参考值。

2. 尿液中营养素的排泄量及代谢产物含量的测定

（1）尿碘。＞90% 膳食的碘从尿排出，故尿碘水平是评估膳食碘和体内碘营养状况的标准方法，反映近日碘摄入状况。

（2）尿铜。泌尿系统是铜排泄的主要途径，收集 24 小时尿液，4 小时内检测尿铜。尚无 ＜ 15 岁儿童尿铜正常值，≥ 16 岁 15—60 微克 / 天，大于 60 微克 / 天为异常。

（3）尿甲基丙二酸测定。正常尿液甲基丙二酸为 0—3.5 毫克 / 天，维生素 $B_{12}$ 缺乏时尿甲基丙二酸排泄增加，因此尿甲基丙二酸测定是维生素 $B_{12}$ 缺乏的一个可靠而敏感的指标。该测定方法快速、方便，适于流行病学调查，但因测试仪器昂贵而使临床使用受限。

（4）尿肌酐。肌酐是人体体内代谢的产物，每 20 克肌肉代谢可产生 1 毫克肌酐，肌酐由肾小球滤过排出体外，血肌酐有内源性和外源性。其中，外源性肌酐是动物性食物在体内代谢后的产物；内源性肌酐是体内肌肉组织代谢的产物。在人体的动物性食物摄入稳定、肌肉代谢正常时，肌酐生成稳定。24 小时尿肌酐测定可辅助判断肌肉组织营养状况，肾功能正常时可用尿肌酐 / 身长指数辅助判断肌蛋白消耗情况。

（5）尿羟脯氨酸指数。羟脯氨酸是一种非必需氨基酸，是结缔组织中胶原纤维的主要成分之一。身体胶原纤维广泛分布于全身各个器官，胶原蛋白是身体内含量最多的蛋白质，占人体蛋白质总量的 1/3，利用羟脯氨酸在胶原蛋白中含量最高的特点，检测尿羟脯氨酸排出量可辅助判断人体胶原组织代谢情况。羟脯氨酸排出量受到甲状腺激素、生长激素、肾上腺糖皮质激素、性激素等诸多激素的影响，羟脯氨酸的排出量与生长速度有关，营养不良儿童尿中排出减少。3 岁内儿童羟脯氨酸指数比较稳定恒定，学龄前儿童为 2.0—5.0，若 ＜ 2.0 提示生长缓慢。

（6）尿 4-吡哆酸。尿 4-吡哆酸是反映近期膳食维生素 $B_1$ 摄入水平的指标。若 ＜ 1.0 毫克 / 天提示维生素 $B_6$ 缺乏，4-吡哆酸的排出量几乎立即对膳食维生素 $B_6$ 摄入反应，＞ 3 微摩尔为适宜营养状态。直接检测 24 小时尿中吡哆醇代谢产物——4-吡哆酸，可反映近期维生素 $B_6$ 营养状况。

### 3. 营养素负荷试验

（1）维生素 C 尿负荷试验。24 小时尿液维生素 C 正常值为 20—40 毫克 / 分升，维生素 C 缺乏时尿液维生素 C 会下降。若立即补充维生素 C，尿液维生素 C 水平尚难恢复正常，应先恢复体内组织储存，待血液含量增多后即过剩的维生素 C 由尿中排出，维生素 C 尿负荷试验间接反映其代谢的状况。

（2）维生素 $B_1$ 尿负荷试验。维生素 $B_1$ 又称硫胺素，是水溶性维生素，体内储存少、消耗快，体内以羧化酶、转羟乙醛酶系统的辅酶形式参与糖代谢，是物质代谢和能量代谢的关键酶。维生素 $B_1$ 还参与体内氧化脱羧作用，为支链氨基酸代谢所必需。维生素 $B_1$ 尿负荷试验主要采用尿液维生素 $B_1$ 排出量和转酮酶活性系数分析 24 小时负荷试验和任意一次尿中维生素 $B_1$ 与肌酐排出量的比值，了解尿中维生素 $B_1$ 排出量。尿排出维生素 $B_1$ 正常值为 100—200 微克 / 天。

（3）维生素 $B_2$ 尿负荷试验。维生素 $B_2$ 又称核黄素，与食物中脂肪、碳水化合物、蛋白质转化能力有关。维生素 $B_2$ 尿负荷试验为实验性平衡实验，但尿核黄素排泄较慢，当核黄素摄入达 1.0 毫克 / 天，组织内核黄素饱和，尿核黄素排泄才慢慢增加；当大量摄入核黄素（2.0 毫克 / 天）时，尿核黄素排泄与吸收平衡；如未补充核黄素时，尿核黄素 < 40 微克 / 天则提示核黄素缺乏。24 小时尿液不易收集，尤其是婴幼儿，有学者建议收集空腹 1 小时尿中维生素 $B_2$ 排出量，然后再折算出 24 小时的排出量。

（4）色氨酸负荷试验。色氨酸降解的主要途径需 5-磷酸吡哆醛依存的尿氨酸酶，维生素 $B_6$ 缺乏时色氨酸代谢产物及衍生物黄尿酸生成增加，色氨酸负荷试验即口服色氨酸 100 毫克 / 千克，测定 24 小时尿中黄尿酸排出量，> 65 微摩尔提示维生素 $B_6$ 缺乏。

### 4. 氮平衡试验

氮平衡是指氮的摄入量与排出量之间的平衡状态。它是反映机体摄入氮和排出氮之间的关系。

根据蛋白质元素组成中氮含量比较恒定（约 16%），且食物和排泄物中含氮物质大部分来源于蛋白质，通过测定摄入食物的含氮量（摄入氮）和尿与粪便中的氮含量（排出氮）的方法，来了解蛋白质的摄入量与分解量的对比关系，可用来间接地了解蛋白质代谢的平衡关系。氮平衡是反映体内蛋白质代谢概况的一种指标。摄入氮 = 摄入蛋白质（克）/6.25；排出氮 = 尿氮 + 粪氮 + 皮肤排出的氮：尿氮（24 小时）= 24 小时尿液中的尿素氮（克）+ 2；粪氮 = 0.012 克 / 千克 × 体重（千克）；皮肤排出的氮 = 0.005 克 / 千克 × 体重（千克）。

氮平衡有以下三种情况：一是零氮平衡：摄入氮等于排出氮叫作总氮平衡，这表明体内蛋白质的合成量和分解量处于动态平衡。二是正氮平衡：摄入氮大于排出氮叫作正氮平衡，这表明体内蛋白质的合成量大于分解量，生长期的儿童少年、疾病恢复期属于这种情况。所以，在这些人的饮食中，应该尽量多给些含蛋白质丰富的食物。同时需注意，达成正氮平衡不仅需要足够的蛋白质，亦需足量的碳水化合物。三是负氮平衡：摄入氮小于排出氮叫作负氮平衡，即由食氮量少于排泄物中的氮量，这表明体内蛋白质的合成量小于分解量，慢性消耗性疾病、组织创伤和饥饿等就属于这种情况。如果蛋白质摄入不足，就会导致身体消瘦，对疾病的抵抗力降低，患儿疾病难以恢复等。当长期处于负氮平衡时，将引起蛋白质缺乏、体重减轻、机体抵抗力下降。

需提醒的是，以上实验室检查需酌情选择，检查结果必须结合膳食调查、体格检查等进行综合评价与分析。

**案例与分析**

### 宝宝 6 个月了，需要添加辅食吗?

乐乐的奶奶有一些疑惑，过去养孩子，母乳一直吃到 1 岁多，母乳是宝宝最好的食品，也没有添加什么食品，孩子们都一个个健康长大了。现在孙子 6 个月了，儿媳妇已经买好米粉，还要给他吃什么水果泥、肉末。奶奶心想：宝宝那么小，能这么折腾吗？

分析：母乳是婴儿最理想的天然食品和饮料，可作为 4—6 个月婴儿唯一的、最佳营养来源。6 个月后，婴儿生长发育的逐渐成熟，消化、吸收和代谢功能日趋完善，仅靠乳类食品难以满足婴儿生长发育和营养的需要，此时家长必须及时添加辅食。添加辅食对宝宝而言是一种全新的尝试，不仅可以获得更多的营养素，而且能刺激牙齿、口腔发育，训练咀嚼及吞咽功能，更是宝宝迈上新的成长阶梯的起点。

**·学习专栏·**

### 及时添加维生素 D，预防婴幼儿佝偻病

维生素 D 缺乏性佝偻病是婴幼儿常见疾病之一，是由于维生素 D 缺乏导致钙、磷代谢异常，对骨骼、神经、肌肉等发育带来影响，也影响婴幼儿的免疫、造血、语言等功能，对婴幼儿健康具有较大威胁。

食物中维生素 D、皮肤光照后合成是维生素 D 的主要来源。其中，食物中维生素 D 的含量常无法达到婴幼儿正常的日需量；还需要通过阳光照射，补充维生素 D。但因季节与衣着的影响等，使婴幼儿从日光照射中获得的维生素 D 较少，大多还需要额外添加维生素 D。

添加维生素 D 方法：母乳喂养儿应在出生后数天即补充 400 IU/d 的维生素 D，并应持续给予，直到婴儿转奶后每天能摄入 1 升以上的维生素 D 强化配方奶粉或全奶时为止。所有非母乳喂养儿以及每天摄入强化奶粉或牛奶不足 1 升的较大儿童，应

补充 400 IU/d 的维生素 D。对早产儿、低出生体重儿、双胎儿于出生后 3—5 天即可以每日口服维生素 D 800—1 000 IU，连续服用 3 个月后改为每日 400 IU。维生素 D 的补充可持续整个儿童期。

科学添加维生素 D，预防维生素 D 缺乏，不仅能预防儿童期佝偻病，对成人期维生素 D 相关性疾病的预防也具有重要临床意义。

## 本章小结

吃喝拉撒是营养素的摄入、消化、吸收、食物残渣及代谢产物的排泄等环节，其功能的顺利完成涉及消化和泌尿系统。婴幼儿消化和泌尿系统结构和功能均不成熟，不同年龄阶段发育特点。本章介绍了消化和泌尿系统解剖、生理特点、检查方法、发育与年龄特点及吃喝拉撒的概念、评价指标、检查方法。

通过本章学习，了解婴幼儿消化、泌尿系统常见疾病的检查方法，熟悉婴幼儿消化、泌尿系统解剖、生理特点及不同年龄阶段各自器官结构、功能的发育特点，掌握婴幼儿消化酶、进食技能的发育情况。婴幼儿肾功能、膀胱功能发育不成熟，在照顾婴幼儿的过程中，应科学把握食物摄入方式、种类、食物转换、维生素添加等措施，及时、客观评价摄入、消化、吸收、排泄情况及婴幼儿营养状况。

本章的重点是婴幼儿口腔、食管、胃、肠、胰腺、肝脏及肾等生理特点，婴幼儿消化、泌尿系统发育具有年龄阶段性特点。保教人员根据婴幼儿的不同年龄阶段的特点，采取不同的照顾措施，保障婴幼儿营养需求，减少易感疾病的发生。本章的难点是吃喝拉撒的评价及婴幼儿营养状况的评估，保教人员对婴幼儿食物的摄入的种类和方式进行科学调控，通过观察婴幼儿排泄及消化系症状来评估其消化、吸收功能，定期对婴幼儿营养状况进行评估，明确营养素摄入、消化、吸收是否满足其生长发育需求，调整营养素过剩或缺乏，调节消化、吸收功能，保障婴幼儿生长发育始终处于正常轨道。

## 思考与练习

1. 对于 3 岁幼儿尿床的现象，保教人员该如何做？

2. 针对 5 岁男孩，保教人员如何对其营养状况进行评价？

# 第五章
# 体格生长与评价

**本章导语**

婴幼儿期是儿童生长发育的高峰期，重视这期间的体格锻炼，对促进儿童运动系统及各器官组织的生长发育至关重要。评价体格生长不仅包括对身高（长）、体重、头围、胸围等测量值水平的评价，还包括对其他器官系统如牙齿、骨骼、肌肉脂肪组织生长的评价。了解儿童体格生长及各器官系统的生长发育规律，能够更好地对儿童体格生长进行正确评价。

**学习目标**

（1）了解儿童体格生长规律、影响因素。

（2）掌握评价体格生长的相关指标的意义及测量方法。

（3）熟悉牙齿、骨骼、脂肪肌肉组织对体格评价的意义。

**本章导览**

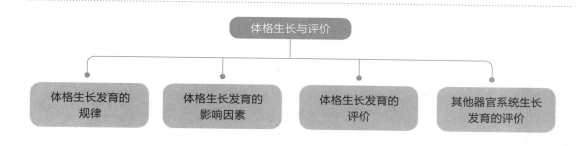

**案例导入**

冬季室外温度低，寒风阵阵，可阳光幼儿园还是每天组织幼儿进行户外活动。佳佳是某校学前教育专业的学生，正在该园的大、中、小班进行轮岗实习。她很心疼小朋友，于是向实习指导老师提议说："天气那么冷，不要让小朋友出去了，在室内做做小游戏不就好了吗？"陈老师却微笑着否认了佳佳的提议，并对她说："儿童的运动系统和我们成人不一样，一定要积极锻炼，促进其发展。而室外活动对于促进儿童的运动系统及各系统的生长发育有着不可取代的作用。"

## 第一节　体格生长发育的规律

体格生长是指儿童身体各器官和系统细胞的增殖、分化使身体形态或重量发生改变，它可以反映器官的成熟状况。发育既包括细胞、组织、器官功能的分化与成熟，也包括神经心理行为发育。发育水平可用生理成熟或心理成熟状况进行评估。生长和发育过程同时存在，两者密不可分，共同表示机体的动态变化。在研究儿童生长发育的过程中，儿童的体格生长是一项重要的评价指标。

儿童在生长发育过程中，虽然会因受到个体、遗传、种族、环境等众多因素的影响而出现相应的个体差异，但总体还是遵循儿童发育的共同规律。因此，认识儿童发育的共同规律有助于正确评价儿童生长发育的状况。

### 一、生长发育的连续性、非匀速性和阶段性

儿童生长期间，体格生长是一个连续的过程，但是其连续的生长过程呈非匀速生长，即不同年龄阶段生长速度不同。比如，新生儿出生后第1年是第1个生长高峰期，至1岁时体重是出生体重的3倍，身长是出生身长的1.5倍。第2年以后生长速度逐渐减慢且趋于稳定。至青春期，体重和身高生长又迅速增加，为生长发育的第2个高峰期。整个儿童期体格生长速度曲线呈一个横"S"图（如图5-1、图5-2所示）。

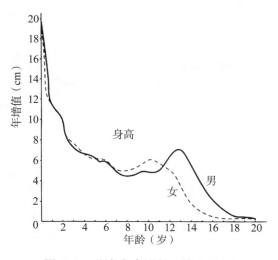

图5-1　儿童身高增长速度曲线图

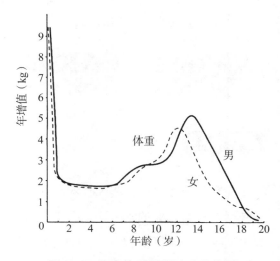

图5-2　儿童体重增长速度曲线图

## 二、生长发育的程序性

身体组织各部分的生长发育的先后顺序受基因调控，有一定的程序性。生长发育从胚胎起就遵循一定的规律，如胚胎3周龄末神经系统发育，4周龄心脏发育，5周龄肢体开始分化上肢、下肢。而其肢体发育，遵循以下原则：躯干先于四肢，下肢先于上肢，远端先于近端。比如头部领先于躯干生长，胚胎2月龄时头与身长比例约1/2，新生儿头与身长比例约1/4，成人头部仅占身高的1/8（如图5-3所示）。

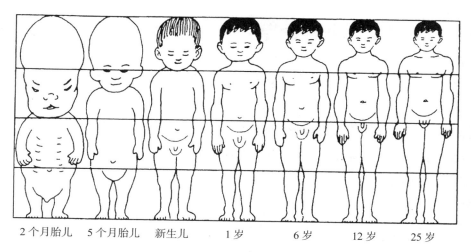

2个月胎儿　5个月胎儿　新生儿　1岁　6岁　12岁　25岁

**图5-3　不同生长阶段身体各部位的比例**

## 三、各器官发育的不平衡性

儿童各系统的发育快慢不一，各有先后，即各器官发育具有不平衡性。但它们也遵循一定的生长规律，如儿童的神经系统发育较早，脑的发育在出生后2年最快，2.5—3岁时脑重量达成人的75%左右，6—7岁时脑的大小和重量已接近成人水平。淋巴系统，在出生后生长迅速，到青春期达到顶峰，以后逐渐降至成人水平。生殖系统，在青春期前处于几乎静止的状态，至青春期才迅速发育。而其他系统，如呼吸、循环、消化、泌尿、肌肉及脂肪的发育与其体格生长平行（如图5-4所示）。

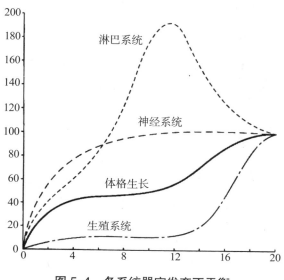

**图5-4　各系统器官发育不平衡**

## 四、生长发育的个体差异

儿童生长发育虽有一定的规律性，但受遗传与环境等因素的影响，使其存在着个体差异。如同年龄、同性别的儿童，由于其父母身高的差异及生活环境的不同，其身高、体型等可能有很大的差别，但这都属于正常生长范围，故每个儿童有其自己的生长"轨道"，而不会完全相同。因此，评估儿童的生长发育时，应避免将"正常值"作为单一的一个评价依据，而是要在一定的正常范围内，结合相关的影响因素进行综合评价。

## 第二节　体格生长发育的影响因素

儿童体格生长贯穿于从受精卵形成到出生后至青春期结束的全部过程。整个过程不仅受遗传因素影响，更与社会条件、自然环境、营养、疾病等因素密切相关。

## 一、遗传和性别

### （一）遗传基因

生长发育是一个复杂的生物学过程，它基于遗传基因的表达调控、细胞分裂增殖。人体的发育、分化，是细胞中的 DNA 分子所携带的遗传信息依照精确的时空程序与环境相互作用、逐步表达的结果。父母双方的遗传基因决定着儿童体格生长的"轨迹"、特征、潜力和趋势。例如，儿童的皮肤、头发颜色、身材高矮、性成熟早晚、对疾病的易感性等都受着种族、家族的遗传因素的影响。

### （二）性别因素

男、女儿童的生长发育各有特点，除青春早期以外，一般女童平均身长、体重较同年龄男童小，因此在评价儿童体格发育时，男、女儿童应各有标准。

## 二、环境因素

### （一）社会环境

社会经济水平决定着文教卫生等设施和物资供应的质与量，其发展水平的提高是促进儿童体格生长的重要因素，它通过促进营养、健康服务条件改善、疾病减少而发生作用。

### （二）家庭环境

一方面，家庭经济水平在一定程度上决定着儿童所接受社会资源的水平。高经济水平的家庭，可以在婴幼儿期间给儿童提供足够的与儿童发育正相关的物质基础，比如婴幼儿游泳可促进精神运动发育，早期接受婴幼儿读物及音频可以刺激大脑发育等。

另一方面，良好的家庭气氛有利于儿童的身心健康。诸多研究表明，和睦民主、恩爱互持的父母多对儿童耐心体贴，对儿童的社会性发育有积极影响。相反，如果长期处于压力、压抑的家庭环境中，如父母离异、家庭暴力等，则对儿童的体格智能发育产生抑制作用。

### （三）自然环境

良好的自然环境，如充足的阳光、新鲜的空气、干净的水源等，是儿童健康生长发育的必备条件。而不良的环境，如工业污染、噪声暴露等，会对儿童的体格和心理发育带来负面影响，甚至造成疾病。比如有色金属矿区及冶炼厂区可造成铅污染，如果儿童生活在长期铅暴露的环境中，很容易造成血铅升高，严重的使儿童智商及听力降低。再者，如果儿童长期受噪声环境干扰，不仅会使脑细胞受刺激而影响大脑发育、影响反应及判断能力，还会影响听力，严重的则造成噪声性耳聋。

## 三、营养因素

从母体子宫内胎儿的生长发育开始，营养状况就是一个最为重要的影响因素，儿童年龄越小营养越重要。充足的营养是供给机体足够能量的基础，而能量是机体进行生理活动和生活活动所需的动力来源。如果营养素比例恰当，生活环境也适宜，儿童的生长潜力会得到较好的发挥。

营养不良对婴幼儿生长发育的影响，主要有以下几方面：

（1）影响婴幼儿的身体发育。营养不良会使婴幼儿比同年龄人瘦小，反应迟钝。

（2）影响婴幼儿骨骼发育。如果婴幼儿长期营养不良，尤其是缺乏钙、磷、维生素 D 等营养素，就会影响婴幼儿骨骼的生长，进而影响其终身的身高。

（3）影响婴幼儿的智力和行为。营养不良会造成婴幼儿大脑发育的不良并导致智力障碍，严重的还会造成婴幼儿永久性的智力障碍，对婴幼儿的生长发育危害极大。

## 四、疾病

儿童疾病包括先天性疾病和后天获得性疾病，两者协同损害儿童的生长发育与健康。

### （一）胎儿期疾病

在胎儿期，孕母的某些疾病会直接影响胎儿的生长，比如母亲妊娠期感染弓形虫、风疹病毒、带状疱疹病毒、巨细胞病毒等可影响胎儿的发育；孕母患妊娠糖尿病，易导致巨大儿与新生儿低血糖；孕期尤其孕早中期感染，胎儿患先天性心脏病的概率大大增加；母亲孕期严重营养不良，可导致胎儿宫内发育迟缓等。

### （二）出生后疾病

婴儿出生后获得性感染性疾病及营养性疾病可直接影响儿童的生长发育。由于疾病消耗可出现体重减轻、生长迟缓，但只要在疾病恢复阶段为儿童提供良好的营养，则基本可恢复原生长水平。

随着儿童传染性疾病及常见营养性疾病的大幅度下降，各种内分泌疾病、遗传与代谢性疾病、出生缺陷、低出生体重儿以及过敏性疾病等逐渐成为影响儿童正常生长发育的常见原因。其具体可表现为智力低下、身材矮小、先天骨骼畸形、过度肥胖、运动功能障碍等。儿童基础保健工作者需要提高儿童保健实践中对生长发育障碍性相关疾病的认识，以便实现早期发现、早期诊断或转诊，以及有效干预和科学化管理。

## ·　第三节　体格生长发育的评价　·

## 一、评价内容

儿童体格生长评价主要包括生长水平、生长速度、匀称程度三方面。评价个体儿童体格生长时，应按临床需要进行全面评估，其中生长水平是基本评估内容。

### （一）生长水平

将儿童在某一年龄时所获得的某一项体格测量值与标准值（参照值）比较，得到该儿童在同年龄同性别人群中所处的位置，即该儿童生长的现实水平。生长水平评价简单易行、直观形象，能较准确地反映个体或群体儿童的体格生长水平，但不能反映儿童的生长变化过程或"轨道"。早产儿体格生长评估需矫正年龄后评估。

生长水平为单项指标评估，评价结果以等级表示。有些评估发育成熟度的指标也有生长水平的意义，如骨龄、齿龄、体重的年龄（age/W）、身长（高）的年龄［age/L（H）］，如一个2岁男童身高76厘米，身高发育水平＜P（82.05厘米），等级评估为下等（异常）。

### （二）生长速度

对某一单项体格生长指标进行定期连续测量（纵向调查）所获得的该项指标在某一时间段中的增长值，为该项指标的生长速度（如厘米/年）。如出生时身长为50厘米，1岁时为75厘米，第一年身长的生长速度是25厘米/年。儿童期不同年龄阶段生长速度不相同，定期连续的生长测量值可计算儿童生长速度，间隔时间可为月或年。生长速度参数有表格与曲线两种形式（如图5-5所示）。但目前儿童生长的纵向调查资料较少，生长曲线多源于横向调查资料，即不是真正的参照人群相应的生长速度值。儿童定期连续测量获得的生长数据在

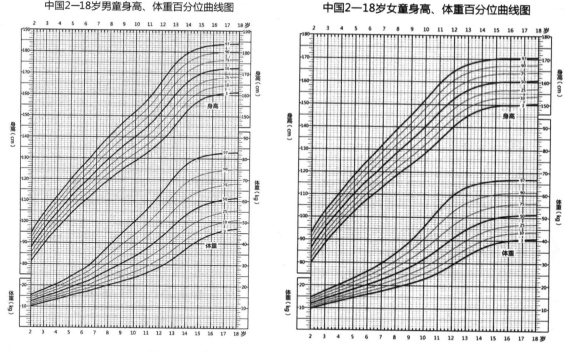

图 5-5 中国男（女）童身高、体重生长曲线图

生长曲线上为生长趋势。如采用体重、身长（高）、头围生长曲线可较直观发现个体儿童生长速度的变化，但无具体数据。如生长曲线上某儿童定期测量值各点均在同一等级线，或在两条主百分位线内波动说明儿童生长正常；向上或向下超过两条主百分位线，或连续两次使曲线变平或下降，提示儿童生长出现异常现象。采用生长速度曲线评估，其实际可操作性较差，临床上将生长速度计算值与参照人群相应的生长速度值比较，可判断个体儿童在一段时间内生长的趋势，以正常、下降（增长不足）、缓慢、加速等表示即可。

### （三）匀称程度

匀称程度为体格发育的综合评价，分别从体型与身材两方面评价。

#### 1. 体型匀称

实际工作中采用体重／身高与体质指数（BMI）表示体型（形态）发育的比例关系，即代表一定身高的相应体重增长范围。其中，体重／身高实际测量与参照人群值比较，结果以等级评估。BMI 以 P5th—P95th 为正常范围。体型匀称度表示人体各部分之间的比例和相互关系，可判断儿童的营养状况、体型。

#### 2. 身材匀称

以坐高（顶臀高）／身高（长）的比值或躯干／下肢比值反应下肢发育状况，坐高（顶臀高）／身高（长）的比值与身高有显著的负相关关系。可按实际测量计算结果与参照人群值计算结果进行比较，结果以匀称和不匀称表示。实际比值≤参照人群值为身材匀称；实际比值＞参照人群值为不匀称。身材匀称的评价结果，可帮助诊断内分泌及骨骼发育异常的疾病。

## 二、评价指标

### （一）体重

#### 1. 评价意义

体重是身体各组织、器官系统、体液的综合重量，骨骼、内脏、体脂、体液为体重的主要成分。因体脂和体液重量易受疾病影响，使体重易于波动，故体重是反映儿童生长与近期营养状况的重要指标。儿科临床中用体重计算药量、静脉输液量。

出生体重与新生儿的胎次、胎龄、性别以及宫内营养有关。相关统计结果显示，出生体重男婴大于女婴。出生体重受宫内影响大，出生体重过低可能是由于早产或宫内发育迟缓所致，这些婴儿出生后可能一直长得比较瘦小，有时到青春期才赶上正常人水平。

体重增长是体格生长的重要指标之一。新生儿出生后可有生理性体重下降，大都在出生后3—4日降至最低点，以后回升，至7—10日恢复到出生时体重。下降的体重不超过出生时体重的7%—8%，但是早产儿体重恢复较迟。

儿童体重增长为非等速增加，随着年龄的增加，体重增长速度逐渐减慢。正常足月婴儿在出生后头3个月体重增加最迅速，平均每月增加的体重约为1 000—1 200克，出生后3个月体重约等于出生时体重的2倍；第二个3个月每月体重增加速度减慢一半，每月平均增加体重500—600克；第三个3个月每月体重增加速再减慢一半，每月平均增加体重250—300克；第四个3个月，每月平均增加体重200—250克，至12个月龄时体重约等于出生体重的3倍，这是出生后体重增长最快的时期，系第一个生长高峰。婴儿出生后第二年体重增加2—2.5千克，平均每月体重增加200克，2岁时体重约为出生体重的4倍；2岁至青春期前体重增长减慢，稳速生长，年增长值约为2千克；青春期开始后体重又猛增，年增长4—5千克，持续2—3年，系第二个生长高峰期。

为方便临床简便计算，可用以下公式粗估计儿童体重：

3—12个月儿童体重（千克）＝（月龄＋9）/2

1—6岁儿童体重（千克）＝年龄（岁）×2＋8

7—12岁儿童体重（千克）＝［年龄（岁）×7－5］/2

#### 2. 体重的测量方法

测量前均应检查体重秤的零点。体重测量应在空腹、排大小便、裸体或穿背心短裤的情况下进行。如果衣服不能脱成单衣单裤，则应设法扣除衣服重量。称体重时，婴儿可卧位，1—3 岁可坐位，3 岁以上可站位，两手自然下垂。现在多采用电子秤，为确保测量值准确，可多次测量后取平均值。另外，在没有婴儿秤的情况下，还可以由大人抱着婴儿称重，然后减去成人重量和婴儿所穿衣服的重量。

### （二）身长（高）

#### 1. 评价意义

身长（高）受种族、遗传和环境的影响较为明显，受营养的短期影响不明显，但与长期营养状况有关。儿童身高常与父母平均身高相关。身长（高）的异常，要考虑内分泌激素和骨、软骨发育不全的影响，如甲状腺功能减退引起的克汀病，既矮又呆；软骨发育不全的儿童，既矮又有四肢畸形；垂体性巨人症是由于垂体分泌异常所致。

身长（高）的增长规律与体重相似，年龄越小身长增长越快。婴儿出生时身长平均 50 厘米；生后第 1 年身长增长最快，出生头 3 个月，平均每月身长增加 4 厘米，婴儿 3 月龄时身长可以达到约 62 厘米；第二个 3 个月，平均每月增长 2 厘米；后半年每月平均长 1.0 厘米；1 周岁达 75 厘米；第二年身长增长速度减慢，平均增加 11—12 厘米，2 周岁时身长约 87 厘米；2 岁以后直至青春前期平均每年增加约 7 厘米。青春期受内分泌影响，出现身高增长高峰，男性比女性晚 2 年。在身高增长高峰时期，男性 1 年身高平均增加 9 厘米，女性平均增加 8 厘米。

常用的身长（高）计算公式为：

$$2—12 \text{ 岁身长（高）（厘米）} = \text{年龄（岁）} \times 7 + 77$$

身长为身体的全长，包括头部、脊柱和下肢的长度。这三部分的发育进度并不相同，一般头部发育较早，下肢发育较晚。因此，临床上有时须分别测量上部量和下部量，以检查其比例关系。

上部量和下部量：自头顶至耻骨联合的上缘为上部量；自耻骨联合的上缘至脚底为下部量。上部量主要反映脊柱的增长，下部量主要反映下肢的增长。新生儿下部量比上部量短，前者占 40%，后者占 60%，中点在脐以上；1 岁时中点是在脐下；6 岁时中点移至脐与耻骨联合之间；12 岁左右上部量与下部量相等，中点恰在耻骨联合上。因为上部量、下部量测量不易准确，现在常用坐高代替上部量，身长减坐高代替下部量，这样测出的坐高 / 下部量的比值与上部量 / 下部量的比值接近。

#### 2. 身长（高）的测量

身长（高）是指头顶至足底的长度。3 岁以下儿童立位测量不准确，应仰卧位测量，称为身长；3 岁以后可立位测量，称为身高。

3 岁以内儿童量卧位的身长，脱去帽、鞋、袜，穿单衣仰卧于量床底板中线上。测量助手将头扶正，头顶接触头板，儿童面向上。测量者位于儿童右侧，左手握住双膝，使腿伸直，右手移动足板使其接触两侧足跟。如果刻度在量床双侧，则应注意量床两侧的读数应该一致，然后读刻度，误差不超过 0.1 厘米。

3 岁以上儿童量身高时，要取立正姿势：两眼直视正前方，胸部稍挺起，腹部微后收；两臂自然下垂，手指并拢，脚跟靠拢，脚尖分开约 60 度，脚跟、臀部和两肩胛间几个点同时靠着立柱；头部保持正直位置，然后再测量。使顶板与颅顶点接触，同时观察被测儿童的姿势是否正确，然后读立柱上数字，误差不超过 0.1 厘米。

### 3. 坐高（顶臀长）的测量

3 岁以下量顶臀长，即为坐高。取卧位测量，测者左手提起儿童下肢，膝关节弯曲，同时使骶骨紧贴底板，大腿与底板垂直，再移动底板，使其压紧臀部，读刻度，误差不超过 0.1 厘米。

3 岁以上量坐高取坐位，注意坐凳高度是否合适。坐时，两大腿伸直面与躯干成直角而与地面平行。头与肩部的位置与量身高的要求相同。

### （三）头围

#### 1. 评价意义

头围反映脑和颅骨的发育程度：大脑发育不全时头围常偏小，头围过大时应注意有无脑积水。

头部发育最快为婴儿出生后的半年。新生儿头围平均为 34 厘米，在前半年增加 9 厘米，后半年增加 3 厘米，至 1 周岁头围平均约 46 厘米；第二年头围增长减慢，约增长 2 厘米，2 岁时头围约 48 厘米；5 岁约 50 厘米；15 岁时接近成人头围 54—58 厘米。如果婴儿出生时头围 < 32 厘米，3 岁后头围 < 45 厘米，称为小头畸形。

#### 2. 头围的测量方法

测量头围时，取坐位或立位。测量者立于被测者之前或右方，用软尺从头部右侧眉弓上缘经枕骨粗隆，从左侧眉弓上缘回至零点，读出头围数字，误差不超过 0.1 厘米。测量时软尺应紧贴皮肤，左右对称。如有小辫子，则将辫子分开，勿把辫子和女孩头上的蝴蝶结压在软尺下，影响读数。测量前要检查软尺刻度是否正确，软尺测量数十次后要再检查刻度是否因反复牵引或汗水浸湿而影响正确性。

### （四）胸围

#### 1. 评价意义

胸围反映胸廓、胸背肌肉、皮下脂肪及肺的发育程度。重症佝偻病可出现肋串珠、赫氏沟、鸡胸、漏斗胸等胸廓发育异常。先天性心脏病合并心脏增大也可出现鸡胸，漏斗胸也可为单纯胸廓发育异常。

婴儿出生时胸廓呈圆筒状，胸围 32 厘米，比头围小 1—2 厘米。随着年龄增长，胸廓的横径增加快，至 1 岁左右胸围约等于头围，1 岁以后胸围逐渐超过头围，1 岁至青春前期胸围应大于头围，其差数（单位为厘米）约等于儿童的岁数。当婴儿的营养良好时，其胸廓发育好、胸部皮下脂肪较为丰满，也可有几个月胸围大于头围。婴儿呼吸以腹式为主，如果裤带束缚胸部，长久不解除，则易发生束胸症及肋缘外翻。

### 2. 胸围的测量方法

3 岁以下取卧位，3 岁以上取立位，测量时被测者处于两手自然平放或下垂，两眼平视。测量者立于前方或右方。用左手拇指将软尺零点固定于被测者胸前乳头下缘，右手将软尺经右侧绕背部以两肩胛下角下缘为准，经左侧面回至零点，取平静呼吸气时的中间读数，误差不超过 0.1 厘米。

### （五）腹围

#### 1. 评价意义

婴儿期胸围与腹围相近，以后腹围小于胸围。腹部易受腹壁肌张力及腹内脏器的影响。肠麻痹时出现腹壁膨隆，有腹水时腹大似蛙腹，如果出现腹水要定时测量腹围。

#### 2. 腹围的测量方法

测量腹围时应使受测者取仰卧位，以脐部为中心，绕腹 1 周。

### （六）上臂围

#### 1. 评价意义

臂围是骨骼、肌肉、皮肤和皮下组织的综合测量。上臂围的增长反映了儿童的营养状况。在无条件测量儿童体重和身高的情况下，上臂围可以用来评估 5 岁以下儿童的营养状况：> 13.5 厘米为营养良好；12.5—13.5 厘米为营养中等；< 12.5 厘米为营养不良。

#### 2. 上臂围的测量方法

取立位、坐位或仰卧位，被测者两手自然平放或下垂。取左上臂自肩峰至鹰嘴连线的中点为测量点。以软尺绕该点水平的上臂 1 周，轻轻接触皮肤，进行测量，读数误差不超过 0.1 厘米。

## 第四节　其他器官系统生长发育的评价

## 一、牙齿

### （一）牙齿生长发育

牙的发育是一个长期的、连续性的生物学过程，包括牙胚的发生、组织的形成和萌出。

牙齿的萌出类似婴儿出生的过程，当埋在颌骨里的乳牙或恒牙发育基本完成后，就不断向口腔方向移动，突破口腔黏膜而萌出。人类一生会经历两次牙齿的更替，即乳牙和恒牙，它们共同参与生长发育的一些重要环节，如咀嚼功能发育、语言发育、颅面发育等。各个牙齿的萌出时间并非一致，了解其具体的萌出顺序和时间及其影响因素，有助于评估牙齿发育的状态。

### 1. 乳牙生长发育

乳牙的发育开始于胎儿期，共经历 4 个阶段：① 胚胎 6—8 周乳牙胚形成。② 矿化：胎儿 14 周左右乳牙胚从正中切牙开始至 18—20 周第二乳磨牙逐渐矿化；婴儿出生后 1.5—11 月龄牙冠逐渐矿化；出生后牙根开始发育，1.5—3.5 岁矿化完成。③ 萌出：出生时有 20 枚乳牙胚，隐藏在颌骨中，被牙龈所覆盖；婴儿期乳牙萌出，约在 3 岁内乳牙完全萌出。④ 乳牙脱落。

多数婴儿 4—10 月龄时乳牙开始萌出。乳牙共 20 枚，萌牙顺序为下颌先于上颌、由前向后进行，即下正中切牙、上正中切牙、上侧切牙、下侧切牙、第 1 乳磨牙、尖牙、第 2 乳磨牙。乳牙萌出时间、萌出顺序和出齐时间个体差异很大，若 13 月龄后仍未萌牙称为萌牙延迟。

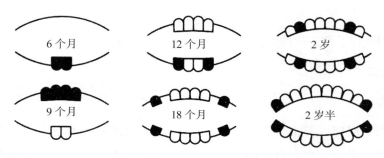

**图 5-6　乳牙发育时间及顺序**

### 2. 恒牙生长发育

恒牙的矿化从胎儿后期开始，婴儿出生时第一恒磨牙已矿化，18—24 月龄时第 3 恒磨牙矿化。6 岁左右在第二乳磨牙之后萌出第 1 恒磨牙；7—8 岁时乳牙开始脱落，逐渐以恒牙代之，换牙顺序与乳牙萌出顺序相同；12 岁左右出第二恒磨牙；17—18 岁以后出第三恒磨牙（智齿），也有终生不出第三恒磨牙者。恒牙共 32 个，一般于 20—30 岁时出齐。

**表 5-1　恒牙发育时间及顺序**

| 牙 | 出牙年龄（岁） | |
|---|---|---|
| | 上腭 | 下腭 |
| 第一磨牙 | 6—7 | 6—7 |
| 中切牙 | 7—8 | 6—7 |

续　表

| 牙 | 出牙年龄（岁） | |
|---|---|---|
| | 上腭 | 下腭 |
| 侧切牙 | 8—9 | 7—8 |
| 第一前磨牙 | 10—11 | 10—12 |
| 尖牙 | 11—12 | 9—11 |
| 第二前磨牙 | 10—12 | 11—13 |
| 第二磨牙 | 12—13 | 12—13 |
| 第三磨牙 | 17—22 | 17—22 |

### （二）牙齿生长发育的影响因素

牙齿发育异常是指牙齿数目异常、牙齿形态异常、牙齿结构异常和牙齿萌出异常。影响牙齿发育的因素有多种，具体如下：

（1）物理因素：机械的外伤在发育中可造成恒牙弯曲。

（2）化学因素：化学药物如氟的含量过高造成发育中的恒牙变色，严重的导致釉质发育不良。四环素药物也可造成牙齿的变色和釉质发育不良。这与牙齿发育矿化过程某些药物的用量和时间有关。

（3）病理代谢产物：如新生儿溶血性黄疸，可使乳牙呈现绿色。

（4）微生物因素：细菌、病毒，如牙胚周围的细菌感染，可导致牙釉质发育不良。

（5）遗传因素：如牙齿结构异常，常见的抗维生素 D 佝偻病是一种遗传性磷代谢障碍，可造成儿童骨骼和牙本质发育不良。

（6）营养因素：内分泌激素异常及营养缺乏，如钙磷代谢异常、缺乏维生素 C、维生素 D、甲状腺功能减低症等，都可导致牙齿发育异常。

### （三）牙齿保健

#### 1. 乳牙保健

乳牙作为儿童的咀嚼器官，首先承担着咀嚼食物的功能，并刺激唾液分泌增加，有助于食物的消化和吸收。其次，乳牙对颌骨的形态发育、牙齿的排列、恒牙的发育起重要作用。另外，乳牙的正常萌出，不过早地缺失，有助于儿童的正常发音。故家长必须注意对儿童乳磨牙的保护，认为乳牙是暂时牙，将来要替换而不重视乳牙的观点是绝对错误的。

乳牙的保健具体措施有以下几点：① 保证充足的营养：爱护宝宝牙齿从孕期开始，孕妈妈首先要防止缺钙。在怀孕 4 个月到婴儿出生后第一年的时间里，是乳牙釉质的钙化期。

这时候的孕妈妈可以多晒太阳，保证充足的牛奶摄入，多吃一些富含钙的食物。到孕中期开始，孕妈妈可以适当地补充维生素 D 和钙剂，直到怀孕 36 周。② 正确的哺乳方式：母亲的哺乳方式将直接影响宝宝牙齿的健康。母乳喂养有利于宝宝颌面部骨质正常发育，宝宝有力吸吮母乳的动作，有利于颌面正常发育。在人工喂养时，家长应选择模仿乳头仿真设计的奶嘴。同时，应避免不正确的哺乳姿势。在人工喂养时，家长还应使宝宝吮吸时下颌前伸运动近似于吮吸母乳，这样不影响下颌骨正常发育，避免引起宝宝牙颌畸形。③ 饮食控制：乳牙萌出期间，可以为宝宝提供有一定硬度的食物，从而增强咀嚼功能促进乳牙发育，并可以刺激唾液分泌，帮助消化。另外，要避免食用过酸或过甜的食物。④ 重视乳牙护理：在乳牙萌出初期，就要开始注意口腔清洁，初期可以用棉签或纱布蘸水清洁口腔，乳牙萌出数颗后可选用合适的婴儿牙刷。

### 2. 恒牙保健

恒牙开始萌出后，乳牙依次脱落，到乳牙被完全替换完毕。前期，口腔内既有乳牙，也有恒牙。这是儿童颌骨和牙弓主要的生长发育期，也是恒牙建立咬合关系的关键时期。预防错颌畸形，早期矫正、诱导建立正常咬合是这一时期的重要任务。这个时期，儿童既处于易患龋齿时期，又处于牙龈炎发病的高峰时期。因此，早期防止恒牙龋齿，预防和彻底清除牙菌斑与牙石，保持口腔卫生，促进牙周组织的健康是这个时期的主要任务。

恒牙的保健具体措施，主要有以下几点：① 选择合适的牙刷，掌握正确的刷牙方法，坚持良好的口腔卫生习惯。② 纠正口腔不良习惯，如吸吮手指、咬指甲、咬笔等。③ 换牙期间，及时拔掉滞留的乳牙，避免舌头触碰新生恒牙。若发生疼痛、牙龈水肿等不适症状，及时就医。④ 定期进行口腔健康检查，至少每年一次。做到龋齿早发现、早治疗，防止病损的扩大。⑤ 采取一定的保护措施，如氟化物、窝沟封闭剂的应用。

## 二、骨骼系统

### （一）颅骨生长发育

颅骨主要由枕骨、额骨、顶骨和颞骨组成，由具有弹性的纤维组织连接。各颅骨连接间的缝隙称为骨缝和囟门。骨缝和囟门可缓冲颅内压力。因此，除头围外，囟门和骨缝的发育可帮助判断颅骨和大脑的发育。

### 1. 骨缝

颅骨间小的缝隙称为骨缝，包括额缝、冠状缝、矢状缝和人字缝。婴儿出生时可触及骨缝，额缝常在 2 岁内骨性闭合，其余骨缝多在 20 岁左右骨性闭合。分娩时婴儿头颅通过产道，故出生时骨缝稍有重叠。出生后 2—3 月婴儿随颅骨重叠逐渐消失。

2. 囟门

颅骨间大的缝隙称为囟门，囟门分为前囟门和后囟门（如图 5-7 所示）。

（1）后囟门是由两块顶骨和枕骨形成的三角形的间隙。婴儿出生时后囟门将近闭合，6—8 周龄完全闭合。

（2）前囟门是两块额骨与两块顶骨间形成的菱形间隙。出生时前囟门约 1.5—2 厘米，之后逐渐骨化缩小至闭合。多数儿童于 1—1.5 岁闭合，部分儿童前囟门在 2 岁左

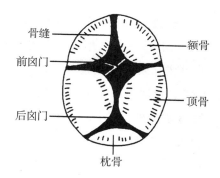

图 5-7　囟门与骨缝

右闭合。前囟门大小与闭合年龄个体差异较大，如正常儿童前囟门可在 0.6—3.6 厘米范围，出生时前囟门比较大的儿童，前囟门闭合年龄也就比较迟。前囟门大小及闭合时间的临床意义，应结合头围、行为发育等其他临床表现进行鉴别。

前囟门的大小、张力、闭合时间也是某些疾病的体征之一，特别是前囟门的张力是重要的临床体征。若前囟门过小或闭合过早伴头围小、发育迟缓，提示有脑发育不良、小头畸形；前囟门过大伴头围增长过快，应排除脑积水；前囟门闭合延迟伴发育迟缓、矮小则应考虑甲状腺功能减低症可能；前囟门张力增高提示颅内压增高；严重脱水时前囟门凹陷。

颅骨发育先于面骨。1—2 岁后面部骨骼开始迅速发育，表现为面、鼻骨变长，下颌骨向前凸出，下颌角倾斜度减小。额面比例变化导致脸型改变，由婴儿时期圆胖脸型变为儿童期增长的脸型。

### （二）脊柱生长发育

脊柱由肌肉和韧带连接椎骨组成。脊柱的发育反映椎骨的生长过程。婴儿出生后第一年脊柱的发育先于四肢，以后四肢的增长快于脊柱。脊柱的四个生理性弯曲（如图 5-8 所示），在胎儿时已经形成最初的结构。婴儿在出生时已有扁平弓的胸曲和腰曲，以及骶骨凹和腰部与骶部之间的曲折。以后儿童脊柱弯曲的形成是由于坐、抬头和站立，即婴儿 3—4 月龄左右抬头动作的发育使颈椎前凸，形成颈曲；约 6—7 月龄婴儿会坐后，胸椎后凸形成胸曲；12 月龄左右婴儿开始行走，腰椎前凸逐渐形成腰曲。脊柱生理性弯曲帮助脊柱缓冲运动过程中产生的压力，有利于身体保持柔韧性和平衡。儿童 6—7 岁时脊柱生理性弯曲被韧带固定，儿童不正确的站、立、行、走姿势和骨骼疾病均可影响脊柱的正常形态（如图 5-9 所示）。椎骨的生长完成后，椎间盘的形成使青春后期儿童躯干继续增长。

### （三）长骨生长发育

长骨的生长是一个较长的过程。从胚胎早期间充质向骨原基分化起始，到成人期骨发育成熟即干骺端骨性融合后，长骨即停止生长，约为 20 年。骨的发生有膜内成骨，如顶骨、额骨、锁骨形成；软骨内成骨，如四肢长骨、躯干骨及颅底骨。

长骨干骺端的软骨逐渐骨化、骨膜下成骨，使长骨增长、增粗。长骨干骺端次级骨化中心是出生后长骨增长的重要部位，随年龄增长按一定顺序和解剖部位有规律出现，反映长骨的生长发育成熟程度。骨骺与骨干的融合标志着长骨停止生长。如出生时腕部尚无骨化中心，仅股骨远端和胫骨近端出现次级骨化中心；4—6 月龄婴儿腕部出现头状骨及钩状骨；2—3 岁出现三角骨；4—5 岁出现月状骨、舟状骨及大、小多角骨；桡骨远端的骨化中心多于 12 月龄时出现；尺骨远端的骨化中心则为 6—8 岁出现；9—13 岁时出现豆状骨（如图 5-10 所示）。

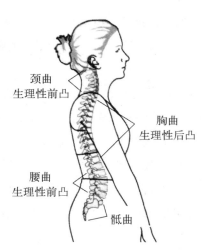

颈曲
生理性前凸
胸曲
生理性后凸
腰曲
生理性前凸
骶曲

图 5-8　脊柱的四个生理性弯曲

双肩不等高
脊柱侧弯
骨盆倾斜

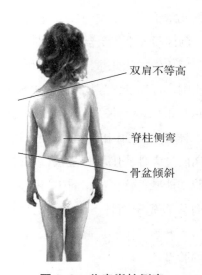

图 5-9　儿童脊柱侧弯

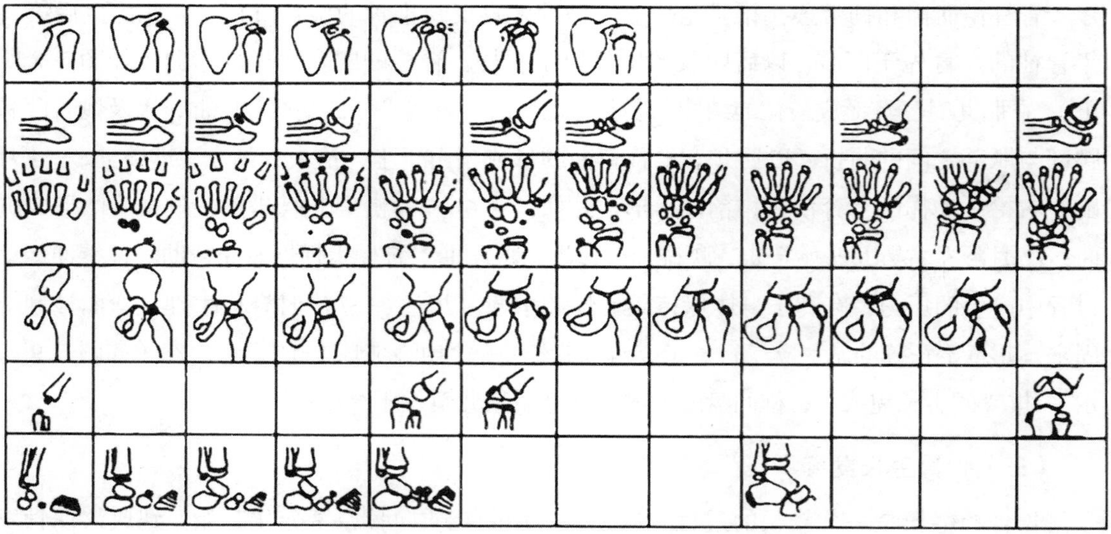

刚出生
1 岁
2 岁
3 岁
4 岁
5 岁
6 岁
7 岁
8 岁
9 岁
10 岁
11 岁

图 5-10　次级骨化中心出现顺序

一般通过 X 线检查长骨骨骺端的骨化中心，根据儿童次级骨化中心出现的时间、数目、形态变化及融合时间来判断骨骼发育情况。临床常用的儿童骨龄图谱，采用左腕部 X 线摄片，计算腕骨、掌骨、指骨的次级骨化中心发育来推测骨龄。婴儿出生时腕部无骨化中心，而股骨远端及胫骨近端已经出现骨化中心，因此对小婴儿和骨发育延迟的儿童应加摄膝部 X 线摄片。

骨的成熟与生长有直接关系，骨龄反映的发育成熟度较实际年龄更为准确。正常骨化中心出现的年龄有较大个体差异，骨龄没有性别差异，但有一定的正常值范围。骨龄在生理年龄加减 2 个标准差的范围内可能都是正常的。不同年龄的平均骨龄标准差为：1 岁约 2 个月，2 岁约 4 个月，3 岁约 6 个月，7 岁约 10 个月，7 岁后约 12—15 个月。

骨的发育受遗传基因的表达、内分泌激素作用以及营养因素的影响。骨龄的测量在临床工作中具有重要意义，如生长激素、甲状腺激素、雄激素在骨的发育中起促进作用。如果这些激素分泌不足如生长激素缺乏症、甲状腺功能低下等，就会出现骨龄延迟。临床上判断骨龄延迟时应慎重，应结合临床综合分析。

儿童生长的不同时期下肢线性排列的生理演化有一定的过程，即新生儿股关节为屈位外展、外旋状使下肢呈"O"形，至婴儿期下肢仍可有约 15 度的膝内翻，常在 18 月龄左右改善；至 2—3 岁幼儿又可出现约 15 度的膝外翻；7—8 岁后儿童下肢线性排列发育接近正常成人水平（男性膝外翻 7 度，女性 8 度）。故儿童生长的不同时期出现的膝内翻或膝外翻均为生理性下肢力线性排列变化，应与疾病状况下的下肢畸形鉴别。若超过生理界限值或不对称的下肢畸形，需除外骨骼或神经肌肉疾病。

# 三、肌肉和脂肪组织

## （一）肌肉系统生长发育

儿童时期肌肉系统发育不成熟，其生长发育基本与体重增加平行。在婴儿生后最初几年肌肉发育较缓慢，同时婴幼儿皮下脂肪发育旺盛，较难确定肌肉的发育程度。5 岁后肌肉的增长加快，青春期性成熟时肌肉的发育迅速，尤其是男性肌肉发达。肌肉的发育存在明显的性别差异，男性肌肉占体重的比例明显高于女性。肌肉的发育程度与营养状况、生活方式及运动量有密切的关系。因此，为儿童提供均衡的营养、进行被动或主动性运动等可促进肌肉的发育。目前肌肉力量、耐力和柔韧性已成为衡量青少年身体素质的内容之一。

肌肉发育异常可见于重度营养不良、进行性肌营养不良及重症肌无力等疾病。

## （二）脂肪组织生长发育

脂肪组织主要由脂肪细胞、少量成纤维细胞和细胞间胶原物质组成。人体脂肪组织包括棕色和白色脂肪两种。棕色脂肪随年龄增长而减少，儿童和成人的脂肪主要是白色脂肪，主要分布于皮下和内脏。脂肪组织的发育表现为脂肪细胞数目的增加和体积的增大。人体脂肪细胞数目增加主要在婴儿出生前 3 个月、婴儿出生后第一年和儿童 11—13 岁三个阶段，通常在 1 岁末达到高峰，2—15 岁时再增加 5 倍。脂肪细胞体积的增大从胎儿后期至出生时增加 1 倍，以后增加速度减慢，青春期时脂肪细胞体积又再增加。婴儿出生时人体脂肪组织占体重的比例为 16%；1 岁时为 22%，以后逐渐下降；5 岁时为 12%—15%。青春期脂肪占体重的比例有明显性别差异，女孩平均为 24.6%，比男孩高 2 倍；男孩腹壁或腹腔内的脂肪沉积增加了约 5 倍，而女孩增加了约 3 倍。

人体脂肪的 50% 分布于皮下组织中，故测量躯干、四肢不同区域的皮下脂肪厚度不仅可以反映全身脂肪量，还可以间接计算体成分、体密度，有助于判断肥胖与营养不良的程度。人体内的脂肪过多可增加肥胖、高血脂、心脑血管疾病等慢性疾病的危险性。

### 本章小结

婴幼儿时期是儿童体格生长发育的关键时期，了解儿童体格生长的规律性及影响因素，对于促进儿童生长发育至关重要，本章详细介绍了对儿童体格生长的各项评价指标及其评价意义。通过本章学习，了解儿童生长发育是连续性、非匀速性、阶段性的，各系统器官的发育是不平衡的，有其一定的程序性。生长发育过程不仅受遗传因素影响，更与社会条件、自然环境、营养、疾病等密切相关。儿童体格生长发育可以从身高（长）、体重、头围、胸围及牙齿、骨骼肌肉等系统多方面评价。

本章的重点在于掌握体格生长过程中各器官系统如牙齿、骨骼、肌肉脂肪组织的生长发育规律，以及各个不同年龄阶段的各器官组织的护理重点，防止相关疾病的发生。本章的难点在于掌握体格生长评价相关指标的测量方法及评价意义，只有掌握正确的测量方法，才能对相关指标作出正确的评价，从而及时指导家长进行早期干预。

### 思考与练习

1. 儿童体格生长发育的规律是什么？
2. 如果发现小明同学比其他同学身高矮一截，此时该如何作出评价？

# 第六章
# 感觉器官与耳聪目明

**本章导语**

通常，我们对婴幼儿的感知觉会有一些认识，这些认识多是传统的，代代相传来的，或者说是常识性的。但是，儿童发育研究的专业人员可能会告诉你"这不一定是对的"或者"这已经证实是错的"。那么，普通人的认识有多少是与婴幼儿发育中的真相一致呢？对发育过程真相的了解，又会如何帮助我们更好地抚育婴幼儿成长？这将是我们本章要阐述的。

**学习目标**

（1）了解新生儿的感知觉状态。

（2）掌握婴幼儿的不同阶段的感知觉能力。

（3）掌握随着年龄增长，婴幼儿的感觉器官是如何逐步发展的，并且我们应如何去观察并识别这种发展变化。

（4）了解婴幼儿的感知觉器官是如何帮助他们认识世界的。

**本章导览**

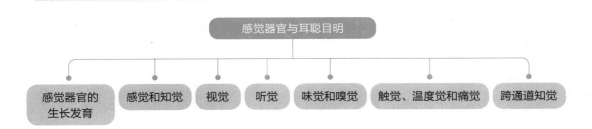

**案例导入**

场景一：想象一个刚出生5—10分钟的新生儿，被清洗干净后包在襁褓中，把宝宝递到妈妈怀里，宝宝睁开眼，第一眼就看到了妈妈，妈妈冲宝宝温柔地笑了，然后低下头，轻轻地抚摸着宝宝的笑脸，激动地说："嗨，乖宝贝儿！"此时此刻，宝宝会有什么感觉？在"感觉"的世界里，宝宝会盯着有意思的事物看，会对声音、味道、气味作出反应，会因饥饿、疼痛而哇哇大哭。然而，宝宝理解这些感觉吗？宝宝是否能认出自己看到过的东西？理解别人说话的意思？分辨出闻到的气味来自哪里？另外，宝宝能否或如何将某种感觉与其特定的结果联系起来？比如：宝宝是从什么时候开始将妈妈与乳汁联系在一起的，并在饥饿时去寻找妈妈呢？宝宝是能知觉到这个世界，还是仅能感觉到？

　　场景二：1岁多的玲玲一直是那么忙碌，她刚会走路，走得还不稳，却不停地在动；有时用爬行替代走；她用手摆弄着物体，看着、感觉着、尝试着，并弄出声响。有时候是无意的，有时候是故意的。玲玲发现桌子上放着香蕉、苹果，赶紧走过去，先把苹果放在嘴里啃，又拿起香蕉给奶奶，示意给她剥开吃。玲玲对周围充满了兴趣，她感知着这个世界，成长着。虽然她还不善于语言表达，感知觉上的尝试是她成长的方式，也促进与帮助着她成长。

## 第一节　感觉器官的生长发育

　　在过去，新生儿一般被描述为脆弱、无助的小生命，还没有为子宫以外的生活作好准备，这种观点曾起到过一定的积极作用。在医疗条件不发达、新生儿成活率很低的早期岁月，它有助于缓解父母的悲痛。一个意想不到的事实是，婴儿出生时其实已经为生活作好了准备。新生儿的感知觉已经处于良好的工作状态，他们的视力和听力足以觉察到周围的事物，并能对这些信息作出适应性的反应。出生不久的婴儿就已经能够学习，甚至可能记住一些经历，尤其是那些特别生动的经历。目前，有两个证据能表明，婴儿在出生前即为生活作好了充分的准备：天生具有的反射与可以预测的日常活动模式或周期。

### 一、原始反射

　　婴儿的原始反射在出生时已具备，由脑干控制的自动及刻板的动作，这些反射是负责管理胎儿及新生儿的肢体运动，它们需要被抑制及整合，从而使婴儿的运动能力得到适当发展。婴儿的原始反射详情见表6-1，表中的原始反射不像生存反射那样有用，许多反射甚至被看作人类进化的遗迹，已经丧失了最初的功能，如巴宾斯基反射就是一个很好的例子；但一些原始反射可能仍有一定的适应价值，如游泳反射可以帮助婴儿在意外落水时漂浮在水面上，手掌的抓握反射可能会对婴儿的自我保护有所帮助。同时，原始反射是重要的诊断标准，如果婴儿在出生时缺少这些反射，或者这些反射持续时间过长，就可以据此诊断婴儿的神经系统正常发育出现了某些病变。

在正常情况下，原始反射在婴儿出生后几个月内就会消失。因为这些原始反射受大脑低级皮层区域控制，而一旦大脑高级皮层成熟，开始控制自主行为，这些低级中枢就会失去控制权。

表 6-1　足月新生儿所表现出来的主要反射

| | 反射名称 | 反　应 | 发展历程 | 意　义 |
|---|---|---|---|---|
| 生存反射 | 呼吸反射 | 反复地吸气和呼气 | 终生 | 供应氧气，排除二氧化碳 |
| | 眨眼反射 | 闭眼或眨眼 | 终生 | 保护眼睛免受强光和外界刺激的伤害 |
| | 瞳孔反射 | 遇强光瞳孔收缩，而在黑暗中或光线较弱的环境中瞳孔放大 | 终生 | 保护眼睛免受强光刺激；使视觉系统适应低亮度环境 |
| | 觅食反射 | 把头转向触摸脸颊的刺激的方向 | 在出生头几周消失，被自主性的头部转动取代 | 帮助婴儿寻找乳房或奶瓶 |
| | 吸吮反射 | 吸吮放入口中的物体 | 终生 | 使婴儿摄取营养物质 |
| | 吞咽反射 | 吞咽 | 终生 | 使婴儿摄取营养物质 |
| 原始反射 | 巴宾斯基反射 | 当抚摩其足底时，脚趾会先呈扇形展开，再弯曲 | 一般在第 8 个月—1 岁时消失 | 是神经系统正常发展的指标 |
| | 手掌抓握反射 | 弯曲手指去抓握接触婴儿手心的物体 | 一般在第 3—4 个月时消失，被自主性抓握所取代 | 在出生时即存在，后来消失，是神经系统正常发展的指标 |
| | 莫罗反射 | 巨大的声响或头部位置的突然变化导致婴儿向外甩胳膊，背呈弓形，然后两只胳膊合抱，好像去抓什么东西 | 胳膊的动作和背部弓形变化在第 4—6 个月时消失；但是当遇到突然的声响和身体失去支撑时，会继续表现出惊跳反射，而且这种反射不会消失 | 在出生时即存在，后来消失，是神经系统正常发展的指标 |
| | 游泳反射 | 浸入水中的婴儿的四肢会主动划动，下意识地屏住呼吸（从而给身体一定的浮力）；游泳反射将使婴儿在水中漂浮一段时间，从而有利于开展抢救 | 在第 4—6 个月时消失 | 在出生时即存在，后来消失，是神经系统正常发展的指标 |
| | 踏步反射 | 使婴儿身体直立，脚触到平面上，他们能像走路一样踏步 | 除非婴儿有很多机会锻炼这种反射，否则会在出生后 8 周内消失 | 在出生时即存在，后来消失，是神经系统正常发展的指标 |

## 二、新生儿的日常行为模式

新生儿会表现出一些可预知的、有规律的、组织化的日常行为模式（如表 6-2 所示），这些模式有利于他们的健康发展。新生儿在一天内所经历的可预见的、有规律的状态转换，说明其内部调节机制具有良好的组织性。但是，应注意新生儿在这方面表现出很大的个体差异。例如，有的每天觉醒平均 15 分钟，有的则超过 8 小时，有的只有 17% 的觉醒时间处于啼哭状态，有的则有 39% 觉醒时间。新生儿的这些差异对父母具有显著的影响：跟一个精神十足、很少啼哭的婴儿在一起，显然比跟一个经常烦躁不安、注意力不集中的婴儿在一起更加愉快。

表 6-2　新生儿的觉醒状态

| 状　态 | 描　　述 | 每天持续时间（小时） |
|---|---|---|
| 规律睡眠 | 婴儿是安静的，合眼一动不动，呼吸慢而均匀 | 8—9 |
| 不规律睡眠 | 婴儿的眼是闭着的，但是可以观察到眼球在眼皮下移动，外界的刺激会使婴儿肌肉挛缩或做痛苦状，呼吸可能不均匀 | 8—9 |
| 瞌睡 | 婴儿时睡时醒，眼睛时睁时闭，眼睛即使睁着也显得无神；呼吸均匀，但比规律睡眠时快 | 0.5—3 |
| 警觉性安静 | 婴儿眼睛睁得很大，很机灵，主动搜索周围环境；呼吸平稳，身体相对不活跃 | 2—3 |
| 警觉性活跃 | 婴儿眼睛睁开着，呼吸不均匀，可能变得烦躁，会突然表现出各种弥漫性活动 | 1—3 |
| 啼哭 | 哭得很急，可能很难制止，伴随着高水平的动作活动 | 1—3 |

## 三、婴儿出生时已具备的感官发展

那么，新生儿感觉周围环境的能力究竟如何？经过研究者们颇具创造性的研究，发现各种主要的感官在婴儿出生时就已经在发挥作用了。婴儿的感觉发展状况，详情见表 6-3。

表 6-3　婴儿的感觉发展状况

| 名　称 | 发　展　状　况 |
|---|---|
| 感觉 | 婴儿的感觉能力 |
| 视觉 | 刚出生时是所有感觉中发展水平最低的，视觉适应及视敏度水平有限；对光敏感，能够分辨一些颜色，能用视线跟踪移动的物体 |
| 听觉 | 会转向声音传来的方向，对轻微的声音不如成人敏感，但是能够分辨不同音量、方向和频率的声音，对语言尤其有反应，能辨认妈妈的声音 |

续　表

| 名　称 | 发 展 状 况 |
|---|---|
| 味觉 | 喜欢甜的溶液，能分辨甜、咸、酸、苦四种味道 |
| 嗅觉 | 能觉察到各种气味，闻到不喜欢的气味会把头扭到一边；母乳喂养的婴儿能够根据乳房和腋下的气味辨认出自己的妈妈 |
| 触觉 | 对抚摩、温度变化和疼痛有反应 |

## · 第二节　感觉和知觉 ·

### 一、感觉和知觉的概念

发展心理学家对感觉和知觉进行了明确的区分，尽管两者的界限经常很模糊。

感觉（sensation）是指感觉主体的神经元觉察到刺激，将其进行信息编码传递到大脑的过程，即人脑对刺激个别属性的反映。例如，眼前有一个苹果，我们用眼睛去看，知道它有红红的颜色、圆圆的形状；用嘴一咬，知道它是甜的；拿在手上一掂，知道它有一定的重量。这里的红、圆、甜、重就是苹果的一些个别属性。红是由苹果表面反射的一定波长的光波引起的；圆是由苹果的外围轮廓线条作用于眼睛引起的；甜是苹果内部的某些化学物质作用于舌头引起的；重是由苹果压迫皮肤表面引起的。我们的头脑接受和加工了这些属性，进而认识了这些属性，这就是感觉。

知觉（perception）是指个体对感觉信息进行分类和解释的过程，即个体对来自感觉器官和大脑的刺激进行分类、解释、分析和整合，产生了对事物整体的认识。例如，认识汽车时，首先是对它的颜色、形状、部件、能开动等个别属性的感觉，然后借助以往见过汽车及其行驶的经验，最后在脑中形成对汽车的整体映象。我们看到了一张桌子、享受一首乐曲、闻到一种菜肴的芳香等，这些都是知觉现象。

知觉与感觉一样，是事物直接作用于感觉器官产生的，同属于对现实的感性认识形式。也就是说，一旦离开了事物对感官的直接作用，就会既没有感觉，也没有知觉。

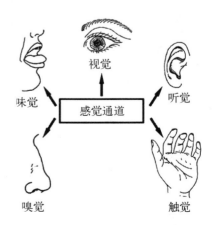

**图 6-1　人体主要的五个感觉通道**

### 二、感觉和知觉的关系

知觉是以感觉为基础，但它不是个别感觉信息的简单总和。例如，我们看到一个正方形，它的成分是四条直线。但是，把对四条直线的感觉相加在一起，并不等于知觉到一个正方形。知觉是按一定方式来整合个别的感觉信息，形成一定的结构，并根据个体的经验来解释由感觉提供的信息，它比个别感觉的简单相加要复杂得多。我们日常看到的不是个别的光点、色调或线段，也不是一大堆杂乱无章的刺激特性，而是由这些特性组成的有结构的整体，如房屋、树木、花草、人物等。刺激物的个别属性或特性，总是作为一定事物或对象的属性或特性而存在的。比如，我们看到的红色，不是红旗的红色，就是红花或红衣的红色；我们听到的声音，不是马达的声音，就是说话的声音等，这些属性与一定的客体相联系，并具有一定的意义，这让我们知觉到相应的客体。总之，不与任何具体事物相联系的、完全没有客体意义的感觉是很少的。

## 三、感觉和知觉的形成

感知觉的形成包括三个环节：对感受器的刺激过程、传入神经的活动和大脑皮质的活动。第一个环节由感受器完成，感受器是一些专门的神经细胞，接受特定的物理化学刺激并将其转化为生物电信号。每种感觉都有其特定的感受器，这些感受器承担着对特定刺激进行能量转换的作用。第二个环节是将感受器转换成的刺激生物电信号传递至大脑特定区域。第三个环节是在大脑的投射区完成的，脑皮质对承载刺激的生物电信号进行反应，感知便产生了。感知是动态的过程，感知系统对个体的反应及活动情况不断提供反馈并对之进行调节。

婴幼儿通过感觉器官感知他们周围的环境。心理学奠基人之一，威廉·詹姆斯（Willian James）认为婴儿的世界是"极其混乱的"，果真如此吗？当然不是。后来的研究证实，新生儿的感知觉确实没有成年人那么清晰和准确，但从他出生开始，就会有意地注视。他会深深地盯着眼前的物体或相遇的目光，并且在他生活的环境里，表现出充分的愉悦感和舒适感，而不是麻木的。他就这样日复一日地茁壮成长，随着对周围环境感知能力的不断发展，逐渐地达到耳聪目明。

在后面章节中，我们将分述幼儿的感觉和知觉。

・学习专栏・

### 有关感觉的概念

下面简单介绍一些感觉的概念，这些概念部分在神经病学中存在争议，在婴幼儿的研究中没有明确涉及，但了解这些概念对我们认识婴幼儿的感知觉很有帮助。

浅感觉是指来自皮肤和黏膜的痛觉、温度觉及触觉；深感觉包括来自肌腱、肌肉、骨膜和关节的运动觉、位置觉、震动觉及来自皮肤的精细触觉。目前对于精细触觉是否属于深感觉仍存争议。

本体感觉是指肌、腱、关节等运动器官本身在不同状态（运动或静止）时产生的感觉，包括运动觉、位置觉及震动觉。

复合感觉，又称皮质感觉，是指大脑对深浅感觉分析、比较、整合而形成的实体觉、图形觉、两点辨别觉、定位觉和重量觉等。

**·拓展阅读·**

### 如何研究婴幼儿感知的发展

研究婴幼儿，特别是研究新生儿的感知觉并不容易和简单，甚至会被认为是无法想象的。那么，我们是如何做到并了解了婴幼儿的感知觉发展的？原来，研究者们发明了一些颇具创造性的方法，能够让不会说话的婴儿把他们感觉和知觉到的事物"告诉"我们。主要研究方法有以下四种，我们做个简单的介绍，这将有助于理解婴幼儿的感知觉发展。

（1）视觉偏好法：研究者给婴儿同时呈现至少两种刺激，观察婴儿是否对其中一个更感兴趣。观察者记录婴儿注视刺激的时长，如果婴儿注视一个图案的时间比其他图案长，就认为他更喜欢该图案。视觉偏好法有一个很大的缺点：如果婴儿没有对某一图案表现出明显的偏好，研究者无法确认是婴儿不能分辨图案的不同，还是对所有图案同样感兴趣？庆幸的是，下面的几种研究方法能够解决这个问题。

（2）习惯化方法：是指反复呈现刺激物，使得个体对刺激物越来越熟悉，直到不再对刺激物作出相应的反应。当婴儿对熟悉的刺激物不再作出任何反应，就表明他已经辨认出那是一个熟悉的东西。用习惯化方法测试婴儿分辨两种不同刺激物的能力：首先呈现出一个刺激物，直到婴儿不再注意或不再作出任何反应（即习惯化），这时再呈现第二个刺激物，是相同、细微差异或差异明显，需依据婴儿的反应进行判断。

（3）诱发电位法：给婴儿呈现一种刺激，记录他们看到刺激时脑电波的变化。具体的做法是对应处理不同刺激的脑区，在婴儿的头部接上一些微电极。如果婴儿能感觉到刺激，他的脑电波就会发生变化；如果没有感觉到刺激，他的脑电活动就不会发生变化。由于不同的刺激会诱发不同的脑电活动，通过诱发电位，我们能够知道婴儿能否分辨出各种不同的图像或者声音刺激。

（4）高振幅吮吸法：绝大多数婴儿都能够通过吮吸行为传达他们感觉到的信息，以及他们的喜好。高振幅吮吸法是让婴儿吮吸一个里面嵌有电路的特殊奶嘴，研究者通过分析婴儿的吮吸动作，研究他们对被感知环境的反应。

## 第三节　视　觉

### 一、视觉的发育

#### （一）新生儿的视觉状况

如果你曾经有机会与新生儿待在一起，你可能注意到，在清醒时，新生儿会花很多时间看东西，但是，到底一个新生儿看到了什么？他／她看得清楚吗？一个普通的成年人可以看到并识别 6 米以外的东西，那么新生儿呢？

在新生儿的各种感觉能力中，视觉的发展是最不成熟的。亮度的改变能引起皮层下的瞳孔反射，说明新生儿已有视觉感应功能。在安静状态下可短暂注视物体，出生第 2 天的新生儿就能顺利地辨认视觉图案，但只能看清 15—20 厘米远。新生儿能够觉察到视野内物体的运动。知觉红色和绿色所必需的眼部细胞在新生儿第一个月已经出现（或许出生时已出现），知觉蓝色所需的细胞可能也已经出现。研究者已经发现，新生儿感知颜色的能力在生命的最初几周，已经差不多与成人相同。

但新生儿是否能明白面孔的意义呢？是否能区分颜色呢？是否会有意识地追随物体移动？即他们对图案与图形的知觉如何？范滋在实验中给新生儿呈现一个面部图案，一个含有混杂的面部特征的图案，以及明暗面积与前两者接近的简单视觉图案，结果发现：新生儿对那个似面部的图案和面部图案一样感兴趣。后续研究发现：新生儿更喜欢看对比度高、有明显的明暗分界线的图案，以及有弧线的中等复杂程度的图案。1983 年班克和萨拉帕特克的棋盘图案研究发现：不到 2 个月大的新生儿看高度复杂的棋盘时只能看到一个模糊的黑色图案，因为他们的视觉适应能力不够，无法分辨细节。

#### （二）婴幼儿阶段的视觉发育状况

婴儿的视觉系统在第 2—12 个月迅速成熟。他们的视力越来越好，逐渐能够辨别越来越复杂的视觉图形，甚至能够分辨出飘过视野、移动中的图画，可以看到并能区分各种颜色。他们还能够对看到的东西进行整合，以知觉到整体的或系列的视觉形状。例如，研究发现，婴儿主要根据运动线索来确认不同形状的物体，从而推断出物体的整体性。婴儿在第 2 个月起可协调地注视物体，开始有头眼协调；最早的对物体移动有知觉是在 3 个月时，当物体冲撞式移动向他们时，会出现退缩；3—4 个月时，他们喜看自己的手，头眼协调好，并能依靠心理建构而非单纯的视觉观察去知觉到一些物体的存在。从生命最初的几小时开始，新生儿就更喜欢母亲的脸，但如果发际盖住脸，新生儿不能区分母亲的脸和别人的脸，直到 4 个月之后，盖住发际也不能影响对母亲的脸的识别；3—5 个月时，双眼视觉（即立体视觉）有了较好的发展，能准确地进行空间关系推论；4 个半月大时，物体大小的恒常性发展较好，可通过物体运动对物体的实际大小进行推论。大小恒常性是指不管物体离眼睛的距离多远，及其在视网膜上成像的大小如何变化，都能够认识到物体本身的大小尺寸不会变化的知觉能力。大小恒常性在生命第一年中稳步发展，不过，这种能力要到儿童 10—11 岁时才会完全发展成熟。6 个月时婴儿的平均视力已达成人视力水平；6—7 个月时目光可自由地随物体移动；6—9 个月时，婴儿也能够区分男性和女性的面孔；18 个月时已能区别各种形状；2 岁时可区别垂直线与横线。

## 二、视觉发育过程中的两个特征

### （一）深度视觉

深度视觉是非常有用的能力，可以帮助婴儿获得对高度的感知，从而避免掉下来。在发展心理学家埃利诺·吉布森和理查德·沃克所进行的经典研究中，将婴儿放在厚厚的玻璃上，玻璃下方的其中一半铺上了方格图案，在玻璃板的中间，方格图案突然下降好几十厘米，形成非常明显的视崖（visual cliff）。视崖实验发现，在母亲的召唤下，大部分 6—14 个月的婴儿不会爬过视崖，显然这个阶段的大部分婴儿都发展出来了深度视觉能力。一般认为婴儿 8—9 个月时开始出现视深度感觉，在儿童 6 岁时充分发育。

6—7 个月大的婴儿开始害怕悬崖，这可能是由于他们对运动的、双眼的和单眼的深度线索更加敏感。不过，这种惧怕在很大程度上与婴儿的爬行以及跌落的经历有关。坎波斯及其同事还发现，已学会爬的婴儿比同龄但不会爬的婴儿更害怕悬崖。可以说，正是运动发展提供的经验改变了婴儿对深度意义的理解。

### （二）视觉偏好

出生伊始，婴儿就会表现出明显的视觉偏好。如果婴儿可以选择的话，他们肯定喜欢带有图案的、复杂性的刺激，而不是简单的刺激。婴儿视觉偏好的研究结论是：婴儿天生偏好某些特定类型的刺激。比如，刚出生没有几分钟的婴儿就表现出对特定颜色、形状和结构的偏好，他们喜欢曲线胜过直线，喜欢三维物体胜过二维，喜欢人类的面孔胜过非人类的。这种能力反映了大脑中存在高度特异化的细胞，对特定的形式、方向、形状和运动等方面进行反应。

虽然视觉偏好在婴儿出生时就有了，但遗传并不是决定婴儿视觉偏好的唯一因素。比如，仅仅在出生几个小时后，婴儿就已经学会了偏好自己母亲的面孔，而不是其他人的。同样，在 6—9 个月时，婴儿在区分人类的面孔上表现得更加成熟，而在区分其他物种面孔的能力上有所下降。这说明遗传与环境共同决定了婴儿的感知能力发展。

## 第四节　听　觉

### 一、听觉的发育

#### （一）新生儿的听感知觉

新生儿从出生就可以听见声音，甚至更早。比如，研究认为，早在子宫里，胎儿对母亲体外的声音就有反应。而且，新生儿天生就对某些特定的声音有所偏好。因为新生儿出生前就有听力方面的练习，故其出生后听感知发育相对比较快。婴儿出生时鼓室无空气，听力差，出生后 3—7 日听觉已相当好。新生儿对较弱的声音不敏感，可能是由于在出生过程中有液体灌进内耳的缘故，除了这一微小的局限，新生儿确实具备了辨别声音的音量、持续时间、方向以及频率的能力。因为有效的聆听需要定位、辨别出声音出现的细微的时间差、精细地区分不同的声音。事实上，不到一周大的新生儿就已经能够区分元音字母 a 和 i 了，他们甚至能够将单词划分为几个独立的音节——双语家庭的婴儿学习语音和单词时，可能略微有些延迟。总的来说，婴儿的听觉在刚出生时就发展得较好了，即使是新生儿，也已达到如下水平：能根据声音确认和辨认自己的看护者，并将语言分割成很小的单位。

#### （二）婴幼儿的听感知觉发育

下面对各个阶段的语言发展情况做一些介绍：2—3 个月大的婴儿已经能够分别出非常相似的辅音。婴儿 3—4 个月时可转向声源，听到悦耳声时会微笑。4 个半月大时，婴儿已能够辨认他们听到的词语。比如，当婴儿听到有人叫自己的名字时，会准确地将头转向声音传来的方向，但如果是叫其他人的名字，他们不会有这种反应。4—6 个月大的婴儿会对越来越近的声音作出反应，4 个月大的婴儿即可将声音韵律和运动结合起来，他们会识别出自己喜欢的运动与声音匹配的组合，6 个月时这种能力较为普遍。婴儿 7 个月时可将听觉、视觉和触觉整合和协调，看到一个吱吱响的玩具，会去拿玩具，触摸并聆听声音。7—9 个月时婴儿能确定声源，区别语言的意义。1 岁时婴儿声音定位能力达到成年人水平。13—16 个月时幼儿可寻找不同响度的声源。4 岁时幼儿听觉发育已经完善。另外，婴幼儿对某些较高和较低频率的声音比成年人更敏感，而对中等频率的声音不如成年人敏感。

### 二、听觉发育过程中的一个特征：对妈妈声音的反应

婴儿对声音很感兴趣，尤其是音调较高的女性声音。那他们能否辨认出妈妈的声音呢？德卡斯珀及其同事的研究表明，当听到录音机里传来妈妈的声音时，新生儿吸吮奶嘴的频率比听到其他女性的声音时显著增加；在孕期的最后三个月，听到妈妈读熟悉的故事和新故事时，胎儿的心跳频率会发生变化。这说明婴儿能辨别妈妈的声音，且反应好。鉴于此，我们

应该鼓励妈妈多和婴儿讲话，给予婴儿更多的关注和关爱，这能够为他们后期的社会性、情感和智力的发展打下良好的基础。

## 第五节　味觉和嗅觉

### 一、新生儿味觉、嗅觉的发育

新生儿刚一出生就表现出明确的味觉偏好。比如，他们明显更喜欢甜味，因为与苦、酸、咸或中性的液体（水）相比，无论是足月儿还是早产儿，吸吮甜味的液体的频率更高，持续时间也更长。不同味道的吸吮会引发新生儿不同的面部表情：甜味能减少新生儿哭泣，让他们发笑和咂嘴；而酸味让新生儿皱鼻子和噘嘴；苦味则经常会让新生儿表现出厌恶的表情——嘴角往下撇，伸舌头，甚至吐口水。随着液体浓度越来越高，新生儿相应的表情会更加明显，这充分说明新生儿已经能够辨别出某种味道的浓度。

新生儿还能够觉察到各种气味，对于不喜欢的气味，如醋、氨气或者臭鸡蛋味，他们会作出一些强烈反应，如将头扭开或露出厌恶的表情等。在出生后的 4 天里，新生儿已表现出对奶味的偏爱，而不再喜欢羊水的气味；吃母乳的新生儿在一两周大的时候已经能够通过乳房和腋下的气味认出自己的妈妈，并将她与其他女性区分开。

### 二、婴幼儿味觉、嗅觉的发育

研究表明，婴儿的味觉和嗅觉发育情况为：婴儿出生时味觉发育已很完善，嗅觉中枢与神经末梢已基本发育成熟，12—18 天的婴儿仅凭气味就可以分辨出他们的母亲。婴儿 3—4 个月时能区别愉快与不愉快的气味。婴儿 4—5 个月时对食物味道改变已很敏感，为味觉发育关键期，此期应适时添加各类转乳期辅食。婴儿 7—8 个月开始对芳香气味有反应。婴儿天生就喜欢甜食，在非常年幼的婴儿舌尖上放点儿甜味的液体，他们会微笑；而当尝到苦味时，他们则会表现出厌恶的表情。

## 第六节　触觉、温度觉和痛觉

### 一、触觉

皮肤感觉包括触觉、痛觉、温度觉及深感觉等。皮肤表面的感受器对于触摸、温度和疼痛非常敏感。触觉是对触摸的反应，是引起某些反射的基础。触觉是新生儿高度发展的感觉系统之一，也是最早发展的系统之一。有证据表明在怀孕 32 周后，胎儿的整个身体对触摸就已经非常敏感了；婴儿在出生时就具有的一些基本反射，如吸吮反射，说明他们已对触摸很敏感；新生儿眼、口周、手掌、足底等部位的触觉已很灵敏，而前臂、大腿、躯干的触觉则较迟钝。有些理论家认为，婴儿获得这个世界信息的方式之一，就是触摸。

对触摸的敏感，无疑提高了婴儿对外界环境的反应能力。如果在早产儿的保育箱里定期抚触他们，他们会发展得更好。抚触和亲密接触不仅对新生儿有良好的发展与促进作用，而且对所有婴儿都能产生积极作用。抚触有助于缓解婴儿的焦虑，帮助他们平静下来，还能够促进其神经活动。这是因为温柔的抚摩和按摩能够刺激不敏感的婴儿，而抚慰易激动的婴儿，能引逗他们发笑，使他们能与看护者更好地互动。出生后第一年的后期，婴儿开始用触觉探索事物——先是嘴唇和嘴巴，然后是双手。因此，触觉是婴儿获得外部环境知识的主要方式，触觉的发展对于婴儿早期的认知发展起着关键作用。

## 二、温度觉

婴儿对于温暖和寒冷以及温度变化同样非常敏感，在出生时已很灵敏。如当奶嘴里的奶太热时，他们会拒绝吸奶嘴；当房间里的温度骤然下降时，他们会加强活动来保持身体的热量。

## 三、痛觉

婴儿是否能感觉到疼痛呢？答案是肯定的。即使是刚出生 1 天的新生儿，因做血液检查而被针刺到手指头时，也会拼命大哭。事实上，非常小的婴儿要比 5—10 个月大的婴儿对接种疫苗表现出更多的恐惧。疼痛会给婴儿带来压力，出现心率加快、出汗，露出不舒服的表情，哭声的强度和声调也会发生改变。对疼痛的反应存在一个发展过程，新生儿要在数秒后才会有反应，而仅仅几个月后，婴儿便立刻就有反应。一般认为，婴儿对痛觉的迟钝反应是从第 2 个月开始逐渐改善的；而新生儿反应的延迟，可能是因为他们神经系统的发展还不够完善，信息传递得比较慢。

### 第七节　跨通道知觉

假设让你玩一个把眼睛蒙住、只许用手触摸物体的游戏。朋友在你手里放了一个小小的球形物体，通过手指的触摸，你感觉到这个球状物的直径大约是 4 厘米，有几十克重，坚硬而且表面凹凸不平，你会说："啊，这是一个——。"研究者在班级中进行这个测试时发现：

虽然在生活中从来没有摸过高尔夫球，但大多数学生都能很快猜出这是一个高尔夫球。这就是跨通道知觉——能够从通过一种感觉通道（如触觉）获得的信息推论出通过另一种感觉通道（如视觉）已经熟悉的刺激物的能力。我们成人可以作出很多类似的推论，但是婴儿是从什么时候开始具备这种能力的呢？

## 一、新生儿的跨通道知觉

各种感觉在婴儿出生时就是互相关联的吗？要是能将看到、摸到、闻到或通过其他方式获得的信息整合到一起，这无疑能够帮助刚开始理解或探索事物的婴儿更好地认识世界。那么，感觉的整合是否在生命的早期就出现了呢？托马斯·鲍尔和他的同事们在类似肥皂泡的情境中研究了婴儿的反应，被试是 8—31 天的新生儿，他们能够看清一个手臂的距离的物体。在研究中，出现的物体是利用投射技术制造出来的幻觉，婴儿伸手抓时根本感觉不到任何东西。研究者发现，婴儿的确会伸手抓这些虚幻的物体，而且当抓不到时还会沮丧地哭闹。这表明：视觉和触觉在生命早期就是互相关联的：婴儿希望去感觉那些他们能看到和摸到的物体，而视觉和触觉的不一致让他们不高兴。在阿伦森和罗森布鲁姆的研究中，妈妈在对面的隔音屏后面说话，声音却来自侧面的扬声器，1—2 个月大的婴儿会因此显得焦虑不安。婴儿的表现也说明：视觉和听觉也是相通的，婴儿希望从同一方向听到声音。

新生儿辨别妈妈面孔的能力也取决于这种感觉通道之间的联系。出生后不久，新生儿就会对妈妈的脸表现出特殊的偏爱，当研究者对嗅觉进行控制时，不让新生儿闻到妈妈的味道，新生儿还是表现出了对妈妈明显的偏好。然而，当研究者让新生儿听不到妈妈的声音时，这种偏好就不明显了。显然，必须同时看到、听到妈妈，新生儿才能辨认出自己的妈妈。所以，我们认为，在新生儿中，不同的感知觉通道之间有关联，但没有发现他们具有跨通道知觉的能力。

## 二、婴幼儿的跨通道知觉发育

那么，婴幼儿的跨通道知觉的发展情况如何？先来看下面的学习专栏。

---

**学习专栏**

### 婴儿跨通道知觉能力的发展

给 4 个月和 8 个月大的婴儿展示一组伴随特殊声音的物体，当他们产生习惯化以后，再给他们展示另一组物体，声音和物体都跟以前一样，但播放顺序发生了变化，结果发现，两个阶段的婴儿都能发现其中的差异。不过，如果声音和物体不是匹配出现的，并且其中一个因素的播放顺序发生变化，结果发现，4 个月大的婴儿无法分辨出两组声音—物体匹配的差异，但 8 个月大的婴儿能够发现。

可见，年龄越大的婴儿跨通道知觉能力越强。较小的婴儿对声音—物体匹配引发的跨通道知觉反应，可促使他们注意到顺序关系，这正是 8 个月大的婴儿表现出更强的顺序觉察能力的基础。

尽管我们没有发现新生儿具有跨通道知觉的能力，但 1 个多月大的婴儿看起来已经能够通过视觉辨认他们吸吮过的物体。需要注意的是，唇部—视觉匹配能力可能是在这个阶段的婴儿身上能观察到的唯一的跨通道知觉能力，与此相近的触觉—视觉匹配的能力，到 4—6 个月大时才会出现。到 3 个半月时，婴儿已经能够把陌生人的面孔和声音关联起来。视觉—听觉之间的跨通道知觉能力，大约在婴儿 4 个月大时出现。随着每种感觉能力的成熟，跨通道知觉能力将持续发展并帮助婴儿学习和探索周围的世界。

### 本章总结

本章介绍了感觉的概念、分类，按感觉器官分为视觉、听觉、味觉、嗅觉、触觉、温度觉、痛觉以及跨通道知觉，详细讲述了各种感觉在婴幼儿各个阶段的发展情况，以及对婴幼儿发展和生存的意义。这样，当我们在面对婴幼儿的行为时，可以此大概判断出其发育的特点以及是否可能有异常，从而因材施教，并对异常早发现、早干预、早治疗。

本章重点为婴幼儿各个阶段的视觉、听觉、味觉、嗅觉、触觉、温度觉、痛觉以及跨通道知觉等感知觉的特征。

### 思考与练习

1. 什么是感觉、知觉？

2. 从感觉器官上讲，感觉分为哪几种？

3. 新生儿具备哪些感觉和知觉？

4. 新生儿的主要反射有哪些？

5. 视觉、听觉、味觉和嗅觉感知觉发育的时间特征是什么？

6. 触觉、温度觉和痛觉发育的环境关系特征是什么？

7. 什么是跨通道知觉？婴幼儿的跨通道知觉的发展情况如何？

# 第七章
# 神经内分泌系统与心智发育

**本章导语**

儿童在正常的环境和生理条件下，其心智发育是自然而然的，逐渐学会思考一些现象、对人产生情感等。但在其发展过程中，不可避免地产生问题，出现曲折、偏离，这是促使我们学习婴幼儿心智发育的一个重要原因。心智发育不仅是生理现象，其与社会环境相互作用，也是人类心理活动发展的基础阶段。

**学习目标**

（1）了解认识活动、情绪情感活动、个性特征、意志行为活动及智能的概念。

（2）掌握心理活动在婴幼儿各个阶段的发育状况。

（3）了解婴幼儿不同阶段的神经认知发育特征。

（4）学会在实践工作中运用心智发育的科学理论观察婴幼儿的发育情况、识别出正常和异常，以及如何应对。

**本章导览**

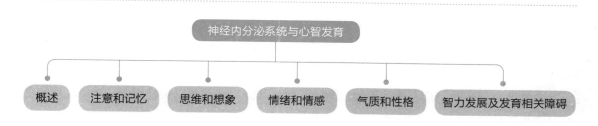

神经内分泌系统与心智发育

概述　　注意和记忆　　思维和想象　　情绪和情感　　气质和性格　　智力发展及发育相关障碍

**案例导入**

1754 年，法国哲学家康迪拉克曾记述过一个生活在熊群中的立陶宛男孩。这个男孩被人发现时，用四肢走路，没有任何理智行为的表现，不会说话，思维能力十分低下。经过很长一段时间后，他才学会听懂人的语言，但是他不能描述在动物群中生活过的任何事情。1920 年，人们在印度加尔各答郊区发现了两个狼孩，一个 1 岁多，另一个约 7—8 岁。她们被送到了米德纳坡尔孤儿院去抚养。在相当长的一段时间内，她们仍用四肢爬行，白昼蜷缩，晚上引颈长嚎，用舌头舔饮生水，像狼一样吃肉。她们竭尽全力试图逃出孤儿院，返回丛林。人们对她们悉心照料，教她们说话，大狼孩卡玛拉好像没有人类发音一样，毫无起色；小狼孩阿玛拉能够说出一些简单的词语，并对人类小孩的活动产生了兴趣。但可惜阿玛拉在进入孤儿院一年多后因病死去，阿玛拉死后，卡玛拉很伤心，2 天 2 夜没有吃东西。在辛格博士的训练下，卡玛拉 2 年以后才勉强学会直立，6 年以后她才学会直立行走，但是还没有学会直立奔跑，在疾走时，她总是四肢并用。直到 4 年之后她才刚刚能听懂几句简单的话，学会 6 个单词；7 年以后，卡玛拉学会了 45 个单词。到了 15 岁的时候，她学会了荡秋千。刚被发现的时候，她的智能相当于 6 个月的婴儿；15 岁的时候她的智能相当于 2 岁的孩子；17 岁时她的智能相当于 4 岁小孩的水平。她一生只学会了几十个词，能说几句简单的话。

这些儿童虽然生下来时拥有人的大脑，但由于缺乏人类社会环境、缺乏人类的信息与知识的养料，他们的大脑没能正常发展，并且由于错过了发展的时机，即使后来回归社会且被刻意训练，也难以发展出正常的认知。终其一生，他们都缺乏正常语言能力、记忆能力、思维能力与直立行动的能力。狼孩的故事使我们想到了什么？婴幼儿时期是认知发展发育极为关键的阶段，其发展情况在很大程度上会受到环境因素的影响。

## 第一节 概述

人类的心理活动包括心理过程和个性特征两大部分。在儿童成长过程中，神经心理的正常发育与体格生长具有同等重要的意义。儿童心理的发育不仅有量变，而且有质变，它经历着由简单到复杂、由低级到高级、由不完善到完善的过程。神经发育是心理发展的基础，环境是心理发展的条件。儿童的中枢神经系统发育由于受到遗传及先天因素、围生期及出生后不良因素，则会导致其心智发育的异常或迟滞。那么，什么是心理活动？其包括什么内容？其又是如何形成的？

## 一、心理过程

心理过程包括认识活动、情感活动和意志行为活动三方面。第一，认识活动。神经心理活动以大脑为物质基础，当人们在认识客观世界时，首先要通过感觉器官来认识事物的个别属性（感觉），综合个别属性并形成整体印象（知觉），继而将这些印象储存在脑内供以后回忆和再认识（记忆），对以往感知过的事物和脑中已有的知识进行分析、比较、综合、判断和推理，从而认识事物的本质，掌握客观规律（思维），上述心理活动即为认识活动。第二，情感活动。人们在认识活动中必须有选择性（注意），将心理活动选择性地集中于一定对象，以便能清晰地感知、选择性地记忆和有效地思维。人们认识外界客观事物时总是伴随着内心体验及应对措施，这称为情感活动。第三，意志行为活动。人们在发展过程中，会制定目标、计划，然后予以实施，克服困难，努力达到目标，这一心理过程称为意志行为活动。

## 二、心理个性特征

个体经常地、稳定地表现出来的心理活动特点，称为个性心理特征。它主要包括能力、性格、气质。其中，表现在认识活动方面的，称为能力或智力；表现在情绪和意志行为方面的，称为性格；表现在个体稳定的心理过程中动力方面的，称为气质。

## 三、心理活动的形成

儿童的发展是积极、主动的。为了更好地适应环境，儿童会不断重构自己的知识结构。儿童也能积极地参与到与他人的协作对话中去，并形成与其文化背景相适应的思维方式。认知心理学家认为心理活动过程类似于信息加工过程，即为认知的信息加工的观点。比如，他们用信息加工系统中的多重储存模型来理解人类的思维。尽管到目前为止，认知或认知发展研究还没有形成一个统一的信息加工论点，但所有的信息加工观点的核心思想是一致的，即人们在一个容量有限的系统中，通过使用不同的认知操作或策略对信息进行加工。

## 四、心理发育障碍

儿童在不同年龄阶段有不同的发育水平，有不同的行为表现。如果儿童在各个方面明显落后于同龄儿童，表明其心理发育过程中出现了障碍，需要给予重视，早发现、早干预。有关心理发展水平的测量手段，目前主要是智力测量。儿童的心理发育全面低下的精神疾病，主要包括精神发育迟滞和孤独症。

## 第二节　注意和记忆

**案例与分析**

　　1个月大的元元不会自己去注意妈妈或爸爸的脸，而是妈妈或爸爸谁照看他、对他微笑，他就看谁。2个月后，妈妈拿一个彩色气球在他眼前晃，他发出喜悦的声音，睁眼注视着气球。3个月后，元元会扫视周围的环境，对忙碌的妈妈和门廊上的七彩风铃有了更多关注。6个月后，元元出现有意注意的萌芽，他去抓取自己看到的好玩的东西，会用嘴吸吮，还会倾听一些声音，并对声音有一定的反应。1岁以后，元元能听妈妈讲故事了，能顺着妈妈的手指看图片，尽管只能好好地听或看5—6分钟。2岁时，元元能集中注意力大概在10分钟左右，即使玩玩具也坐不住，"搞这搞那"、上蹿下跳的。元元2岁半时，可以集中注意20分钟，但如果妈妈带元元出门在外面，他会四处张望，到处走动，很少注意自己应该做的事情，而是把注意力分散到很多地方。他的注意时间又变短了，并且他的注意广度也比较小，当他去看一只流浪猫时，会看不到向他驶来的车，因此妈妈很担心，紧紧跟在他后面。妈妈想：元元马上3岁，该上幼儿园了，他能适应幼儿园的生活吗？

　　分析：其实如果元元妈妈去参观幼儿园，她会发现，教师每隔15—20分钟就换一下活动内容，为什么呢？这就是教师充分考虑了婴幼儿的注意力特点。众所周知，个体在对信息进行加工并运用它解决问题之前，首先必须觉察和注意到信息。虽然年幼儿童会注意到感觉输入的信息，但通常都是在客观物体和事件引起了他们的注意的情况下产生的。

## 一、注意

　　随着年龄的增长，儿童开始能够保持自己的注意力，对注意的信息也有了选择，还开始有能力去制定计划，以搜集信息达到特定的目标。下面我们将从注意的特点、分类及影响因素，进一步探讨婴幼儿的注意特点。

### （一）注意的特点

　　注意（attention）是心理活动或意识对一定对象的指向与集中。注意有两个特点：指向性与集中性。注意的指向性是指人在每一瞬间，其心理活动或意识选择了某个对象，而忽略了另一些对象。例如，婴幼儿在集中注意看图画书时，往往听不见爸爸妈妈说的话。形象地说，注意的指向性就好比黑夜中探照灯的光束，它指向哪个事物，哪个事物就变得清晰、鲜明，容易被人察觉；而落在它之外的事物，则变得模糊、暗淡，不易被发觉。可见，注意的指向性能使人有选择地反映某些事物，从而获得关于这些事物的清晰印象。当心理活动或意识指向某个对象的时候，会在这个对象上集中起来，即全神贯注起来，这就是注意的集中性。如果说注意的指向性是心理活动或意识朝向哪个对象，那么注意的集中性就是心理活动或意识在一定方向上活动的强度或紧张度。人的心理活动或意识的强度越大，紧张度越高，注意也就越集中。人在高度集中自己的注意时，注意指向的范围就缩小。这时候，人对自己周围的一切就可能"视而不见，听而不闻"了。从这个意义上说，注意的指向性和集中性是密不可分的。

### （二）注意的分类

对事物的注意，有时是自然而然发生的，不需要任何意志的努力；有时是有目的的，需要付出意志的努力来维持。为此，注意可分成不随意注意、随意注意和随意后注意三种类型。在培育婴幼儿的过程中，了解注意的种类及其产生的条件，具有重要的意义。

#### 1. 不随意注意

不随意注意也称无意注意，是指事先没有目的、也不需要意志努力的注意。无意注意的引起与维持不是依靠意志的努力，而是取决于刺激物本身的性质。0—6岁儿童的无意注意占优势。引起无意注意的原因主要有两点：① 刺激物自身的特点。刺激物自身的特点包括刺激物的新异性、强度、运动变化等。刺激物的物理特性是引起无意注意的主要因素，如强烈的声音、鲜明的颜色、生动的形象、突然出现的刺激物或事物发生了显著的变化，都容易引起儿童的无意注意。② 人本身的状态。无意注意不仅由外界刺激物被动地引起，而且和人自身的状态、需要、情感、兴趣、期待、过去经验等有着密切的关系。那些与儿童的兴趣和需要有密切关系的刺激物，逐渐成为引起他们无意注意的原因。当儿童的生活经验比以前丰富了，对于一些事物有了自己的兴趣和爱好，只要符合儿童兴趣的事物就容易引起他们的无意注意。但这种有一定主观色彩的无意注意多在3岁以后发生，3岁前的儿童无意注意的刺激物主要是事物的物理特性，其个人主观参与度较低。随着知识经验和认识能力的发展，儿童能够发现更多新奇事物和事物的新颖性，这种新颖性对引起他们的注意有重要作用，并可促使其注意的发展和自身的成长。所以，丰富的外界环境对婴幼儿的成长更为有利。

#### 2. 随意注意

随意注意也称有意注意，是指有预定目的的、需要一定意志努力的注意。如果说动物也有不随意注意的话，那么只有人才有随意注意。因此，在种系发展上，随意注意出现得较晚。引起随意注意的原因，主要有以下几点：① 对注意目的与任务的依从性。目的越明确、越具体，越易于引起和维持随意注意。② 对兴趣的依从性。有趣的事物容易引起随意注意。在随意注意的产生中，间接兴趣有重要作用。③ 对活动组织的依从性。有些人养成了良好的工作习惯和生活习惯，起居饮食很有规律，这样，在规定的工作时间内，他能全神贯注地工作。

相反，一个没有良好生活习惯的人，整天处于忙乱状态，在必要时就难以组织自己的随意注意。另外，把智力活动与某些外部活动结合起来，也有利于随意注意的维持。例如，在阅读较难的作品时，适当做点笔记，可以帮助人们长久地把注意集中在这类作品上。④ 对过去经验的依从性。知识经验对随意注意也有重要的影响。人们对自己熟悉的事物或经验丰富的活动，可以自动地进行加工和操作，随意注意轻易即可做到。⑤ 对人格的依从性。一个具有顽强、坚毅性格特点的人，易于使自己的注意服从于当前的目的与任务；相反，一个意志薄弱、害怕困难的人，不太可能有良好的随意注意。婴儿期是以不随意注意为主的，随着年龄的增长，逐渐出现随意注意。6 岁后，儿童能较好地控制自己的注意力。

·学习专栏·

### 幼儿期的随意注意教育

幼儿期随意注意处于发展的初级阶段，水平低、稳定性差，而且依赖成人的组织和引导。主要有以下特点：① 幼儿的随意注意受大脑发育水平的局限。随意注意是由脑的高级部位控制的，大脑皮质的额叶部分是控制中枢所在。额叶的成熟，使幼儿能够把注意指向必要的刺激物和有关动作，主动寻找所需要的信息。由于额叶在大约 7 岁时才达到成熟水平，幼儿期有意注意开始发展，但远远未能充分发展。② 幼儿的随意注意是在外界环境，特别是成人的要求下发展的。幼儿的随意注意需要成人的指引。儿童进入幼儿期，也就进入了新的生活环境和教育环境，注意服从于任务的要求。因此，各种生活制度和行为规则，是使幼儿有意注意逐步发展的主要因素。③ 幼儿逐渐学习一些注意方法。由于随意注意是自觉进行的，保持其自觉性需要克服一定的困难。因此，幼儿要在成人教育和培养下，逐渐学会一定的有意注意的方法。④ 幼儿的随意注意是在一定的活动中实现的。幼儿的随意注意，由于发展水平不足，需要依靠活动进行。如把智力活动与实际操作结合起来，让幼儿能够完成一些既具体又明确的实际活动的任务，这将有利于有意注意的形成和发展。

### 3. 随意后注意

随意后注意是注意的一种特殊形式。从特征上讲，随意后注意同时具有不随意注意和随意注意的某些特征。比方说，骑自行车，刚开始时需要注意怎么骑，手扶哪里脚蹬哪里，注意力需高度集中；当骑熟练后，自然而然就骑了，这就是一种随意后注意的状态。再如，像小学生每天放学后走熟悉的路径回家，也是在随意后注意的状态。随意后注意既服从于当前的活动目的与任务，又能节省意志的努力，因而对完成长期、持续的任务特别有利。培养婴幼儿随意后注意的关键在于发展对其活动本身的直接兴趣。当我们培养婴幼儿完成各种较复杂的智力活动或动作技能的时候，要设法增进他们对这种活动的了解，让他们逐渐喜爱这种活动，并且自然而然地沉浸在这种活动中，这样才能使活动取得更大的成效。

### （三）影响注意的因素

#### 1. 选择性

选择性注意是指将注意力保持在与任务相关的信息上而忽视无关或干扰信息的能力。如果预先告诉年幼的儿童与任务相关的信息，并且儿童所完成的任务不需要计划性，那么，他们的成绩是否与年长儿童一样呢？答案可能是否定的，因为年幼儿童的选择注意力较差，且注意广度很低。

#### 2. 注意广度

注意广度也叫注意范围，是指在同一时间内能清楚地把握对象的数量。注意广度的扩大是指将注意力保持在特定刺激或活动上的能力，有助于一个人在同样时间内输入更多的信息。注意的对象越集中、排列越有规律，注意广度就越大。儿童的注意力集中、兴趣高、求知欲强等，也能增加注意的广度，为此我们要注意培养儿童的注意广度。

#### 3. 认知抑制

抑制是阻止自己执行某些认知或行为反应的能力。传统的信息加工理论强调认知操作和经验的激活，而现在的观点认为，抑制认知操作或组织经验进入意识状态，对于认知发展同样重要。抑制能力缺陷会影响婴儿的认知发展。例如，婴儿玩具本来在位置 A，婴儿每次玩玩具都是从 A 位置拿的，研究者在婴儿面前将玩具慢慢移到位置 B，虽然婴儿看着这个移动，但当玩具在位置 B 被隐藏起来时，婴儿又到位置 A 去寻找玩具，就是他无法抑制住对位置 A 的注意，从而影响了注意的转移。抑制能力会随年龄而发生变化，儿童调控自己行为的能力（包括抑制自己不被接受的反应和执行适当行为）也随年龄而提高。

## 二、记忆

记忆是认知和认识发展研究的核心内容。婴儿会不会寻找藏到毯子下的瓶子？幼儿园的小朋友能不能记住同班小朋友的姓名？学生的历史考试成绩如何？这些都涉及记忆——储存和换取信息的过程。婴儿具有记忆能力，且随着年龄的增长不断提高。早期的研究支持婴儿遗忘症，即缺少 3 岁以前所发生经历的记忆，后来的研究则否定了这个观点。

### （一）什么是记忆

记忆（memory）是在头脑中积累和保存个体经验的心理过程。运用信息加工的术语表述，记忆就是人脑对外界输入的信息进行编码、存储和提取的过程。人们感知过的事情、思考过的问题、体验过的情感或从事过的活动，都会在人们头脑中留下不同程度的印象，其中有一部分作为经验能保留相当长的时间，在一定条件下还能恢复，这就是记忆。记忆与感知觉不同，感知觉是人对当前直接作用于感官的事物的认知，相当于信息的输入；而记忆是对信息的编码、存储和提取。例如，分别多年的老朋友不在我们眼前时，我们仍能想起他的音容笑貌、言谈举止，当再见到他时我们还能认得出来。记忆是保存个体经验的形式之一。个体经验保存的形式是多种多样的，例如，书籍、雕塑、图画、建筑物等社会文化形式，都可以保存个体经验。但是，只有在人脑中保存个体经验的过程，才叫记忆。

### （二）记忆的过程

一个完整的记忆过程分为三个环节：识记、保持、再认和回忆。① 识记是识别和记住事物的过程，即个体与所要记忆的事物接触，接受其刺激作用并对之予以加工，使之能被自身已有经验体系所接纳。② 保持是指将已识记的知识经验在大脑中进行储存，把所识记的内容纳入自身的经验体系中，以备后用。③ 再认和回忆是记忆的再作用环节，识记和保持的目的就是为了以后让其再作用，仅识记和保持，对个体并没有什么用处。其中，再认是指经验过的事物再次出现时能够把它认出来。例如，甜甜跟随妈妈逛商店，指着货架上的几种玩具，告诉妈妈："我们幼儿园里也有这样的玩具！"在听到一支歌曲时，甜甜高兴地说："妈妈，我也会唱，老师教过我们！"这都是再认。回忆则是经历过的事物不在面前，能够把它重新回想起来。例如，涵涵生日快到了，想起了去年妈妈陪她一起过生日的场景，这就是回忆。这三个记忆环节与信息加工的观点存在大体上的对应：识记相当于信息加工的编码，保持对应于信息加工的存储，再认和回忆相当于信息加工的提取。

### （三）记忆的分类

记忆现象是多种多样的，可根据不同的维度对记忆进行分类。

#### 1. 根据记忆内容分类

根据记忆内容，记忆可分为动作记忆、形象记忆、情绪记忆和语词逻辑记忆。

（1）动作记忆也称运动记忆，是以人们操作过的动作为内容的记忆，如学习游泳、健美操等依靠的是动作记忆。它是个体掌握各种生活、工作技能的基础，往往识记时比较困难，而一旦记住，则较易保持和恢复。一般个体在出生后的第一个月就会表现出动作记忆，其发展要比其他各种记忆早一些。

（2）形象记忆是以过去感知过的事物形象为内容的记忆。例如，人们参观了绘画展，对各种线条、画风等留下了印象。婴儿能辨别妈妈的声音，到 6 个月左右出现"怯生"——只让自己熟悉的人抱而拒绝陌生人。这些都是形象记忆在起作用。具有显著直观性的形象记忆，保存的是事物的感性特征。根据不同感觉通道所形成形象的不同特点，形象记忆又可被细分为视觉记忆、听觉记忆、味觉记忆、嗅觉记忆和触觉记忆。低龄儿童只按事物的表面特征记忆信息，随年龄的增加和理解、语言、思维能力的加强，逻辑记忆逐渐发展。

（3）情绪记忆是以个体体验过的情绪情感为内容的记忆。例如，当某人回味起全家人一起观看春节联欢晚会的情景时，仍能感受到当时那种其乐融融的心情，这就是情绪记忆。它是个体情感发展过程中不可或缺的情绪体验积累的心理机制，常常推动人们从事某种能唤起积极情绪体验的活动，而回避那些唤起消极体验的事物。所谓"一朝被蛇咬，十年怕井绳"就是这个道理。婴儿存在情绪记忆的一个著名实验——小艾伯特实验：11个月大的小艾伯特对小白鼠产生恐惧，之后相关刺激停止，但这个恐惧持续影响了他短暂的一生。

（4）语词逻辑记忆是用词的形式，以概念、命题、公式、定理等为内容的记忆。例如，学生学习的人类文化知识经验多属于语词逻辑记忆。其特点是：具有概括性、理解性和逻辑性等。由于语词逻辑记忆的载体往往是语言符号，这就要求个体的语言能力发展到一定阶段才能够出现。因此，相比于其他几种记忆，较晚发展的是个体的语词逻辑记忆，它是在婴幼儿掌握语言的过程中逐渐发展起来的。成人能使用语言而婴儿不能，婴儿早年的记忆是以非语言符号的形式保存的，也因此早年的记忆无法提取。一般认为在幼儿18—24个月之后，可能出现语言记忆。

### 2. 根据记忆的时间长短分类

根据记忆的时间长短，记忆可分为瞬时记忆、短时记忆和长时记忆。

（1）瞬时记忆也叫感觉记忆，指当客观刺激停止作用后，感觉信息在一个极短的时间内保存下来，其保持时间为0.25—2秒。其记忆容量相当大，信息存储方式具有鲜明的形象性。它是记忆系统的开始阶段，如果这些感觉信息进一步受到注意，则进入短时记忆。

（2）短时记忆是瞬时记忆和长时记忆的中间阶段，保持时间在1分钟以内，其容量较小，大约为7±2个组块。婴儿以瞬时、短暂记忆为主，尤其是3个月之前的婴儿，但明确出现长期记忆的阶段还不清楚。

（3）长时记忆是指信息存储时间在1分钟以上的记忆。其特点是：时间跨度大，可长达数日、数年，甚至终生；容量没有限度；其信息大部分来源于对短时记忆的内容进行充分并有一定深度的加工，小部分是由于印象深刻而一次性获得的。与短时记忆相比，长时记忆的功能主要表现出备用性——不用时储存在长时记忆中的内容处于一种潜伏状态，需要用时才把它提取到短时记忆系统中。在记忆发展的研究中，发现长时记忆涉及两个独立的系统：海马，小脑和脑干。长时记忆包含了再认和重现（即回忆）的阶段，婴儿6个月时才出现再认，1岁以内只有再认而无重现，随年龄增长，重现能力亦增强。婴儿能够保持记忆，小至3个月的婴儿可以记住特定的物体以及他们对这些物体的行动长达一周，6个月的婴儿在2年后能保留一些关于早期经历的记忆，但18—24个月之前有关个体经历的记忆似乎缺少准确性。至少从理论上来说，如果没有后续经历的干扰，完好无缺地保留很小时候的记忆是可能的，但在多数情况下，婴儿期有关个体经验的记忆持续不到成年期。

### 3. 根据记忆的意识程度分类

根据记忆的意识程度，记忆可被分为内隐记忆和外显记忆。

（1）内隐记忆是指在不需要意识或有意回忆的情况下，个体的经验自动对当前任务产生影响而表现出来的记忆。它强调信息提取过程的无意识性。

（2）外显记忆是指有意识提取信息的记忆。它强调信息提取过程中的意识性，如学生背诵课文时努力回想原文内容。

### 4. 依据对记忆内容的不同表述分类

依据对记忆内容的不同表述，记忆可分为事件记忆和自传式记忆。

事件记忆是对事件的长时记忆，自传式记忆是个体对发生在自己身上的重要经历或事件的记忆。大部分人理解的记忆，就是指对情景和事件的记忆，尤其是那些发生在自己身上的事情，大多数是通过语言表达的。自传式记忆与我们的语言技能、以叙事方式表征自身经验的能力是密切相关的。这些往往是婴幼儿和学前儿童记忆最深刻的，为什么呢？因为它们是在他们熟悉的环境中重复发生的。

随着年龄的增长，尤其是在所经历的事件不同寻常的时候，儿童更能够长时地记住那些信息。如研究者访谈了 8—16 个月前去过迪士尼乐园的 3—4 岁的儿童，即使是在如此长的时间后，几乎所有的儿童都能回忆起大量的相关信息，而且 4 岁儿童比 3 岁儿童记得更多的细节信息，因为迪士尼乐园经历较为稀少且印象深。

### （四）有关记忆的生活与研究应用

有一个困惑每一个人的问题：我们的早期记忆哪里去了？尽管婴儿有很强的记忆能力，但大多数成人对于他们 3 岁之前所发生的事情却一点都回忆不起来；即使他们能够回忆起来，大部分也都是虚构的。乔内尔·厄舍和奈瑟尔研究了早年的记忆缺失现象，或称作婴儿期记忆缺失。他们询问大学生早年生活经历。为了测试记忆，主试问了被试一系列与他们经历过的事件相关的问题。例如，你是在什么地方第一次见新生儿的？大学生回答出问题的百分比，随着他们经历事件时年龄的增长而显著提高。他们得出了这样的结论：有意义记忆发生的最早年龄是 2 岁左右弟弟或妹妹出生和住在医院的时候，还有就是 3 岁左右家人去世和搬家的时候。就连 9 岁和 10 岁的儿童看到他们幼儿园时玩伴的照片，也很难把他们从其他儿童的照片中辨认出来。研究发现，即使年龄稍大、能够说话的儿童，他们储存记忆的方式也可能与年长儿童以及成人不一样。只有在成人的指导下，儿童才能学会如何对记忆进行编码，认识到可以通过语言与他人分享记忆。言语技能越熟练的儿童越能在回忆时用语言表达出事件的细节，但儿童仿佛很难将早期的前言语经验转化为语言。另一项研究发现：自我意识的发展和成人帮助婴儿建构个人经历，都有助于年幼的学前儿童回忆起过去发生在他们身上的事件。这说明，我们中大多数人对早年的生活经历的记忆是一片空白的，很可能是由于我们在 18—24 个月之前，缺乏熟练的语言能力和自我概念。

## 第三节 思维和想象

### 一、思维

#### （一）思维的发展

思维是人脑对客观现象概括的、间接的反映，它反映的是一类事物的本质以及事物之间规律性的联系。思维属于人的一种高级认识能力，是智能的核心。思维的产生和言语的发育分不开。婴儿时期的思维是比较初级的思维，这种思维可称为前言语的思维，主要是具体形象的思维，它和婴儿手的抓握和摆弄物体分不开。1 岁以后，婴幼儿在言语发育的基础上才开始向抽象逻辑思维发展，即一般认为 1 岁以后产生思维，但这时仍是以直觉行动为主，概括水平也是很低的。象征性思维能力开始于幼儿 1.5—2 岁时，在 3 岁以前儿童只有最初级的形象思维；3 岁以后儿童开始有初步的抽象思维；6—11 岁以后儿童逐渐学会综合分析、分类比较等抽象思维方法，具有进一步独立思考的能力。我们可以根据婴幼儿的这些特点，注意调动他们感觉器官的作用，不断丰富他们对环境的感性知识和经验，并启发积极的思维，培养他们用基本的语言进行抽象思维。

#### （二）思维的特点

思维有两个突出的特点：第一，概括性，是指思维所反映的是一类事物的共性和事物之间的普遍联系。这与感知觉不同，感知觉反映的是具体事物个别特性和事物的外部联系。比如，儿童拿着冰块，感到它是冰凉的，这是感知觉；而儿童知道刚刚从冰箱里拿出来的东西都是冰凉的，这就是思维。第二，间接性，是指思维是通过已有的知识经验来理解和认识一些没有被直接感知的事物及其关系的过程。思维离不开已有的知识经验，即它必须在感知觉和记忆的基础上进行。比如，当儿童没有对东西轻重感的经验时，要求他去理解智力测验题"哪个轻？""哪个重？"是不现实的。感知觉只是反映直接作用于感官的事物的过程，记忆是知识经验的直接保存，而思维则是知识经验间接的反映。比如，儿童不必用手去摸就知道刚从冰箱里拿出来的柿子是冰凉的，这并不是他一定有过拿冰冻柿子的经验，而是有过类似的经历后通过思维而得来的认识。儿童思维的发展表现在概括性水平越来越高，间接性的程度越来越深。当然，概括性和间接性这两个特点是相互联系的，当儿童能够概括事物的共同特性时，他才能进行间接性的认识。

### （三）思维的分类

思维可以从不同的角度进行分类。

#### 1. 根据思维任务的性质分类

根据思维任务的性质进行分类，思维可分为直观动作思维、形象思维和逻辑思维。

（1）直观动作思维，又称实践思维，其思维任务具有直观的形式，解决问题的方式依赖于实际的动作。例如，自行车出了毛病，不能正常骑了，要知道问题在哪里？人们必须通过检查自行车的相应部件，才能确定是车胎没气了还是轴承坏了，找出故障、排除故障并进行修理。这种通过实际操作解决直观而具体问题的思维活动，就是直观动作思维。3 岁前婴幼儿的思维基本上属于直观动作思维。例如，婴幼儿将玩具拆开，又重新组合起来，当动作停止时，他们的思维也就停止了；妈妈让孩子将桌子上的玩具汽车拿过来，孩子不是用语言应答，而是直接去把玩具拿了过来。成人有时也要运用表象和动作进行思维，但要比婴幼儿的直观动作思维水平高。

（2）形象思维是指人们利用头脑中的具体形象（表象）来解决问题。例如，去城市的某个地方参观，我们事先会在头脑中想出可能到达的道路，经过分析与比较，最后选择一条距离短而方便的路，这样的思维就是形象思维。形象思维在问题解决中有重要的意义，如艺术家、作家、导演、设计师等更多地运用形象思维。

（3）逻辑思维是指当人们面对理论性质的任务时，运用概念、理论知识来解决问题的思维活动。它是人类思维的典型形式。例如，学生学习各种科学知识，科学工作者进行某种推理、判断都要运用这种思维。

#### 2. 根据思维内容分类

根据思维内容进行分类，思维可分为经验思维和理论思维。

（1）经验思维是指人们凭借日常生活经验进行的思维活动。例如，婴幼儿根据他们的经验，认为"果实是可食的植物""鸟是会飞的动物"，这些都属于经验思维。由于婴幼儿的知识经验不足，经验思维易产生片面性，甚至得出错误或曲解的结论。

（2）理论思维是根据科学的概念和论断，判断某一事物，解决某个问题。例如，我们说"心理是客观现实在人脑中的主观映象"，就是理论思维的结果。理论思维活动往往能抓住事物的本质，使问题得到正确的解决。

#### 3. 根据解决问题的方法分类

根据解决问题的方法进行分类，思维可分为直觉思维和分析思维。

（1）直觉思维是人们在面临新的问题、新的事物和现象时，能迅速理解并作出判断的思维活动。这是一种直接的领悟性的思维活动。例如，警察在嘈杂的人群中能迅速辨别出罪犯；科学家对某些偶然出现的现象提出猜想或假说等。直觉思维具有快速性、跳跃性等特点。

（2）分析思维也就是逻辑思维，是遵循严密的逻辑规律，逐步推导，最后得出合乎逻辑的正确答案或作出合理的结论的思维活动。

### 4. 根据思维形式分类

根据思维形式进行分类，思维可分为辐合思维和发散思维。

（1）辐合思维是指人们根据已知的信息，利用熟悉的规则解决问题的思维活动，即从给予的信息中，产生符合逻辑的结论。它是一种有方向、有范围、有条理的思维方式。例如，甲＞丙，甲＜乙，乙＞丙，乙＜丁，其结果必然是丙＜丁。

（2）发散思维是指人们沿着不同的方向思考，重新组织当前的信息和记忆系统中存储的信息，产生出大量、独特的新思想。例如，如何保护城市的生态环境？在回答这样的问题时，人们可以从不同的方向思考，想出诸如增加植被、减少环境污染、教育市民爱护环境等措施。发散思维方式在解决问题时，可以产生多种答案、结论或假说。但究竟哪种答案最好，则需要人们经过检验才能知道。

### 5. 根据思维角度分类

根据思维角度进行分类，思维可分为常规思维与创造性思维。

（1）常规思维是指人们运用已获得的知识经验，按现成的方案和程序直接解决问题的思维活动，如学生运用已学会的公式解决同一类型的问题。常规思维的创造性水平低，对原有的知识不需要进行明显的改组，也没有创造出新的思维成果。

（2）创造性思维是重新组织已有的知识经验，提出新的方案或程序，并创造出新的思维成果的思维活动。创造性思维是人类思维的高级形式。例如，新的大型工具软件的开发、新的科学理论的提出等都需要创造性思维。

### （四）关于婴幼儿思维的一些思考

许多心理学家认为，创造性思维是多种思维的综合表现，它既是辐合思维与发散思维的结合，也是直觉思维与分析思维的结合；既包括理论思维，又离不开创造想象等。上述思维形式大致都是前者相对初级，后者相对高级。婴幼儿的思维处于相对初级的阶段，3岁以前有形象思维，3岁以后才开始有抽象思维能力，6岁以后学会综合分析、分类，进而出现创造性思维。但思维是一个逐渐发展的过程，发展阶段不是截然分开的，在早期的思维发展过程中，都为后面的高级思维的发展打下了基础，也会有后面思维形式的萌芽出现。因此，在婴幼儿的成长过程中，一是要遵循婴幼儿思维的发展规律，不急于求成，拔苗助长；二是应注意有意识地、适时地培养婴幼儿的高级思维。

婴幼儿时期是思维发展的关键期。在这个时期社会环境因素对他们思维的发展也很重要。在历史上，人们曾发现了不少与野兽一起成长的孩子，他们的思维能力都十分低下。迄今为止，在意大利、瑞典、比利时、德国、荷兰、法国、印度等国都已发现过由野兽哺养大的孩子，这些孩子无一例外地都缺乏正常的思维能力。可见，婴幼儿若没有社会生活的刺激，尤其是在思维发展的关键期，那么对思维的消极影响是巨大的。

## 二、想象

### （一）想象的概念

想象（imagination）是对头脑中已有的表象进行加工改造，形成新形象的过程。表象是指人们在头脑中出现的关于事物的形象，如想起母亲的笑脸、想起吉他的声音、想起舞蹈的动作等。想象是一种高级的认知活动。例如，人们在听广播、看小说时，在头脑中产生的各种情景和人物形象。

### （二）想象的特点

形象性和新颖性是想象活动的基本特点。想象是在感知的基础上，改造旧表象、创造新形象的心理过程。想象主要用来处理图形信息，而不是词或者符号。想象不仅可以创造人们未曾知觉过的事物的形象，还可以创造现实中不存在的或不可能有的形象，如三头六臂、牛头马面、妖魔鬼怪等。尽管这一类形象离奇古怪，有时甚至荒诞无稽，但它们仍来自现实，来自对人脑中记忆表象的加工。想象的形象在现实生活中都能找到原型，它同其他心理活动一样，都有其现实的依据。

想象与思维有着密切的联系，同属于高级的认识过程，它们都产生于问题的情景，由个体的需要所推动，并能预见未来。一般来说，新生儿无想象能力；1—2岁幼儿仅有想象的萌芽。学龄前期儿童仍以无意想象与再造想象为主，有意想象和创造性想象到学龄期才迅速发展。

### （三）想象的作用

#### 1. 解决问题

人们在面对问题情景、需要尚未得到满足时，常常在头脑中出现需要得到满足和问题得到解决的情景，这种情景是对现实的一种超前反映，也是对未来的一种预见。想象的预见是以具体形象的形式出现的，而思维的超前反映是以概念的形式出现的。一般认为，若解决问题的方向是基本明确的，解决问题主要服从于思维规律；如果问题的情景具有很大的不确定性，由情景提供的信息不充分，解决问题的进程将主要依赖于想象。想象可以"跳过"某些思维阶段，构成事物的形象，在此基础上寻找解决问题的途径。例如，早在飞机发明之前，人们就想象能像鸟一样在天空自由地飞翔。想象具有预见的作用，能预见活动的结果、指导人们活动进行的方向。

#### 2. 创造性作用

想象的形象性、新颖性也是人们创造活动中不可缺少的因素。科学家的发明、工程师的设计、作家的人物塑造、艺术家的艺术造型、工人的技术创新、学生的学习等，所有这些活动都离不开人的想象。所以，爱因斯坦曾说"想象力比知识更重要"。

### 3. 补充和替代作用

想象具有补充知识经验的作用。在实际生活中，有许多事物是人们不可能直接感知的，如宇宙间绝大多数的星球、原始人类生活的情景、古典小说中人物的形象，这些空间遥远或时间久远的事物，人们是无法直接感知的。但是，人们通过想象可以补充这种知识经验的不足。

想象还具有代替作用。当人们的某些需要不能在实际中得到满足时，可以利用想象的方式得到满足或实现。例如，幼儿想当汽车司机，但由于他的能力所限而不能实现，于是他就在游戏中把排列起来的小板凳想象成小汽车，手握"方向盘"开起了小汽车。

### 4. 生理活动调节作用

想象对机体的生理活动过程也有调节作用，它能改变人体部分的机能活动过程。近年来，人们对生物反馈的研究也证明了想象对人的机体有调节控制作用。例如，当一个人说"看见右手放在炉边，左手在握冰"时，就可以观察到他的右手温度升高 2 度，左手温度降低 1.5 度；当他说"看见自己跟在电车后奔跑"时，就可以看到他的心跳加快。

可见，想象力是一种重要的能力，我们应注意从小培养儿童的想象力。

## 第四节　情绪和情感

### 一、情绪和情感的关系

情绪和情感是指个体对客观事物的态度，和因之而产生的相应的内心体验。两者既有区别又有联系，情感主要是指与人的社会性需要相联系的体验，具有稳定性持久性，不一定有明显的外部表现，如阶级仇与民族恨等；情绪主要是指与人的自然性需要相联系的体验，具有情景性、暂时性和明显的外部表现，如喜与怒。一般来说，情感是多次情绪体验的基础上形成的，并通过情绪表现出来，反过来情绪的表现和变化又受到已形成的情感的制约。但在儿童心理发展的研究中，情绪和情感无明显区分，儿童的行为研究中多论及"情绪"，但显然里面会谈论情感问题。国内之前对儿童心理及精神问题的研究中多用"情绪障碍"，目前在儿童心理发展章节只用"情感"，与感知、行为等儿童心理特征并列。因此，在本章节中情绪与情感也无明显区分，论述时所使用的不同用词多是由于不同的语境下习惯用语的不同。

### 二、婴幼儿的情绪情感

婴儿有情感吗？他们能否像成人或大一点儿的儿童那样体验和表达诸如快乐、悲伤、恐惧和愤怒等特定的情感？大部分父母都认为这是可能的，在一项调查中，有半数以上的母亲认为自己一个月大的婴儿至少有五种明确的表情：好奇、惊讶、快乐、愤怒和恐惧。或许有人会说，这只是母亲从自己孩子的行为中读取了过多的信息，但现在有可靠的证据证明，即便是很小的婴儿也有情感。有研究认为，1—3 岁的幼儿已具备各种基本情感，但不善于控制自己的情感，具有不稳定性。

表达情绪的研究。卡罗尔·伊扎德及其同事用录像记录了婴儿在面对诸如握住冰块儿、玩具被人拿走、看见母亲回来等事件时的反应，以研究婴儿的情绪表达。卡罗尔·伊扎德让不了解婴儿所经历事件的评分者，从婴儿的面部表情判断他们所体验到的情绪。结果发现，不同的成年评分者在同一婴儿的同一表情中看到了同样的情绪。其他的研究者发现，成人通常能够从面部表情中判断婴儿的积极情绪，如区分好奇和愉快，而仅仅依据面部表情区分消极情绪，如恐惧和愤怒则要困难得多。但大多数研究者都赞同婴儿通过表情传达了丰富的情感，且随着年龄的增长，每一种表情都更清楚地成为某一特定情绪的标志。

## 三、婴幼儿的情绪发展

### （一）情绪的出现顺序

在儿童生命的头两年中，各种情绪陆续出现，详见表 7-1。婴儿的面部表情是他们情绪状态的指示器，在快乐的情境中，他们会微笑；在受挫的情境中，会愤怒；在不快乐的情境中，他们看起来很伤心，且这些面部表情即使在截然不同的文化间也惊人地相似。出生时，婴儿会表现出好奇、痛苦、厌恶和满足。一般在 6—9 周时，婴儿看到让他们开心的刺激时就露出笑容，不过最初的微笑没有进行区分，看见任何让他们觉得有趣的东西，婴儿都会微笑。到 2 个月大时，婴儿开始露出社会性微笑，这通常发生在与看护者之间的互动之间，此时看护者很可能对婴儿的积极反应感到欣喜，他们报以微笑并继续做着令婴儿愉悦的事情。在婴儿 2—7 个月大时，开始出现其他基本情绪，如愤怒、悲伤、快乐、惊讶和恐惧。

表 7-1　不同情绪出现的时间表

| 年　龄 | 情　绪 | 情绪类别 | 影响因素 |
|---|---|---|---|
| 出生 | 好奇、痛苦、厌恶和满足 | 基本情绪 | 可能由生物程序决定 |
| 2—7 个月 | 愤怒、悲伤、快乐、惊讶和恐惧 | 基本情绪 | 所有健康的婴儿都在大致相同的时间段出现这些情绪，所有文化对这些情绪的解释也是相似的 |
| 12—24 个月 | 尴尬、害羞、内疚、嫉妒和骄傲 | 复杂情绪：自我意识，自我评价 | 需要自我的感知和认知能力来判断自己的行为是否违背了标准或规则 |

### （二）基本情绪

初级情绪可能是由生物程序所决定的，因为对于所有正常的婴儿而言，他们都在大致相同的年龄出现，在不同文化中的表现以及人们对它们的理解也大致相同。但是当婴儿要表达并非先天就具备的情绪时，则需要一些学习过程或认知的发展。事实上，对 2—6 个月大的婴儿来说，最有可能激发他们的惊讶和快乐的因素之一，是他们发现自己能够控制某些物体和事件，如学习踢腿、通过按按钮让玩具发出音乐声等。而这种习得性期望的落空，比如有什么人或什么事妨碍了他们施加的控制，有可能会激怒许多 2—4 个月大的婴儿，也有可能会让他们感到伤心。婴儿 4 个月大时，开始可以理解隐藏在他人面部表情和声音表达中的表情。到 18 个月大时，他们的情绪表达有了特指性，指向母亲和其他照顾者的微笑变得更加频繁。

### （三）复杂情绪

快到 2 岁时，儿童开始表现出复杂情绪，如尴尬、害羞、内疚、嫉妒和骄傲。这些情绪有时候被称为自我意识性情绪，因为它们都在一定程度上源于自我感觉的降低或提升。迈克尔·刘易斯及其同事认为，最简单的自我意识性情绪——尴尬，在婴儿能够识别自己的镜像（自我参照系统发展的一个重要里程碑）之前是不可能出现的，而像害羞、内疚、骄傲等自我评价性情感则不仅需要能够自我识别，还需要能够理解评判个人行为的准则与标准。2 岁末时，儿童会有目的地使用微笑来交流自己的积极情绪，并对他人的情绪表达非常敏感，即表现出共情能力。婴幼儿情绪表现的特点是时间短暂、反映强烈、容易变化、外显而真实。随着年龄的增长，儿童对不愉快因素的耐受性逐渐增加，能够有意地控制自己，使情绪趋向稳定。现有的大部分证据都支持迈克尔·刘易斯的理论。例如，那些会因为恭维过度和被要求在陌生人面前表演节目而感到尴尬的婴儿，必定是能够自我识别的婴儿。儿童到了 3 岁能够更好地评判自己表现的优劣时，他们在成功地完成一件困难任务后，开始表现出骄傲（微笑，鼓掌，或者会叫着说"是我干的"），也会对未能完成一项简单任务后表现出羞愧（耷拉着头向下看，常常加上诸如"我不擅长这个"之类的评论）。

学龄前期的儿童也可能表现出评价性的尴尬情绪。例如，他们在相应的时间内不能完成某些任务或者无法达到某些标准时，会表现不自然的微笑、自我触摸、目光回避等表现。评价性的尴尬源于对自己表现的消极评价，要比受他人注意引发的"单纯"的尴尬产生更大的压力。

这些稍晚出现的情绪比较复杂，对儿童的行为有不同的意义。例如，有的研究者发现，内疚和害羞有着明显的区别。内疚是因为我们无法做到对他人的某些义务，感到内疚的儿童很多时候关注于他的不当行为所带来的人际后果，也许还会主动接近别人来补偿自己的伤害行为。害羞则更多的是由于对自我的关注而非对他人的关注。害羞可能是因为儿童自我的行为违背了道德，遭受个人挫败，丢面子等。害羞导致儿童对自己的消极关注，使得他们试图回避他人。

### （四）父母对儿童情绪的影响

父母会显著影响儿童的自我评价性情绪的体验和表达。在一项研究中发现，儿童在成功时表现出的骄傲和在失败时表现出的羞愧，会在很大程度上取决于父母对他们成绩的反应。那些更关注消极表达、在儿童失败时给予严厉指责的母亲，其子女在失败后会表现出高水平的羞愧，却很少在成功后感到骄傲；与此相对，那些更倾向于在孩子成功时作出积极反应的母亲，他们的孩子在成功后更感到骄傲，而在未能实现预期目标时，表现出的羞愧则很少。另外，有趣的是，只有在有成人在场时，年幼的学龄前儿童才会表现出自我评价性情绪，可见，年幼儿童的自我评价性情绪在很大程度上是由他们对成人评价的预期而产生的。事实上，儿童要到学龄阶段，才可能完全内化众多的规则和评价标准，从而在没有外部监督的情况下，为自己的行为感到骄傲、羞愧和内疚。

### （五）情绪的社会化和情绪的自我调节

每个社会都有一系列的情绪表达规则，规定着在各类场合下，哪些情绪可以表达而哪些不可以表达，儿童必须要学习并运用它们，从而能够与人相处，并获得他人的认同。这种学习是从什么时候开始的呢？也许要比一般人想象的早，如母亲和 7 个月大的婴儿玩耍时总是表现得愉快、好奇和惊讶，这为婴儿提供了积极情绪表达的模样的榜样。母亲也会对婴儿的情绪作出选择性反应，在婴儿 2 个月以前，他们对婴儿的好奇和惊讶会有更多的注意，而对婴儿的消极情绪的反应较少，这样通过基本的学习过程，婴儿会有更多的笑脸，较少流露不愉快的表情，以后他们也会如此。然而，不同社会对某些情绪的接受性存在很大的文化差异，如有的父母喜欢引导他们的孩子到达快乐的顶峰，而有的父母则尽可能地满足孩子让其保持安静。因此，有的婴儿学会了尽量表达自己的积极情绪，而有的婴儿却更会压抑自己的情绪，不论是积极的还是消极的。

要遵循这些情绪规则，婴儿就必须具备情绪自我调节策略。在最初的几周中，主要是由看护者通过避免过度刺激、搂抱、轻拍、晃动等来调节婴儿的情绪的。6 个月大的婴儿在调节自身的消极情绪上有所进步，他们已经开始能够通过将身体从引起不愉快的物体旁移开，或是通过不断吸吮的方式减少某些不愉快的冲动。当母亲关注并安抚他们，降低婴儿对诱发他们不安的事物的注意力时，婴儿的这些自发的行为尤为有效。有趣的是，6 个月大的男孩比 6 月大的女孩更难以调解不愉快的冲动，更有可能在寻求看护者的支持（或安抚）时表现得烦躁不安和哭泣。

快满 1 岁时，婴儿开始使用其他一些策略来减少不愉快的冲动，如摇晃自己的身体、用嘴咬东西和避开引起他们不愉快的人或事物。18—24 个月大的时候，儿童开始有意控制那些让他感到不舒服的人和物，如机械玩具，他们也开始通过与同伴说话、玩玩具或者是远离让他们不愉快的事物等方式，应对必须等待才能吃东西或者得到礼物这样的挫折。人们甚至观察到，这么小的儿童也会通过皱眉和撇嘴等来尽力压抑他们的愤怒和伤心。但是，婴儿几乎无法掩饰他们的恐惧，相反，他们还经常能够找到可以有效引发看护者注意和安抚恐惧情绪的表达方式。例如，当一个 2 岁的儿童生气或害怕时，他们常常不会表现出自己实际体验到的情绪，而是看起来伤心地去寻找看护者，这其实更能有效地获得条件性支持。从中可以看出，从他人调节婴儿情绪到儿童自我调节的转变（有时候是通过获取他人的支持，有时候又能完全依赖自己调节情绪）。

### （六）情绪的识别和理解

在 7—10 个月时，婴儿识别和理解某种特定表情的能力已经比较明显了。这时候，他们开始关注自己的父母对于不确定情景的情绪反应，并依此调整自己的行为。随着年龄的增长，这种社会参照越来越频繁，并且扩展到父母亲以外的人。例如快 1 岁时，如果旁边的陌生人状态放松，对他微笑，婴儿就敢去接近一个不熟悉的玩具；但如果陌生人显得很恐惧，婴儿就会很小心地避开那个东西。12 个月大的婴儿甚至能够从电视节目片段中获得社会参照，对那些在电视里面让人恐惧的物体表现出消极和回避反应。事实上，研究发现，在情感体验上，与父母有较多交流的 3 岁儿童，在 3 岁以后的小学阶段，能更好地理解他人的情绪，更好地解决与朋友的争执，这对人情绪的辨认和理解能力有重要的社会意义。理解他人情绪产生的原因是共情的一个重要促发因素，共情会促使儿童去帮助安慰那些情绪低落的伙伴。这就可以解释为什么父母和他们 2—5 岁的孩子交流时，谈及的消极情绪和积极情绪一样多，尽管涉及消极情绪时人们更关心其原因，与其他心理状态和目标的关系，以及如何调节等。

## 第五节　气质和性格

### 一、气质和性格的概念

认知、情感和意志行为过程是人类普遍的心理过程，但不同个体的心理活动会有不同的特点，这种个人身上经常表现出来的本质的、稳定的心理特征称为个性心理特征，它包括能力、气质和性格三个部分，其中以性格为核心。气质是个体典型的稳定的心理过程中动力方面的特点，这些特点以同样的方式表现在各种活动中，不以活动的内容、目的和动机为转移。气质具体涉及心理过程的强度、速度、稳定性和指向性等方面的特点，在起源上是生物性的、与生俱来的，以神经活动类型为基础，相对稳定且不易变化。性格一般是指个体的现实的态度和行为方式中比较稳定的具有核心意义的个性心理特征。近年来，人们把认识过程中的动力特征也包括在性格特征之中。性格特征在具体结构上包括对现实和对自己的态度，这主要表现在处理各种社会关系、对待工作、对待他人和自己的态度等方面的个体差异，以及意志、情绪和理智等方面的特征。性格虽然也是以神经活动类型为基础，但更容易受社会实践的影响，在一生中会发生变化。

在心理学中，人格就是个性，是指一个人的整体精神面貌，是各种心理过程特征的总和。它既包括能力、气质和性格，甚至也包括动机、兴趣、理想、信念等心理活动倾向方面的特征。而在精神病学中，人格等同于性格。

## 二、婴幼儿的气质

### （一）气质维度

父母们都知道，每个婴儿都有其独特的人格，在描述婴儿的人格时，研究者主要集中在气质方面。罗斯巴特和约翰·贝茨认为，气质是个体在情绪、活动，注意反应以及自我调节等方面的先天差异，是成人人格的情绪和行为的基石。尽管不同的研究者对气质的定义或测量并不一致，但普遍认为婴儿气质的个体差异按以下六个维度划分较为适当：

（1）恐惧性：警觉，不安，面对新异环境和刺激时的退缩反应。

（2）易激惹性：挑剔，哭闹，面对挫折表现出不安（有时被称为挫折—愤怒）。

（3）活动水平：大动作活动量（如踢、爬等）。

（4）积极情绪：经常笑，愿意接近他人以及与他人合作（有的学者称之为社交性）。

（5）注意广度—坚持性：婴儿指向并专注于物体或感兴趣的事物的时间长度。

（6）节律性：机体功能（如进食、睡眠、胃肠功能）的规律性或可预期性。

综上可以看出，婴儿的气质反映了两类消极情绪（恐惧型和易激惹性）和一种广泛意义上的积极情绪。此外，在上述所说的六个气质维度中，前五个可以用来描述学前儿童甚至更大的儿童，都是恰当和可行的。

婴幼儿在气质维度上的差异并非是很快就出现的，而是会受到生理成熟和经验的影响。例如，恐惧性质的气质在婴儿6—7个月时才会出现；注意广度的差异显然出现得较早，但是要到1岁末当幼儿大脑前额叶成熟并有能力调节注意时，这方面的差异才会显著。

### （二）遗传和环境对气质的影响

正如我们所知，遗传和环境以一种相当复杂的方式交互作用于气质的发展。遗传学家通过比较同卵双生子和异卵双生子在气质上的相似性来寻找遗传的影响作用。他们发现，大多数气质特征的遗传里系数并不很高，气质的可遗传性只是中等水平。而环境对气质的影响，在哪方面最为重要？最近的研究表明，兄弟姐妹共享的家庭环境对气质的积极成分有很显著的影响，而气质的消极成分更多是由非共享环境造成的。为什么会这样？这很可能是由于父母发现了婴儿早期的行为异常行为差异，进而调整了他们的抚养方式。

文化也会对人的气质的某些方面造成影响。如，害羞被美国人认为是抑制性的行为表现，却被许多亚洲文化所推崇；在中国，沉默的儿童常被老师认为更加成熟，他们比那些自信和活泼的儿童在团体中有更多的朋友，这恰恰与美国和加拿大的情况相反。但随着文化的价值改变，某些气质特点被推崇的情况也会随着变化，当某种气质特征更适合某些文化环境，那么在这个文化环境中，该气质特征会出现得更多。但是，世界各地的文化传统的差异很大，却没有任何一种气质类型，在所有文化中都是最适宜的。

### （三）气质的稳定性

随着时间的推移，婴幼儿早期气质的稳定性如何？纵向研究发现，诸如活动水平、易怒性、社交性和害羞等气质成分，在婴儿期、童年期甚至成年早期都具有中等程度的稳定性。新西兰的一项纵向研究发现，在儿童 3 岁时测量的气质，不但在 3—18 岁时比较稳定，而且能够预测该儿童在 18—20 岁时的反社会倾向和家庭关系质量。这些发现验证了许多发展学家将气质看作成年人格的基石的观点。但是并非所有人的气质都这么稳定。研究发现，行为抑制性（面对陌生的人或事退缩的倾向）比较稳定，但这主要是在处于连续体两端的儿童——最抑制和最不抑制的儿童，而其他儿童抑制水平的波动性较大。

## 三、婴幼儿的性格发展

婴儿从一出生，就表现出独特而稳定的特质与行为，最终导致他们发展为与众不同的特定个体。婴儿早期的经验在塑造其人格的关键方面发挥着重要的影响。幼儿早期已能独立行走，说出自己的需要，故有一定的自主感，但又未脱离对亲人的依赖，常出现违拗言行与依赖行为互相交替的现象。前 18 个月，安全、满足、关注可发展婴幼儿对世界的信任，与人建立起亲密关系；18 个月至 3 岁左右，安全范围内的鼓励和自由，会发展出婴幼儿的独立和自主。学龄前期的儿童，生活基本能自理，主动性增强，开始了对自我的思考，但主动行为失败时易出现失望与内疚。学龄期开始正规学习生活，重视自己勤奋学习的成就，如不能发现自己的学习潜力，将会产生自卑。青春期体格生长和性发育开始成熟，社交增多，心理适应能力增强，但容易波动，在感情问题、伙伴问题、道德评价和人生观等问题上处理不当时，易发生性格变化。人的性格一旦形成，相对稳定。

## 第六节　智力发展及发育相关障碍

# 一、智力

### （一）智力的概念

智力（intelligence）是指个体面对挑战时，理解世界、理性思考和有效使用资源的能力。从概念可以看出，智力显示出明显的主观判断性。现实中，每个人对智力的看法也是不一样的，比如说，让五个人用语言表述一下智力是什么。我们可以确定，五个人所列出的聪明人的特征一定有所不同，因为每个人对聪明人的看法都有自己的观点。例如，有人认为学习好的人聪明；有人认为会处理人际关系的人聪明，并用"八面玲珑"来形容；也有人会觉得投机取巧获利者聪明……行为学家们对智力的看法也存在分歧，迄今为止，对什么是智力依然没有统一的说法。为什么呢？这是因为不同的理论家对构成智力的核心品质以及包含多少种品质持不同的看法。

### （二）智力的多因素观点

#### 1. 早期的智力多成分理论

查尔斯·爱德华·斯皮尔曼将智力分为一般能力（个体对关系的理解能力）和特殊能力（个体在特殊测验中表现出来的能力）；路易斯·列昂·瑟斯顿通过心理测验得出了七种能力，将其命名为基本心理能力，分别为空间能力、知觉速度（视觉信息进行快速加工）、数字推理、语言理解（解释词语）、语词流畅度（识词速度）、记忆和归纳推理（从一系列现象中找出规律）。霍华德·加德纳于1983年提出了多元智能理论，该理论认为智能是多元的，每个人身上至少存在七项智能，即语言智能、数理逻辑智能、音乐智能、空间智能、身体运动智能、人际交往智能、自我认识智能。加德纳于1996年又提出了第八种智能——自然观察智能。

#### 2. 后期的智力多成分理论

乔伊·保罗·吉尔福特认为，组成智力的基本心理能力达180种之多。他首先将认知任务分为三个维度：内容（个体所思考的东西）、操作（个体在解决问题之前的思维过程）、产品（需要哪种作答形式）。吉尔福特认为共有5类内容、6种心理操作和6种产品，基于智力三个维度各个方面的可能关系组成（5×6×6）。他所提出的智力结构模型应该有180种心理能力组成。雷蒙德·卡特尔和约翰·霍恩的理论使人们对智力的看法发生了改变。他们认为，斯皮尔曼的一般能力和瑟斯顿的基本心理能力可以被归纳为智力的两个维度：流体智力和晶体智力。流体智力是指以生理为基础的认知能力，凡是对事物的知觉、记忆、运算速度和推理等能力，这些能力大多是先天的。晶体智力是指以通过掌握社会文化学得的经验为基础的认知能力，是经验的结晶，大多是后天学习的结果。

### 3. 近期的智力层次结构模型

今天的心理测量学家们更倾向于智力的层次结构模型。该模型认为智力的结构是：一般能力因素，位于层次结构最上层，它对个体的很多认知测验成绩都有影响，而多个特殊能力因素，与瑟斯顿的基本心理能力相似，它会影响个体的某些特殊的智力领域中的表现（如数字推理测验或者空间能力测验）。在智力层次结构模型中，最精细的是约翰·卡罗尔的智力三层次模型理论（如图 7-1 所示），该理论模型是基于过去 50 年数以百计的心理能力研究的分析而得出的。

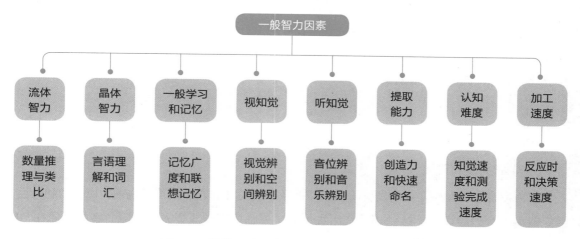

**图 7-1　约翰·卡罗尔的智力三层次模型理论**[①]

### 4. 如何测量智力发展

心理学家和信息加工理论注重的是认知过程，而测量心理学家们更多以结果为导向。他们对于不同年龄的儿童能正确回答出的问题的数量和类别进行评估，并对这些代表智力水平的指标是否能够预测一个人的学业成绩、工作绩效，甚至健康状况以及生活满意度等发展性成果进行研究。在人的一生中，会发生巨大变化的智力测验所测量的是一个人的智力表现，而不是他的先天潜力或智力能力。遗传确实对智力有影响，但我们将要考察的各种环境因素，包括文化和社会经济背景、家庭环境特点、所接受的学校教育，甚至是测验情境本身的社会和情感因素，都会对智力分数产生影响。这样我们就可以理解一个人在自己测验中所得到的分数，可以预示他的学习能力、学业表现以及工作上的成就。

目前，一般使用智商（IQ）来区分有才智和才智缺乏。智商考虑了人的心理和实际年

① 注：第二层次的能力从左到右与一般智力的相关依次递减。

龄，计算公式为：（心理年龄 / 实际年龄）× 100。使用斯坦福-比奈智力量表、韦氏儿童智力量表测量智商，可作为判断智商的参考依据。一般智商的标准范围是 200 分制，140 分以上者属于优秀；70 分以下属于智力发育障碍。其中，智力发育障碍又可分为以下情况：智商 50—69 分为轻度，可接受初级教育或特殊教育；智商 35—49 分为中度，可接受特殊教育和训练；智商 20—34 分为重度，可接受简单训练；智商 20 分以下为极重度，无语言能力，不识人，无法接受教育或训练。

### 5. 如何对待智商异常的群体

一般认为，对于高智商和低智商儿童都需要特殊关注。目前对于资优儿童没正式的界定，如何对待这个群体也没有标准的方法，教育工作者认为对资优儿童的教育应该加速和丰富，就是允许天才儿童按照自己的速度向前发展，可给予特殊的计划和个别化的活动，从而进行更深入的学习。资优儿童一般会表现出较好的语言发育、肢体灵活性，较强的探索和好奇心，较好的行为适应性和舒适感。而对于智力低下的儿童，应早期发现、早期干预，及时给予特殊训练，甚至需要精神科治疗。

## 二、神经发育障碍

### （一）智力发育障碍

智力发育障碍发生在人的发育阶段，即神经系统发育成熟（18 岁）以前，以智力和社会适应能力发育迟缓而未能达到相应临床水平为主要临床表现。智力发育障碍者的智商在 70 分以下或低于同人群均值 2 个标准差。社会适应性能力包括个人生活能力和履行社会职责能力两个方面。社会适应能力低下者表现为认知、语言、情感、意志和社会化等方面能力显著落后于同龄儿童。智力发育障碍者往往可以同时伴有其他精神症状和躯体疾病。

### （二）孤独症

孤独症起病于婴幼儿期，是一种广泛性发育障碍，主要表现为没有或仅有有限的语言能力，不能参与互惠的社会关系，兴趣范围狭窄，行为方式刻板。多数孤独症儿童智力迟钝，对外界刺激反应较慢，行为冲动，预后差。

#### 1. 孤独症的主要临床表现

（1）社会交往障碍。孤独症儿童缺乏社交交往的兴趣，难以理解他人的情绪和想法。其典型表现为：回避目光，对呼唤缺少反应，不懂社交规则，难以建立友谊。

（2）交流障碍。交流障碍同时存在言语和非言语交流障碍。它常表现为：言语发育迟缓或不发育，言语形式和内容也存在明显异常，语法错误，不会用人称代词，存在模仿言语、刻板的重复言语，如重复广告词、重复问同一个问题，常自言自语说一些与周围情景无关的话，语调平淡，无节律、无重音，不会表达愿望，难以描述事情等。

（3）兴趣狭窄及刻板重复的行为方式。他们往往过度关注或痴迷于一些非生命物体，如纸盒、化妆品瓶、车标、天气预报、广告，而对玩具、动画片等儿童感兴趣的物品或活动缺少兴趣；他们会反复开门、反复排列物品，坚持走同一条路线，穿固定的衣服，一旦改变，则会烦躁不安，甚至会爆发情绪问题；一些儿童还会有怪异动作，如重复蹦跳、自身旋转等。

### 2. 孤独症的异常心理

孤独症患儿之所以存在社会交往障碍等症状，是与其存在的一系列神经心理异常相关的。① 心理推测能力缺陷，是指个体理解他人心理状态、并由此对他人行为作出因果性解释和预测的能力。孤独症儿童难以通过他人的面部表情、姿势等理解他人的心理状态，从而影响交际和社会适应。② 执行能力障碍，是在实现某一目标时，个体所使用的计划、工作记忆、控制冲动、抑制、定势转移或心理灵活性以及动作和监控等一系列功能。孤独症儿童抑制和转化能力差，从而使情绪不稳、行为冲动、社交缺陷及无法适应社会等。③ 中央统合失调，是指对尽可能广泛的刺激形成统合、对尽可能广泛的背景进行概括的固有倾向。孤独症儿童中央统合不足，信息加工困难，对事物难以整体理解和把握。

### 3. 孤独症的共患病

孤独症常常共患其他精神障碍或躯体疾病：精神发育迟滞（约 75% 儿童伴发）、焦虑障碍（42%）、注意缺陷多动障碍（31%）、抽动障碍（11%）、心境障碍（10%），还易于共患胃肠功能紊乱、癫痫、脑瘫及染色体异常——脆性 X 综合征、21-三体综合征、Angelman 综合征（AS，又称天使综合征）等躯体疾病。

### 4. 孤独症的治疗

孤独症的病因及发病机制还未完全阐明，生物技术干预还乏善可陈，教育及行为途径的干预训练是目前最主流的基础康复训练。干预者可能希望增进的行为技能，具体包括：人际交往能力，沟通技能，学习准备技能（听从指令，安坐，选择性注意等），动作技能，个人自理/自立能力，个人游戏能力，学业技能，高级认知能力，自我调节能力等。如果他们出现明显的情绪和行为异常，如情绪不稳、易激惹、自语、自笑、过度活动、刻板重复行为、自伤级攻击等，可考虑用精神科药物治疗。

### 5. 孤独症的一种形式——亚斯伯格症

亚斯伯格症是孤独症的一种轻微形式，即高功能的孤独症。亚斯伯格症儿童有符合其年龄的语言及认知技能，在智力测试中正常甚至优秀，但他们仍然不能参加正常的社交活动，因为他们不能理解别人的思想、情感和动机。由于拥有正常的语言和认知，大多数亚斯伯格症儿童直到 2—3 岁，上幼儿园或与其他孩子开始合作游戏时，才会从群体中"脱颖而出"，可能被臆断为"晚熟的人"，"正在经历一个阶段"。但他们逐渐开始显现出像大多数患有广泛性发育障碍的人一样的不寻常的行为。例如，他们可能变得将注意力过于集中在一些没有意义的事情，像航班时刻表；他们可能会发生一些强迫行为，像计数和计算一个方格桌布的正方形数；他们不能像同龄儿童一样建立友谊等，这些都使他们变得十分"显眼"。

### （三）儿童心理行为发育问题筛查

表 7-2 是 2012 年国内专家编制的一个可靠、快速的儿童心理行为发育问题预警征象筛查表，可用于儿保和社会机构及家庭育儿工作中。

**表 7-2　儿童心理行为发育问题预警征象筛查表**

| 年　龄 | 预　警　征　象 |
|---|---|
| 3 个月 | 1. 对很大声音没有反应<br>2. 逗引时不发音或不会微笑<br>3. 不注视人脸，不追视移动人或物品<br>4. 俯卧时不会抬头 |
| 6 个月 | 1. 发音少，不会笑出声<br>2. 不会伸手抓物<br>3. 紧握拳松不开<br>4. 不能扶坐 |
| 8 个月 | 1. 听到声音无应答<br>2. 不会区分生人和熟人<br>3. 双手间不会传递玩具<br>4. 不会独坐 |
| 12 个月 | 1. 呼唤名字无反应<br>2. 不会模仿"再见"或"欢迎"的动作<br>3. 不会用拇食指对捏小物品<br>4. 不会扶物站立 |
| 18 个月 | 1. 不会有意识地叫"爸爸"或"妈妈"<br>2. 不会按要求指人或物<br>3. 与人无目光交流<br>4. 不会独走 |
| 2 岁 | 1. 不会说 3 个物品的名称<br>2. 不会按吩咐做简单事情<br>3. 不会用勺吃饭<br>4. 不会扶栏上楼梯 / 台阶 |
| 2 岁半 | 1. 不会说 2—3 个字的短语<br>2. 兴趣单一、刻板<br>3. 不会示意大小便<br>4. 不会跑 |

续　表

| 年　龄 | 预　警　征　象 |
|---|---|
| 3岁 | 1. 不会说自己的名字<br>2. 不会玩"拿棍当马骑"等假象游戏<br>3. 不会模仿画圈<br>4. 不会双脚跳 |
| 4岁 | 1. 不会说带形容词的句子<br>2. 不能按要求等待或轮流<br>3. 不会独立穿衣<br>4. 不会单脚站立 |
| 5岁 | 1. 不能简单叙说事情经过<br>2. 不知道自己的性别<br>3. 不会用筷子吃饭<br>4. 不会单脚跳 |
| 6岁 | 1. 不会表达自己的感受或想法<br>2. 不会玩角色扮演的集体游戏<br>3. 不会画方形<br>4. 不会奔跑 |

**本章总结**

　　在本章我们学习了人类的心理活动现象，包括注意、记忆、思维、想象等认识活动，以及情绪情感活动、个性特征、意志行为活动与智能等的概念及其在婴幼儿各个阶段的发育状况，且对相应的阶段性特征都举有小小的案例，并谈论了对认知发育可能的影响因素。最后，我们介绍了两种儿童最常见的神经发育障碍：智力发育障碍和孤独症。通过学习，我们掌握了婴幼儿不同阶段的神经认知发育特征，能够在工作中识别出不同儿童的发育特征，有助于我们因材施教，对于异常的发育现象能够早识别、早干预，及时给予治疗或特殊教育，帮助儿童健康发展。

　　本章重点为婴幼儿认知发育的各个方面在不同阶段的发育状况，以及可能的影响因素。本章难点是如何运用这些知识指导对婴幼儿的科学看护和养育。

**思考与练习**

　　1. 人类的心理活动包括哪些内容？

2．注意、记忆、思维、想象、情感、情绪、气质、性格、意志的概念是什么？

3．注意的分类有哪些？

4．记忆的过程和分类是什么？

5．思维的特征和分类分别是什么？

6．了解注意、记忆、思维、想象、情感、情绪、气质、性格在婴幼儿各个阶段的发展状况。

7．智力发育障碍和孤独症各自的主要临床表现有哪些？

# 第二篇
## 幼儿发展与促进措施

在医疗系统，儿童早期发展是指 0—8 岁儿童的全面发展；而在教育系统，幼儿教育关注的是 0—6 岁儿童的发展，它是儿童早期发展的主要年龄阶段。长期以来，在促进儿童早期发展中存在很多误区，家庭中，父母为了让孩子上一个好的中学、大学，不惜重金，但在 0—3 岁前却将孩子交给保姆或者年迈的爷爷奶奶照料。由于父母和孩子在一起的时间不多，很可能将孩子早期潜能开发的大好时机错过。0—3 岁是一个长期被忽视的年龄阶段，这一时期的家庭教育是学校与社会教育无法弥补的。在学习本篇的儿童早期发展、回应性照护和儿童保健三个章节之前，我们必须充分认识以下三个问题：一是胎儿和婴幼儿尚处在个体生命的开始阶段，发育的初期各个方面都尚未成熟，最脆弱且最易受到伤害。二是儿童早期的发展具有明显的不确定性和可塑性，会受到环境和社会中各种因素的影响，这些影响是可以被有效干预的。三是整个生命从形成、发育、成熟、衰老到终结，是一个连续而不同的生命周期过程。生命早期是生命形成和发育过程的基础，儿童早期发展是人类发展的基础。

# 第八章
# 儿童早期发展

**本章导语**

儿童早期发展是指 0—8 岁儿童的全面发展，即 0—8 岁儿童在体格、运动、社会和情绪等多方面的综合发展。其中，0—3 岁是儿童大脑发育、早期学习、看护人和儿童之间依恋关系形成的关键时期，它对儿童一生的健康发展至关重要。儿童早期发展对未来社会的资源质量具有十分重要的意义。投资于儿童早期阶段，是一个国家可进行的最有影响和最有价值的投资，可获得数倍于最初投资额的回报。政府应关注这些研究成果，同时履行联合国《儿童权利公约》的义务，才能保证社会健康而持久的进步。

**学习目标**

（1）了解儿童早期发展的范畴。

（2）掌握儿童的早期发展的干预和健康促进措施。

（3）掌握养育照护框架的核心内容。

**本章导览**

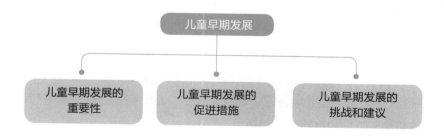

**案例导入**

豆豆今年 2 岁半了，平时都是由爷爷奶奶带，爸爸妈妈工作忙，往往等到下班时，豆豆已经睡着了，只能周末抽时间带他。当问豆豆最喜欢的人是谁的时候，豆豆总会说是奶奶，这时候豆豆妈妈心里莫名的伤感。由于老人带孩子，很多地方迁就孩子，生活习惯上仍是老派作风，如早饭喜欢吃白粥、咸菜，不注重营养搭配等，这导致豆豆运动量小，小小年纪就体重偏重……请思考豆豆为什么会这样，怎么样改善这个状况？

## 第一节　儿童早期发展的重要性

目前，世界上许多发达国家都已将儿童早期发展作为重点研究课题和人才培养的关键。国内外早期成功的经验证明，早期干预开始时间越早越好、持续时间越久越好。在许多技术先进国家，早期干预已成为提高人口素质的国策。联合国儿童基金会一直致力于儿童的生存、保护和发展工作，2001 年与教育部共同启动"儿童早期养育和发展"合作项目，在促进我国儿童早期发展的事业中取得了卓越的成就。随着对儿童早期发展工程的认识逐步深入，联合国儿童基金会意识到单纯强调儿童早期发展的某一方面或单一部门的参与，从上至下的干预体系只能取得短期效果，而要取得远期效果则必须实现儿童早期的综合发展。

近 20 年来，儿童早期发展的学科有了很大的进展，这些进展在很大程度上受到系统生物学、脑神经科学和发育儿科学等重要学科的影响和推动，使儿童早期发展获得新的理论支持和循证支持。基因和环境对人脑的发育起到决定作用，包括认知、情感、行为和社会能力。现代社会对人们的素质和能力提出了更高的要求，从而对儿童的要求也有所提高。生命科学和社会科学的进步，对人类体格和心理行为发育规律认识不断深入，有效促进儿童早期发展的实施，以改善和创建一个更适合儿童发展的大环境。

在儿童生命的最初阶段，环境对儿童的早期发展有着至关重要的作用。儿童早期严重的负性经历会影响儿童的健康与发展，负性经历越严重，罹患发育问题的概率就越大。事实上，儿童发育各方面的风险因素如营养不良、缺乏早期启蒙与良好的互动、虐待、忽视、健康状况不佳、卫生环境恶劣以及贫困等将会产生累积效应。科学研究证实，儿童早期发展综合干预策略将最大限度地降低儿童受到上述累积风险因素的影响。还有研究认为，成人社会面临的许多挑战（包括心理健康问题、肥胖、矮小、心脏病、犯罪、文字与计算能力的差异），在儿童早期发展阶段均可找到其根源。

鉴于儿童早期发展的重要性，重视儿童早期发展已经成为提高我国人口素质、促进社会发展的重要保障，一些措施的实施对儿童早期发展已起到积极的推动作用。但由于各地经济和社会发展不平衡、医疗教育发展不平衡，还需要实施有针对性的项目。世界卫生组织强调儿童早期发展是健康社会的关键性因素，是实现"千年发展目标"的基础。国家发展政策和国家发展框架、方法，应该围绕儿童早期发展提供全方位的支持。

## 第二节　儿童早期发展的促进措施

儿童的生长发育是一个综合的发展过程，发育的各个方面，如体格心理和社会能力，既有各自的发育需求和特点，又相互关联，协同发展。世界卫生组织将儿童早期阶段定义为从产前发育到 8 岁前的时期。

最新的证据表明，儿童早期发展主要涉及五大领域：健康、营养、安全与保障、回应性照护与早期学习。这五大领域中的任何一项工作都涉及非常丰富的内容，而且各领域之间相互联系、互相影响。健康：包括疾病预防与治疗、免疫接种与儿童保健，以及清洁水与环境等。营养：包括母乳喂养、微量与宏量营养素、辅食添加，以及食物多样性。安全与保障：出生登记、减少负性经历（虐待与忽视、暴力等）、对弱势儿童（残疾、营养不良儿等）的早期支持与干预。回应性照顾：回应性喂养、家访提升育儿技能、照顾常规、对照护者的情感支持及持续的培训。早期学习：家访提升育儿技能、充足的图书和玩具、家庭为儿童提供探索和学习机会、能获得有质量的托幼服务、早期学习持续至学龄阶段。

## 一、儿童早期发展的评估和干预

对儿童早期发展进行干预的目的，有以下几项：衡量儿童发育的水平；检测发育过程中存在的问题和缺陷；发现产生问题和缺陷的原因及环境因素；检测干预的实施；评价实施干预的效果和问题。

### （一）评估

评估的内容包括：体格发育和心理行为发育两方面。体格发育可通过监测生长发育曲线来实现。心理行为发育包括以下 5 个方面：① 认知或智能：包括记忆、问题处理和数字的概念及理解等。② 语言发育和交流能力：包括领会谈话和表达思想，即掌握感受性和表达性语言。③ 社交和情感：包括对相互关系的理解，调整自我和他人情感的能力，交往技能等。④ 性格：面对日常或特殊状态时心理和生理的趋向性、稳定性和自制力。⑤ 精细动作和大动作：包括儿童的坐立走跑和用手操作细小物品的能力等。心理行为的发育评估方法包括测验量表法和观察法。

### （二）干预

（1）干预对象分为两种：有器质性疾病的儿童（其发育迟缓或偏差主要由原发病引起的）和非器质性病变的儿童（其发育过程中的问题主要与环境因素，家庭父母及保育人员等有关）。

（2）干预策略：针对儿童的直接干预（集中干预）、针对父母的间接干预（家庭干预，如提高父母养育技能、改善家庭环境条件等）和综合干预。

（3）干预的完整步骤。① 对儿童进行评估：包括发育水平问题、产生的原因和影响因素；② 制定干预方案：包括干预重点、内容和措施；③ 组织实施；④ 进行再评估：包括干预效果、实施中的问题等。

（4）干预的主要领域。世界卫生组织提出的七个干预领域：支持孕产妇和新生儿健康；改善营养和喂养方法；预防和管理传染性疾病；预防和管理损伤及暴力；降低环境损害；支持青少年健康；促进心理行为发育等。

## 二、促进儿童早期发展的措施

### （一）倡导孕产妇保健和新生儿健康

妊娠时期和儿童生命最初 3 年，是关系到儿童生存、成长和发展的最重要时期。通过倡导孕产妇保健和新生儿健康，可以预防宫内感染、宫内营养不良、胎儿畸形、早产、新生儿窒息，减少遗传性疾病的发生，降低孕产妇死亡率和新生儿死亡率等。为此，一方面应积极倡导孕产妇保健，具体包括：做好健康宣教和遗传咨询指导，宣传优生优育科学知识；保证孕产妇合理的营养和良好的情绪；避免环境毒物暴露和感染；开展孕产妇保健系统管理和高危孕产妇的监测及管理；重视围生期保健和新生儿健康。另一方面，还应重视新生儿的健康，具体包括：预防并及时救治胎儿宫内缺氧、窒息，推广新生儿窒息复苏抢救技术，预防感染，加强护理，降低新生儿发病率和死亡率。

### （二）倡导科学的营养和喂养方法

均衡合理的营养是儿童健康成长和人格、认知、社会、情绪全面发展的基础。

我国 5 岁以下儿童生长迟缓发生率、低体重和消瘦发生率分别是 14.3%、7.8%、2.5%，其中，以 6 个月内婴儿最低，1—2 岁幼儿最高，并存在显著的城乡差异。0—6 岁儿童超重和肥胖率分别是 3.4% 和 2.0%，并呈现增长趋势。4 个月内基本纯母乳喂养率为 71.6%，6 个月仍有母乳喂养的婴儿为 84.3%，而过早添加固体或补充食品和添加不及时两种不合理情况同时存在。5 岁内儿童贫血仍是一个突出的营养问题，患病率达 18.8/%。胎儿和婴幼儿早期的营养和健康状况，关系到成年期慢性非感染性疾病的发生和发展。因此，倡导科学的营养和喂养方法，包括倡导母乳喂养、补充食物的科学添加和食物质地的转换、膳食的合理安排。这不仅对提高儿童健康水平，促进儿童体格认知和社会情绪的全面发展具有重要的意义，而且也能从源头预防和控制成年人慢性非感染性疾病如糖尿病、心血管疾病、肿瘤等的发生发展，达到提高人口素质和生命质量的目的。

### （三）儿童生长和发育监测

定期监测儿童生长和发育可以早期发现儿童生长和发育的偏移或相关疾病，早期干预或进一步诊断、治疗，最后达到减少伤残率、减轻伤残程度、提高儿童健康水平和人口素质的目标。通过推广儿童体格生长发育监测，指导预防儿童营养不良、体重低下、生长迟缓、消瘦、肥胖和营养缺乏性疾病等，提高儿童体质，并从源头控制成人期慢性病的发生发展；倡导儿童发育监测，早期筛查并干预运动发育迟缓、语言和言语发育迟缓、社交障碍等各种发育偏异，降低残疾发生率。通过发育监测和筛查，早期发现脑瘫、精神发育迟缓、儿童孤独症、学习困难者，以及各种遗传代谢性或染色体缺陷疾病，以便早期诊断、早期治疗，从而减轻伤残率。

### （四）提高父母和养育人科学育儿的能力

提高父母和养育人科学育儿的能力是倡导儿童早期发展重要内容之一。它具体包括以下内容：

（1）宣传教育，为父母及养育人提供科学育儿知识，其形式包括书籍、视频、媒体宣传册、育儿课堂或小型座谈会、电话咨询或面对面咨询等。

（2）技能传授，包括现场指导、示范、训练父母及养育人的科学育儿技能，如母乳喂养技能的指导、补充食品制作的示范、补充食品喂养技能的指导和示范，以及婴儿早期运动训练的示范和培训等。

（3）心理支持和鼓励，通过咨询，给予父母和养育人心理上的支持和鼓励，并给予医学咨询和指导，帮助父母和家庭解决育儿过程中所遇到的问题。

### （五）早期刺激和早期干预

为儿童提供早期环境刺激和早期干预，是促进儿童早期发展的重要措施之一。科学研究表明，婴儿自出生起，就已具备接受早期刺激和早期干预的神经基础。良好的环境刺激给婴儿提供各种感知觉的经验，是大脑发育不可缺少的条件。早期良好的环境刺激将刺激神经元的功能分化和成熟，树突、突触连接、神经环路的形成，从而塑造最优的皮质细胞结构。对围生期有脑损伤危险因素或已有脑损伤的婴儿，可充分利用大脑功能的发育关键期，提供良好的环境刺激和早期干预训练，这使脑功能得到良好的代偿，可减少伤残率、减轻伤残程度。因此，应提倡早期良好的环境刺激和早期干预，根据儿童不同年龄或发育水平相适应的丰富的环境刺激和早期干预训练，包括丰富的感知觉、语言、运动、认知和情绪的刺激，以及针对性的干预训练，使儿童充分发挥自身潜能，创造最佳人生开端。

### （六）重视环境卫生，降低环境危害

儿童生活环境包括自然环境和社会环境。自然环境中的许多因素会影响儿童的健康和发育。例如，生态环境的恶化，工业和生活污染，温室效应导致的气候恶化、大气层的破坏等宏观环境因素，以及儿童活动空间减少、室内污染、食品和饮水卫生问题，环境卫生和学校条件等日常环境因素。因此，应重视环境卫生，降低环境危害，提倡安全饮水，加

强食品卫生监督，尤其是婴幼儿食品卫生的监督力度，为儿童的健康发展提供良好的自然环境。

社会环境问题对儿童的影响越来越明显。例如，人们生活方式和行为的改变，传统文化的改变，家庭和社会结构的变化，网络和虚拟社会的出现，宣传媒体的信息灌输，儿童相关产业的广告和促销活动，以及吸烟、饮酒等人们不良行为及生活方式的影响。尤其是处境困难儿童，如离异家庭儿童、孤残儿童、流浪儿童、极端贫困家庭儿童、留守儿童等，他们遭遇的身心发育的问题更为突出。社会因素的主要载体是家庭、学校和社区，而这也是儿童发展的三个最重要的环境。儿童早期的环境因素中家庭是关键，家庭环境中父母是关键，应充分认识和评价家庭和父母在儿童早期发展中的关键作用。通过对家庭、社区的传播活动，向父母宣传健康的道德观念、生活方式，提倡积极健康的文化体育活动，传播科学的育儿知识。同时，父母应建立和睦充满活力的家庭环境，避免忽视、溺爱和暴力，为促进儿童早期发展提供最充分的支持。

### （七）促进心理行为发育

心理行为发育是儿童健康成长的一个重要方面，它与体格生长发育相互影响，同时也是内因与外因交互作用的结果。促进心理行为发育是促进儿童早期发展的重要内容之一，主要包括：① 积极发展感知觉。② 促进语言的发展。③ 培养与促进注意力的发展，记忆和想象力的发展，思维的发展，情绪和情感的发展。④ 培养坚强的意志，促进个性和性格发展。⑤ 培养社会交往能力的发展。

## 第三节 儿童早期发展的挑战和建议

## 一、儿童早期发展的挑战

### （一）儿童早期发展状况不平衡

尽管我国儿童早期发展工作取得了显著的成绩，但与国家整体战略分析中提及的地区间、城乡间的不平衡问题一样，儿童早期发展也存在明显的不平衡问题。

儿童健康指标领域，以 2012 年 5 岁以下儿童死亡率数据为例，我国 5 岁以下儿童死亡率最低的省比加拿大和美国的儿童死亡率数据还低，而最高的省比孟加拉国还要高。中西部农村在儿童贫血患病率、生长迟缓率等方面，均高于全国平均水平。可见，地区及城乡差异显著。2013 年一项对贵州、山西两省 6 县 0—3 岁儿童的调查表明，所调查的贫困地区贫血患病率为 44.1%，而全国平均水平为 24.4%；生长迟缓率为 16.2%，而全国平均水平为 9.4%；

所调查的贫困地区可疑发育迟缓率高达 40.3%。其中，留守、贫困及单亲家庭的儿童占大多数，他们面临贫困代际传递的风险。农村贫困地区的家长大多缺乏儿童早期养育和看护照顾的技能，这也制约了儿童认知能力的充分发展，使他们在入学前就出现发展的不平衡性。随着中国经济社会的发展，城乡间的人口结构也发生变迁，外出务工造成的隔代养育问题凸显，给儿童早期养育，特别是农村地区的儿童养育带来了巨大挑战。中国农村留守儿童年龄结构已发生明显变化，学龄前儿童的数量迅速增长。由于与父母长期分离，留守儿童早期发展的多个方面都受到不同程度的影响，面临着健康营养、家庭抚育、接受教育和安全保护等方面的问题。

### （二）儿童早期发展工作不充分

在对全球中、低收入国家的评估中，我国儿童早期发展工作取得较好的成绩，但与发达国家相比，仍有较大差距。

由于涉及国家人力资本的竞争，因此儿童早期发展工作对我国从经济大国迈向经济强国具有重要意义。① 从健康指标看，我国 5 岁以下儿童死亡率已经降低到了 10.2‰，但与大多数发达国家 5‰ 以下的死亡率相比还是有一定的差距。② 从营养状况看，我国 5 岁以下儿童营养状况有所改善，但 5 岁以下儿童生长迟缓发生率是高收入国家的 2—3 倍左右。我国还存在大量"隐性饥饿"人群，即缺乏铁、锌、碘、维生素等微量营养素的儿童。为此，在 2012 年，原卫生计生委和妇联在贫困地区实施儿童营养改善项目，免费为贫困地区 6—24 月龄婴幼儿发放营养包，但仍需重点提高营养包的有效服用率，并争取实现集中连片特困地区全覆盖。③ 从安全与保障看，近年来城乡最低生活保障制度建立，农村大病医疗救助和新农合制度的实施为儿童保障工作提供了有力支撑，但仍有很多弱势儿童群体需要重点关注，应制定更多的政策为被虐待和被忽视儿童提供保护与支持。④ 从教育领域看，中国学前教育普及成效明显，但学前教育仍然是教育体系中最薄弱的环节，目前仍有近四分之一的适龄儿童无法有效地接受学前教育。⑤ 从回应性照护看，儿童早期发展的五大领域中，在我国相对薄弱的是父母养育技能的培训，也就是回应性照护能力的提升。我国大多数家庭存在 0—3 岁儿童早期养育能力薄弱的问题，特别是在家庭养育方面，主要表现在：很多家庭对儿童的回应性照护的认识不够，并且缺乏相关技能，无法科学健康地养育儿童。我国农村贫困地区在早期养育方面更是面临着巨大挑战。

## 二、儿童早期发展工作的建议

儿童早期发展工作涵盖的服务供给方，包括卫生、养育、教育、民政、社会保障和福利救助等机构。随着社会发展水平的不断提高，新时期儿童早期发展体系出现结构性转变，机构、人员、资金、监管等要素都需要进行再构建和转型。对我国儿童早期发展工作的建议如下：

### （一）加强儿童早期发展筹资水平，优化筹资结构

完善儿童早期发展服务的首要任务是加强儿童早期发展的专项投资力度。从筹资结构看，既要加强政府对儿童早期发展领域的财政投入力度，同时也要积极引导社会资本进入该领域，积极发展PPP模式（政府和社会资本合作），形成多元化筹资渠道。在财政投入上，建议明确中央和地方政府的财政投入标准，可参考《医疗卫生领域中央与地方财政事权和支出责任划分改革方案》关于基本公共卫生服务的分级财政事权的规定。

### （二）加强政府部门协调机制建设

有关协调机制，短期内建议由某一部门牵头，协调其他相关部委，长期内建议整合部门职能，形成独立的中国儿童早期发展专项管理体系。儿童早期发展的组织系统的建设与运行，需要政府规划与公共财政支持；应该充分调动各种社会力量，包括公益组织、基金会以及企业等组织的积极性，引导其参与儿童早期发展的服务工作；注重对社会力量的整合，应构建相应的沟通平台，优势互补、协同推进。

### （三）有序分类推进不同人群的管理策略，加强服务人员的专业技能培训

目前相当一部分儿童早期发展工作者和管理者的有关儿童早期发展的专业知识较为欠缺。一方面应将儿童早期发展相关知识技能纳入基层工作人员的基本知识体系中，需要对现有的管理者和服务人员队伍进行儿童早期发展的专项培训。另一方面，应充分吸引具有相关专业知识的人员和机构参与到儿童早期发展的服务工作中来，运用市场对资源配置机制的调节作用，吸纳更多的社会力量提供覆盖面更广的服务。

### （四）关注农村地区，改善儿童早期发展不平衡、不充分的问题

不同地区的儿童早期发展水平与当地的经济社会发展水平密切相关。我国现阶段地区经济社会发展不平衡，东西部差距较大，城乡差别较大，特别是贫困地区发展不充分，这对儿童早期发展工作会造成一定的影响。在制定政策的过程中，应充分考虑儿童早期发展不平等的区域分布情况及导致不平等的相关因素，加强农村地区、中西部区域儿童早期发展服务理念的宣教力度，促进社会儿童养育照护理念的推广。

### （五）积极开展以促进儿童早期发展反贫困的工作

我国扶贫工作已取得全面胜利，正处在巩固阶段，其中对人力资源的投入能够对当地的扶贫工作植入造血功能，对儿童早期发展的投资将对贫困地区整体人力资本的提升起到深远作用。加强儿童早期发展工作，一方面有助于减轻儿童健康问题导致的经济社会负担，另一方面有助于提升当地未来劳动力的水平，实现根本上的脱贫。开展贫困地区的儿童营养、养育等干预项目，应进行成本效果评估并预测未来的经济、社会效益，这将有助于干预项目的推广。

**（六）以调查研究为基础，提出儿童早期发展相关领域的合理定位和改进策略**

通过调查和数据分析考察儿童早期发展相关服务和产品的供给现状，研究服务提供方式与渠道的效率，分析相关工作的合理定位和改进策略。对于特殊人群，如贫困儿童、留守儿童，重点研究政府财政补贴的效果和转移支付的效率，并考察通过服务促进扶贫的工作、引导社会力量进入的机制设计，以及吸纳善款的改进措施。对于高端服务，重点考察社会力量提供的服务、政府对服务规模和服务内容的监管，以及是否挤占公共资源的相关问题。

**（七）加快整合型信息系统建设，促进儿童早期发展的服务能力建设和监管**

建立儿童早期发展的数据库系统，规定统一的数据采集口径，整合各部门和各级机构的现有数据资源，提高数据利用效率，减少重复交叉，避免资源浪费。同时，也要提高机构监测数据质量，加强对数据的利用。监测工作的重点，应该加入儿童早期发展的专门体系数据库，跟踪监测服务系统的绩效，并提高数据的综合利用率。此外，加强儿童早期发展的数据分析和数据服务能力建设，充分发挥数据库应有的政策支持和指导作用。

### 本章总结

儿童早期发展是指儿童从 0 岁至 8 岁期间，在体格、运动、社会和情绪等多方面的综合发展。儿童早期发展需要多维度综合干预。其中，0—3 岁是儿童一生健康发展的关键时期。由于发展的不均衡性，儿童早期发展面临着许多挑战，需要各部门通力合作更好地完善。

本章重点是儿童早期发展的评估、干预和促进措施。

### 思考与练习

1. 什么是儿童早期发展？
2. 促进儿童早期发展的措施有哪些？

# 第九章
# 回应性照护

**本章导语**

　　儿童的心理、智力和体格发育与照护陪伴者的情绪和回应方式关系密切。当孩子罹患发热、腹泻等常见疾病时，家长首先别恐慌，更不能在孩子面前惊慌失措，应该先微笑面对孩子，和孩子沟通交流，询问并观察孩子是否很痛苦。开心愉快的心情有利于自身免疫力的发挥，有利于病情的早日康复，而痛苦恐慌的心情不利于孩子的病情恢复。为了准确判断病情，为了孩子的身心健康，陪伴孩子成长的家长需要微笑并积极主动地面对孩子生长发育中必须经历的"沟沟坎坎"。回应性照护要求照护者与儿童待在一起时，和儿童之间的互动应当具有回应性、情感支持性、发展适宜性和刺激性，需要愉快地与儿童互动着，互相看着、微笑、说话、摸摸、拍拍、逗逗。照护者与儿童双方开心地笑着交流，有利于营造愉悦轻松的气氛。在这样安全稳定愉快的环境中，照护者对儿童的健康和营养需求敏感，有利于促进儿童早期学习和健康成长。

**学习目标**

　　（1）了解幼儿发展的育儿护理框架。

　　（2）熟悉我国婴幼儿回应性照护实施措施。

　　（3）掌握促进儿童早期发展的五个干预要素是健康、营养、安全与保障、回应性照护与早期学习，其中回应性照护是贯穿在其他四个要素中的最重要因素。

**本章导览**

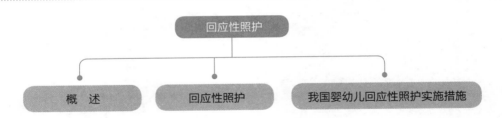

**案例导入**

　　产假结束后，苗苗的妈妈要上班了，于是就请苗苗的外婆前来帮忙照顾苗苗。可是，随着苗苗慢慢地长大，她变得越来越黏妈妈。这不，今天早上苗苗看见妈妈拿着包准备出门，前一秒还在笑的她，马上"哇"的一声哭起来。苗苗的外婆对苗苗的妈妈说：走吧，快去上班吧，你真走了，她在家乖得不行。可是等晚上妈妈回来时，苗苗像是变了个小朋友，对妈妈爱发脾气。请你想一想苗苗为什么对妈妈发脾气？

## · 第一节　概述 ·

　　2018 年世界卫生组织等国际组织，联合发布"养育照护促进儿童早期发展框架"。人们将其称为"证据和承诺的独特融合"，这是因为我们的儿童早期医学和儿童神经专科医生从业者已经初具规模，可以为幼儿发展作出应有的深度和广度的推进提高，特别在 193 个国家对 2015—2030 年可持续发展目标作出明确要求，并承诺"不让任何人落后"的空前背景下，致力于照顾残疾儿童的医疗从业人员面临着新的责任和机遇。这需要具有强大的领导力和协作力来谋求创新发展，为此呼吁全球范围内努力改善所有儿童的生活质量，并与国际残疾儿童倡导者合作。这是摆在我们面前的重大机遇，我们的社区可以而且必须塑造真正具有包容性的育儿护理和幼儿发展政策和计划。儿童发展医学和儿童神经病学界的使命与育儿护理框架口号"帮助儿童生存和发展以改善健康和人类潜能"之间目标是一致的，采取了一系列的行动和研究，以促进合作与进步。2016 年世界著名科学杂志《柳叶刀》发表了有关儿童早期发展的系列文章，使科学实践和社会潮流融合在一起，形成了强大的氛围，提示人们对儿童早期发展干预措施进行投资和扩大规模的必要性，这是实现智能健康政策和可持续发展的必不可少且具有良好效益的发展途径。

　　我国政府也在《中国儿童发展纲要（2011—2020）》提出促进 0—3 岁儿童早期发展的目标，积极开展 0—3 岁儿童科学育儿指导；积极发展公益性普惠性的儿童综合发展指导机构，以幼儿园和社区为依托，为 0—3 岁儿童及其家庭提供早期保育和教育指导；加快培养 0—3 岁儿童早期教育专业化人才。2019 年 5 月，发布《国务院办公厅关于促进 3 岁以下婴幼儿照护服务发展的指导意见》，提出了建立和完善促进婴幼儿照护服务发展的政策法规体系、标准规范体系和服务供给体系的目标。

## · 第二节　回应性照护 ·

0—3 岁是婴幼儿发展的关键期，对其最具影响力的经历来自父母、照护者等提供的养育与养护。在这个阶段，儿童需要得到养育者的回应来认识世界。养育者应当做到密切观察儿童的动作、声音等线索，通过肌肤接触、眼神、微笑、语言等形式对儿童的需求作出及时且恰当的回应。养育者积极的回应，有助于增强儿童的自信心和健康成长，有助于发展儿童对周围人的信任感与爱的联结。《柳叶刀》杂志 10 年来三次发表儿童早期发展系列专刊（2007 年、2011 年、2016 年），对儿童早期发展的研究成果进行系统综述，并于 2016 年提出了回应性照护框架。如果说养育照护框架侧重于孕期至 3 岁这一阶段的儿童发展，那么回应性照护则侧重于要有安全稳定的环境，对儿童的健康和营养需求敏感，为儿童提供早期学习的机会，并且照护者和儿童之间的互动具有回应性、情感支持性、发展适宜性、刺激性。促进儿童早期发展的五个干预要素是健康、营养、安全与保障、回应性照护与早期学习，其中回应性照护是贯穿在其他四个要素中的最重要因素。回应性照护主要包括以下五大领域。

## 一、良好的健康

婴幼儿良好的健康（health）源于照护者及时满足婴幼儿的日常需求，监护其身体和情绪状况；利用促进性和预防性卫生保健服务；养成卫生习惯，使感染降至最低等。

干预措施和服务内容：

（1）产前和分娩期保健。

（2）父母心理健康支持（情绪管理、社会心理支持）。

（3）新生儿基本保健和护理，特别是针对小婴儿和患病儿的额外护理（袋鼠妈妈护理法）。

（4）发育困难和残疾儿童的发现、转介、康复和护理。

（5）早产儿预防。

（6）疾病或失能状况（例如视力、听力）早期发展。

（7）个人卫生习惯。

（8）儿童疾病综合管理。

（9）预防接种。

## 二、充足的营养

充足的营养（nutrition）是指确保所有人，特别是贫困人口和弱势群体，包括婴儿享有安全、营养丰富和足够的食物。

干预措施和服务内容：

（1）孕产妇营养。

（2）为母亲和儿童补充微量营养素支持。

（3）纯母乳喂养和六个月后继续母乳喂养。

（4）合理添加辅食。

（5）生长监测，必要时干预。

（6）中、重度营养不良的管理。

## 三、儿童安全与保障

儿童安全与保障（security/safe）是指为儿童提供清洁和安全的家庭和社区环境、社会保障、儿童保护。

干预措施和服务内容：

（1）出生登记。

（2）安全的家庭环境和亲子游戏区域。

（3）预防家庭成员暴力、避免虐待儿童（包括身体虐待、情感虐待、忽视和性虐待）。

（4）社会关爱照护服务。

（5）支持家庭养育、寄养，而不是机构养育。

（6）良好的家庭、工作场所和社区卫生习惯。

（7）预防和减少室内和室外污染。

（8）现金援助等。

## 四、回应性照护

回应性照护（responsive caregiving）是指养护人在陪伴儿童时应该积极主动、全心全意地回应儿童的心理和生理需求，敏锐、细心、耐心地时刻理解并回应儿童的哭闹、语言、表情和动作，做到密切观察儿童的动作、声音等线索，并通过肌肤接触、眼神、微笑、语言等形式对儿童的需求作出及时且恰当的回应。比如，母亲在喂养儿童时要主动采取回应性喂养的方式，在喂养过程中注重与儿童互动，关注儿童进食过程中反馈的信息，并能够正确解读、理解和及时反馈。

干预措施和服务内容：

（1）出生后立即皮肤接触。

（2）早产 / 低出生体重儿袋鼠式护理。

（3）母婴同室，并按需喂养。

（4）敏感、回应性育儿和喂养（赞扬肯定、示范引导）。

（5）养育照护的稳定性、一致性。

（6）支持情感发育，促进亲子关系。

（7）社区父母育儿支持服务（家长培训、家访、小组活动）。

（8）可负担的托育、日间看护服务。

## 五、早期学习

早期学习（early learning）是指获取有关早期学习的机会、信息。

干预措施和服务内容：

（1）提供早期学习机会的信息、支持和咨询，包括普通家用物品和自制玩具的使用。

（2）游戏、阅读、讲故事小组活动。

（3）图书分享、可移动玩具包和图书馆。

（4）优质日托服务和学前教育。

（5）日常照料中使用地方方言进行交流。

（6）长者和孩子一起讲故事。

关爱儿童发展，以帮助照护者与儿童之间建立更牢固的关系，并解决提供抚养服务方面的挑战。鼓励在建立照护者与儿童之间的关系时作出有反应的照顾，这包括对儿童的动作、声音和手势的敏感性，以及对他们的解释和适当反应的敏感性。回应性照护是保护儿童免受伤害，认识和应对疾病，丰富学习并建立信任和社会关系的基础。增加父母陪伴儿童的时间，并改善影响学习和健康的互动质量。观察照护者的反应，如安慰、表达爱心并指导儿童的探索。建立照护者的自信心，增加针对儿童的语言并确定照护者和儿童在家里可以一起进行的愉快活动，干预的核心是针对儿童的年龄和发育特点提供适当的游戏和沟通建议，帮助照护者与儿童互动。回应性照护活动促进了照护者和儿童彼此之间的强烈情感纽带，使家庭能够激发儿童的运动、认知、社交和情感学习。父母团体、儿童保育中心和营养康复计划可以维持更长、更频繁的联系以持续地帮助儿童发展其发展潜力，成为健康的具有情感、认知和社会能力的下一代。

## 第三节    我国婴幼儿回应性照护实施措施

联合国儿童基金会及世界卫生组织在儿童发展目标中均提及，促进儿童早期发展最直接、有效的方法就是养育照护。2018 年，世界卫生组织等国际组织联合发布"养育照护促进儿童早期发展框架"，将养育照护定义为"一个由照护者创造的环境，旨在确保儿童身体健康、饮食营养，保护他们免受威胁，并通过互动给予情感上的支持和响应，为他们提供早期学习的机会"，明确了以"健康、营养、安全与保障、回应性照护与早期学习"为核心内容的养育照护策略。2019 年 5 月，我国发布《国务院办公厅关于促进 3 岁以下婴幼儿照护服务发展的指导意见》，提出了建立和完善促进婴幼儿照护服务发展的政策法规体系、标准规范体系和服务供给体系的目标。为了实现这一目标，规范婴幼儿照护服务技术，加强对家庭、社区和婴幼儿照护服务机构有关婴幼儿养育照护的支持和指导，促进婴幼儿身心健康和潜能发展，中国妇幼保健协会婴幼儿养育照护专业委员会在参考国际指南和国内外文献的基础上，结合我国实际，提出和制定了针对婴幼儿健康、营养、安全、回应以及早期学习的照护目标和照护建议的专家共识。

## 一、健康照护

健康是一个综合概念，主要包括三个层面：没有疾病和伤残，良好的身体和心理状态，以及发育潜能的充分发展。消除或减少疾病发生、促进婴幼儿身心健康是实现其潜能最佳发展的基本措施。

### （一）照护目标

提供关爱并适合婴幼儿需求的日常生活照护，引导其身体充分活动；保持环境和个人卫生并采取积极有效的预防保健和医疗措施；进行生长发育监测和定期健康检查以及做好照护培训等，达到保障和促进婴幼儿身心健康与发展的目标。

### （二）照护建议

#### 1. 生活起居

根据不同月龄婴幼儿的生理、心理特点，对其生活的主要内容，如睡眠、进餐、活动、如厕等进行合理安排，以保证其生活的规律性和稳定性，同时培养婴幼儿良好的生活习惯和生活方式。如在 3 月龄左右逐步建立规律的作息，6 月龄开始培养固定时间、固定场地的进餐习惯，并逐渐形成整夜连续睡眠。保证婴幼儿有充足的睡眠时间，1 岁以内的婴儿（0—3 月龄）每天有 14—17 小时或（4—12 月龄）12—16 小时优质睡眠；1—3 岁幼儿有 11—14 小时的优质睡眠，并做到规律地觉醒和睡眠。为婴幼儿提供一定的自由活动，每次在推车或餐椅上的时间小于 1 小时；2 岁内婴幼儿不建议观看或使用电子屏幕，2 岁以上幼儿观看或使用电子屏幕的时间小于 1 小时 / 天；当婴儿静坐时，积极为其开展阅读绘本、讲故事等活动。

#### 2. 身体活动

身体活动和体格锻炼不仅有益于婴幼儿的体格健康，更有助于其运动和认知发展。建议

1 岁以内的婴儿以各种方式进行身体活动，尤其鼓励与婴儿在地板上的玩耍互动。当婴儿清醒时每天趴卧至少 30 分钟，可分次进行；1—3 岁幼儿每天至少 3 小时各种强度的身体活动，2—3 岁幼儿每天至少 1 小时的中、高强度活动。注意动静结合、室内活动与户外活动结合，不同形式的活动交替进行。活动中注意婴幼儿精神状态、出汗量和对身体活动的反应；活动后及时更衣，注意观察其精神、食欲、睡眠等状况。

### 3. 疾病预防

促进性和预防性措施是保障健康的基本措施。"三浴"（阳光、空气、温水）锻炼，对增强婴幼儿体质简单易行。做好照护者、家庭和托育机构个人和环境卫生，保证整洁的环境、清洁的水源、干净的日常生活用品及玩具，尤其注意手卫生，以减少感染风险。托育机构严格执行卫生消毒制度，儿童生活环境以及专用餐具、毛巾等生活用品应定期消毒；加强饮食卫生管理，保证食品安全与卫生；落实卫生安全防护工作，严格防控传染性疾病。根据国家最新计划免疫程序，按照推荐的年龄和间隔时间对婴幼儿进行疫苗接种。如经济条件许可，鼓励接种非计划免疫疫苗，以最大程度发挥疫苗效力，保护婴幼儿的健康。

### 4. 健康监测

在专业机构定期进行健康检查，应用生长监测图监测婴幼儿体重与身长的增长情况以及发育里程碑指标；评估婴幼儿的营养状况、体格生长和神经认知、情绪、行为发展，了解影响其生长发育的风险性因素和保护性因素；早期筛查及时发现偏离和疾病，提供早期干预和医疗服务，同时指导家庭、社区和照护服务机构提供有利于儿童发展的养育照护。建议按照国家基本公共卫生服务项目《0—6 岁儿童健康管理服务规范》的要求进行新生儿访视和健康检查，按照全国儿童保健服务技术规范实施生长发育监测、心理行为、听力、视力和口腔保健，接受早产儿 / 高危儿和营养性疾病如消瘦、生长迟缓、缺铁性贫血以及肥胖等的随访和管理，同时提供积极的照护服务和全日健康观察，对喂养、睡眠、排便等养育照护相关问题及时予以干预和矫正。具有良好的健康、情绪、经济和社会保障的照护者，是为婴幼儿提供适宜养育照护的重要条件。除此之外，应关注照护者尤其婴幼儿母亲的身心健康，为其提供必要的帮助。建议社区、婴幼儿照护服务机构的照护者和工作人员定期接受健康检查和干预指导，以保证其身心健康。

### 5. 照护培训

照护培训有助于提高照护者的养育照护知识和技能，为婴幼儿提供温暖的、具有支持性的、能敏感地发现婴幼儿需求的、并能及时对婴幼儿作出回应的良好养育照护环境。建议开展多种形式的照护培训，包括但不限于线上线下培训班、家庭访视、父母课堂、咨询指导、小组活动等形式，内容涵盖婴幼儿健康、卫生与安全、疾病预防、营养喂养、日常照护、交流与玩耍及良好行为习惯培养等。照护服务机构应建立婴幼儿照护者联系制度。

## 二、营养照护

充足的营养和适宜的喂养照护实践，既可以满足婴幼儿体格生长和机体功能成熟及大脑快速发育的需求，又是促进儿童健康、保障潜能发展的最有效措施。

### （一）照护目标

坚持纯母乳喂养 6 个月，6 个月开始提供营养充足和安全的辅食，持续母乳喂养至 2 岁或以上；保证食物多样化、均衡膳食，合理增补营养素；回应性喂养，培养良好的进食行为等，达到保障儿童生长发育和近、远期的健康，促进潜能发展的目标。

### （二）照护建议

#### 1. 母孕期及哺乳期营养

孕早期膳食应富含营养、清淡易消化，保证足量富含碳水化合物和叶酸的食物，或补充叶酸 400 微克（0.4 毫克），戒烟酒。孕中晚期及哺乳期可适当增加鱼、禽、蛋、瘦肉、海产品的摄入，增加优质蛋白，为孕 20 周后胎儿脑和视网膜功能发育提供必需的长链多不饱和脂肪酸；适当增加乳类，建议每日至少摄入 250 毫升的奶量补充钙剂，使元素钙的日摄入总量达 1 000—1 200 毫克；多进食含铁丰富的食物，或每日补充 30—60 毫克的元素铁。整个孕期要定期监测体重并保证适量的身体活动，保证体重适宜增长。

#### 2. 母乳与配方奶喂养

母乳除了含有婴儿在最初 6 个月生长发育所需要的营养素外，还含有许多具有重要功能的生物活性物质，包括免疫活性物质。新生儿出生后宜立即开始母婴皮肤接触，尽早母乳喂养；婴儿出生后 6 个月内应保证纯母乳喂养，除维生素滴剂或糖浆、药物外，不添加水和其他任何食物；帮助婴儿建立良好的乳房含接和有效吸吮，小婴儿按需哺乳，每天吸吮不少于 8 次；母婴分离时，建议挤出母乳喂养婴儿；特别鼓励母乳喂养早产和低出生体重儿。关心哺乳期母亲的身心健康，保证母亲愉悦的心情、充足的休息和良好的营养。

如果母乳分泌确实不足或因婴儿、母亲疾病原因不适宜母乳喂养，就需要为婴儿提供适宜的母乳替代品，首选婴儿配方奶。特殊疾病婴儿应在医生指导下选用特殊婴儿配方奶，完全水解蛋白配方奶粉常和氨基酸配方奶粉用于牛奶蛋白过敏的婴儿。

#### 3. 辅食添加与营养素补充

出生 6 个月后，婴儿口腔、消化功能和心理行为均处于发育关键期，单纯母乳喂养已难以满足婴幼儿的需求。建议婴儿满 6 个月起开始引入辅助食品，从强化铁的营养米糊开始，逐渐添加蔬菜、水果、蛋类及动物类食物（如瘦肉、肝脏、家禽或鱼），达到食物多样化。保证食物的营养密度和适宜的质地，婴儿 6 个月引入泥糊状食物，7—9 个月引入泥末状食物，10—12 个月引入碎的、小块状或手指状可自喂的食物。每次只引入一样新食物，至少观察和习惯数天后再引入另一种新食物，逐步完成从纯乳类的液体食物到家常固体食物的转变。建议根据婴幼儿年龄提供适宜的辅食量和频次，从 6 个月 1—2 勺开始，逐渐增加至 1—2 餐 / 天，哺乳 5—6 次；8—9 月龄 2—3 餐 / 天，哺乳 4—5 次；10—12 月龄每餐可达 1/2—2/3 碗，减少哺乳至 3—4 次 / 天；13—24 月龄每天 3 餐家常食物，保持乳量 500—600/ 毫升。

纯母乳喂养的足月婴儿出生后 2—3 天开始添加维生素 D 400 U/d，直至婴幼儿能从强化食品或日常阳光照射中获取足够的维生素 D。如果膳食中没有足够的动物性食物，建议通过强化食品或补充剂增加维生素 A、锌、铁、钙等营养素的摄入。早产儿和低出生体重儿应根据胎龄和出生体重及营养风险，在医生指导下强化营养，如母乳强化剂、维生素 D 和铁元素的补充等。

### 4. 均衡膳食与进食行为

不同的食物提供不同的营养素，只有摄入多样化的食物才能提供全面而均衡的营养。建议婴幼儿添加辅食后食物多样化。2—3 岁幼儿以谷类为主，保证适量的肉、禽、鱼、蛋与充足的蔬菜和水果尤其是深色蔬菜，保证足够的乳类（300—500 毫升）和适量的豆制品，控制糖、盐摄入，确保每餐食物健康多样、营养均衡。

良好的喂养和进食行为有利于婴幼儿口腔和胃肠功能的发育，以及手眼协调、认知和情绪调控能力的发展。照护者应及时、敏感地了解婴幼儿进食需求，进行回应性喂养，鼓励但不强迫婴幼儿进食，帮助其形成规律的进餐时间、学习进餐技能、培养良好的进食行为。

## 三、安全照护

安全照护是为婴幼儿提供干净、安全、对身心健康没有任何危害的照护环境，是保障婴幼儿最佳潜能发展的五个不可分割的要素之一。

### （一）照护目标

保证婴幼儿生活环境干净且安全，没有身体疼痛、情绪压力的伤害，并有效防范意外伤害；避免忽视与虐待、流离失所、冲突等打击，保障儿童在安全、温暖与支持性的养育环境中成长。

### （二）照护建议

#### 1. 居家安全

保证婴幼儿处于安全的日常生活环境，避免室内吸烟和有毒有害杀虫剂暴露，家具或儿童活动设施牢固无锐角或带有防护包角，具有安全隐患的所有药品、易碎尖锐物品、电源或热源、化学用品或杀虫剂等均置于儿童不能触及的安全处，具有潜在风险的出口均应安装安全护栏（如厨房、楼梯口），婴儿活动场地设有安全围栏；所有细小的易导致婴幼儿误吞食的物品（如电池、硬币）应妥善放置；婴幼儿日常活动都在照护者的安全视线范围内。建议婴幼儿单独睡婴儿床，拉上安全护栏；睡眠时尽量仰卧，以减少"婴儿猝死综合征"的风险。喂养时抱起婴儿，喂养后让婴儿右侧卧位，以避免溢乳后吸入或窒息。

### 2. 食品安全

母乳喂养，应注意乳房清洁和手卫生。挤出的母乳存放至干净的容器或特备的"乳袋"中，可以在常温（25℃）下安全保存 4 小时，冰箱冷藏（4℃）可保存 24 小时，冷冻（−20℃）保存 3 个月，喂养前用温水加热至 40℃左右；建议使用 40℃的温开水配制配方粉，配制好的奶液应立即食用，未喝完的奶液建议尽快丢弃，在空气中静置时间不超过 2 小时。家常食物制备时，建议遵循以下原则：保持食物清洁、保存在安全的温度、用洁净的水清洗食品原料，生熟食物分开、食物彻底煮熟。避免为婴幼儿提供易导致吸入或窒息的食物，如果冻、瓜子等。

### 3. 外出安全

保障婴幼儿旅行和户外安全，婴幼儿乘车使用汽车安全座椅，并避免坐在汽车前排，避免将婴幼儿单独留在车内。户外活动前注意检查安全风险，如活动设备、设施及活动场所的安全性，避免在具有意外伤害（如受伤、溺水）潜在风险的场所活动，如车道、车库或车旁、水池边等，做好户外虫咬伤或意外受伤的防护准备。

### 4. 心理安全

贫困、忽视、体罚、暴力或威胁，均会对婴幼儿的情绪和心理发展会带来诸多不利影响。照护者应敏感了解婴幼儿需求，及时给予适当的回应，使婴幼儿与照护者建立安全的依恋关系，避免任何对婴幼儿的忽视、体罚、虐待、暴力或威胁行为。保障照护者的心理健康，并具有良好的情绪调控能力和教养，避免向婴幼儿发泄自己的不良情绪；为贫苦和需要帮助的家庭提供必要的经济支持和心理支持；照护者全日观察并参与儿童的活动，注意防止来自家庭或照护机构外部对婴幼儿身体和心理的伤害或虐待。

## 四、回应性照护

回应性照护是提供满足婴幼儿生理和心理需求的积极照护实践，其核心是在日常生活中观察并敏感了解婴幼儿动作、声音、表情和口头请求的需求，并及时给予积极且恰当的回应。

### （一）照护目标

建立信任、安全而又良好的依恋和社会关系；敏感观察、了解婴幼儿生理和心理需求，鉴别并妥善处理和应对疾病；从婴幼儿的视角理解其行为，并作出恰当的交互回应；提供优质的亲子互动时光，保证婴幼儿在自尊、自信中健康成长。

### （二）照护建议

#### 1. 建立亲子关系

亲子关系是指儿童与其主要抚养人（主要是父母）之间的交往关系。它是婴幼儿生活中最基本、最主要的社会关系。良好的亲子关系可以给婴幼儿带来心理的安全感，支持其不断探索、学习，使他们在情感、社交和认知方面良好发展。

与婴幼儿建立积极亲子关系的基本要素，主要包括热情、接纳、真诚、共情和尊重。① 热情意味着要对婴幼儿表现出真正的兴趣、对他们非常友好并且能够及时与他们互动；② 接纳则是指无条件地重视婴幼儿，无论他有怎样的气质、性格或行为表现，都要在意他、关心他；③ 真诚要求大人在婴幼儿面前既坦诚又讲道理，并且总是鼓励他们，肯花时间根据不同的婴幼儿和不同的环境分别作出回应；④ 共情则需要照护者学习理解婴幼儿的行为，对婴幼儿作出回应时会假设自己也经历过同样的情绪；⑤ 尊重就是相信婴幼儿有与其年龄相符的学习和行动的能力，允许他们自己探索和行动、进行独立思考、作出决定、找到问题的解决办法并与他人沟通。这些基本要素通过与婴幼儿玩耍、交流和赞赏过程中建立良好的亲子关系而加强。

#### 2. 敏感观察

观察并敏感了解婴幼儿是正确解读其行为线索、解释需求的必备条件。每个婴幼儿都具有独特性和个体差异，其行为表现存在着多样性和多源性。婴幼儿通过动作、面部表情、声音或手势发出信号，表达自己的生理、心理需求。照护者在日常生活中应做到以下几点：① 通过仔细观察、记录婴幼儿的生理节律、活动和能力水平，逐步了解并掌握其个性特点；② 将婴幼儿看作独立的个体，敏感注意到并听懂、看懂其不同需求所发出的信号，理解其行为背后的含义，准确判断婴幼儿的需求和情绪体验，掌握其面对环境刺激或挫折时的反应和所能承受的压力；③ 尝试根据其年龄、发育水平、气质特点与场景进行适当的互动回应；④ 敏感识别疾病征兆，妥善处理和应对疾病。

#### 3. 恰当回应

回应是照护者解读婴幼儿行为后作出的反应，恰当回应不仅具有及时性，还应具有合理性，即照护者所作出的反馈应符合婴幼儿年龄、心理发展特点及环境需求，避免不恰当的回应。在问题解决情境中，照护者可以运用以下 4 项技能来引导和回应婴幼儿：① 准确判断婴幼儿在面对问题时所能承受的最大压力水平；② 及时关注婴幼儿的需求和良好行为表现；③ 提供与婴幼儿需求和行为相匹配的反馈；④ 为婴幼儿的言行树立榜样。回应性喂养强调了喂养过程中照护者和婴幼儿之间的互动，照护者鼓励婴幼儿发出饥饿和饱足信号，并给予及时且恰当的回应。对于照护者，这种互动表现在他们成功地完成喂养婴幼儿的任务；对婴幼儿来说，喂养中其发出与进食相关的信号可被父母准确理解并得到与自己期望一致的回应，从而建立良好的喂养互动关系。这种恰当的回应对于低体重儿、有疾病婴幼儿的身心健康发展尤其重要。

### 4. 互动与沟通

互动与沟通是人与人、人与环境交互作用的过程，不仅可以帮助照护者更好地进行回应性照护，形成良好的亲子关系，也能帮助婴幼儿将来建立良好的人际关系。日常的生活环境是婴幼儿与照护者产生沟通和互动的最主要场所，当婴幼儿与照护者共同关注一件物品、参与一件事情时，沟通和互动就自然发生了。此时照护者需要了解婴幼儿独特的沟通方式——哭声、语言、动作、手势和面部表情以及身体姿势。除了仔细倾听、解读其沟通目的外，照护者还需调节自身的身体姿势、表情、眼神、肢体动作及语言、声音传递，以易于婴幼儿观察到、注意到并适合其理解的有效信息。当照护者的沟通行为被婴幼儿所理解时，他们可以继续予以回应，维持互动。

## 五、早期学习机会

婴幼儿的学习源于家庭，始于母亲怀孕期间。在生命最初几年，婴幼儿的技能和能力主要通过人际交流获得。在家庭环境及托育机构中充满关爱和安全感的养育照护，以及引导和支持日常活动中与他人交流与互动，可为婴幼儿提供丰富的早期学习机会。

### （一）照护目标

为婴幼儿提供学习身体运动、语言认知、社会交往和情绪调节技能的环境和机会；通过日常生活的交流与玩耍，教会婴幼儿学习获得新的技能和行为；帮助婴幼儿培养良好的自理生活能力和行为习惯；鼓励婴幼儿好奇、探索和解决问题，使其在学习探索中体验快乐和满足。

### （二）照护建议

#### 1. 关爱与引导

使婴幼儿在家庭和托育环境中感受到照护者的关爱，用温柔的语气和婴幼儿说话；主动识别并及时有效地应答婴幼儿的生理与心理需求，建立安全的亲子依恋关系。即使照护者很忙，也可以通过目光、微笑、点头、问候等告诉婴幼儿家人在关注他/她；照护者和家庭成员采用一致的养育态度和行为对待婴幼儿。根据婴幼儿的发育水平，引导和培养其自理生活能力和良好的行为习惯。例如，婴儿7—9个月开始学习固体食物的咀嚼、吞咽技能；婴儿10—12个月学习抓食，用杯饮；1岁半左右幼儿开始练习用匙进食，学习脱袜子、脱鞋，练习示意大小便；15—24个月幼儿学习排便控制和如厕训练；2岁以上的幼儿，家长可鼓励其帮助家长做一些简单的家务活动，如收拾玩具、扫地、帮忙拿东西等。对婴幼儿每一次努力都给予具体而有针对性的表扬。如婴幼儿出现无理哭闹等不适宜的行为时，照护者可采用消退（不予理睬）或转移等行为矫正方法，让他们懂得日常行为的对与错，逐步养成良好的行为习惯。

### 2. 玩耍与游戏

通过日常生活中的玩耍与游戏，婴幼儿可获得身体运动和动手的能力、认知和社会情绪技能的发展。建议照护者在日常生活中融入玩耍、并经常开展与婴幼儿年龄相匹配的游戏活动。① 提供适合的场地、玩具或家常物品，让婴幼儿自由地探索和玩耍，引导其锻炼视觉、听觉、触觉、身体力量、灵活性和协调性及手眼协调等能力，如给新生儿做抚触，让婴儿抓取毛绒球，敲打、套叠塑料杯、碗，在地板上俯趴、翻滚、爬行，拉物站立、扶物行走等。② 根据年龄发展与婴幼儿一起玩藏找东西、躲猫猫、假扮不同人物或场景等亲子互动游戏，促进其认知、社会交往和情绪情感等能力的发展。③ 经常带婴幼儿接触大自然，在自然环境中跑、跳、踢球，和婴幼儿一起探索自然界的事物或现象，激发其好奇心与探索欲望。④ 包容婴幼儿玩耍过程中的敲打、摔、扔、弄脏衣物或身体甚至破坏物品的探索行为，培养其活动后自我清洁和整理的良好习惯。

### 3. 交流与语言

从小给婴儿创造丰富的交流环境，如及时回应婴儿的发音、模仿婴儿发声以鼓励婴儿发音，达到"交流应答"的效果。培养婴儿对语言的理解能力，将实际物体、动作、指令等与语言相联系。如在婴儿期经常叫婴儿名字、指着家中物品告诉他/她物品的名称，边挥手边说"再见"。经常同婴儿交流、引导婴儿发"baba""mama"等语音，提高其对发音的兴趣。1—2 岁是幼儿语言发展最快的时期，鼓励幼儿说出身边物品名称，鼓励用语言表达需求和参与简单对话。经常与幼儿一起看图画内容、讲故事、说儿歌，教幼儿指认图画书中的简单事物，鼓励幼儿回答简单问题、复述简单故事、讲述图画内容，教幼儿说歌谣、讲短语、唱儿歌。

### 4. 资源与机会

所有婴幼儿都有发展的权利。提供良好的早期学习环境、资源和机会对于儿童潜能发展至关重要，特别是对来自弱势群体或有早期发展风险因素的儿童尤其重要。早期学习的机会在日常生活中时时处处存在。即使照护者很忙碌，也可以在喂食、洗澡和其他日常家务中积极地与婴幼儿交谈和互动，每天与其创造至少 30 分钟的优质亲子共处时间。依托社区建立儿童图书馆、玩具流动站、家长互助小组等，创造婴幼儿及其家长的交流、分享机会，力所能及地提供游戏、阅读和活动的场地和空间，使婴幼儿能普遍获得优质的托育照护服务及活动和学习资源。社区卫生服务中心、妇幼保健机构等专业机构应利用儿童健康检查等机会，为家长提供有关儿童早期学习机会的信息、支持和咨询指导。

**本章总结**

　　通过对促进儿童早期发展的五个干预要素的学习，引出回应性照护的概念，指出回应性照护是其中最重要的因素。回应性照护是指提供满足婴幼儿生理和心理需求的积极照护实践，其核心是在日常生活中观察并敏感了解婴幼儿动作、声音、表情和口头请求的需求，并及时给予积极恰当的回应。回应性照护的目标是建立信任、安全而又良好的依恋和社会关系；敏感观察、了解婴幼儿生理和心理需求，鉴别并妥善处理和应对疾病；从婴幼儿的视角理解其行为，并作出恰当的交互回应；提供优质的亲子互动时光，保证婴幼儿在自尊、自信中健康成长。

　　本章的重点在于儿童早期发展的五个干预要素：营养、健康、安全与保障、回应性照护与早期学习，其中回应性照护是贯穿在其他四个要素中的最重要因素。

**思考与练习**

　　1. 什么是回应性照护？

　　2. 婴幼儿养育照护的定义是什么？

# 第十章
# 儿童保健

**本章导语**

　　儿童是祖国的未来和希望。我国儿童占全国总人口的1/3，儿童的身心健康直接关系到民族的素质和国家的发展。国际上通常将婴幼儿死亡率、孕产妇死亡率和人均期望寿命作为衡量一个国家政治、经济和文化教育的综合指标，而婴幼儿死亡率直接影响着人口平均期望寿命。因此，许多发达国家都非常重视儿童保健工作的质量，力求降低婴幼儿的死亡率。中国的儿童保健专业发展以儿童健康为中心，经历了初级阶段、发展阶段和新时期儿童健康问题控制三个阶段，涉及儿童疾病预防与预防接种、体格生长发育与评估、营养、疾病筛查、心理行为发育等领域。随着人民生活水平的不断提高与社会的不断进步，人们对儿童的健康和发展提出了更高的要求。

**学习目标**

　　（1）掌握不同年龄阶段儿童的护理营养重点。
　　（2）熟悉儿童常规预防接种程序。
　　（3）了解儿童常见伤害的预防急救措施。

**本章导览**

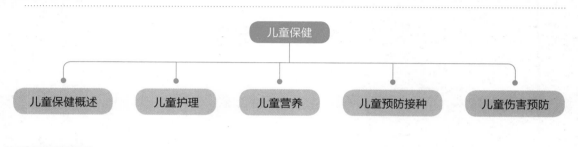

儿童保健

儿童保健概述　　儿童护理　　儿童营养　　儿童预防接种　　儿童伤害预防

**案例导入**

　　小明平时由奶奶带领，上了幼儿园后奶奶总觉得小明比同龄的小朋友都要矮一点。奶奶说小明平时胃口不好，不爱吃饭，总是吃许多小零食。奶奶还说小明平时吃饭也就跟大人一起吃，2 岁后小明就没有长期喝奶粉了。

大家想一下，小明胃口不好的原因可能是什么？为什么小明的生长发育比同龄小朋友慢一些呢？不同年龄阶段的儿童都有不同的营养护理重点，本章将对这些问题进行详细介绍。

## 第一节　儿童保健概述

### 一、儿童保健工作的对象

儿童保健学是研究胎儿至青春期儿童生长发育规律、营养保健、疾病预防、健康管理、环境健康、卫生信息管理等的综合性学科。儿童保健的工作对象是从胎儿到婴幼儿至 18 岁以下的儿童、青少年。因婴幼儿时期是出生后最脆弱的时期，发病率、死亡率高。新生儿死亡率、婴幼儿死亡率和 5 岁以下儿童死亡率是世界卫生组织衡量一个国家、地区的社会、经济和卫生事业发展状况的重要指标之一。因此，儿童保健的工作重点对象是 7 岁以下的儿童。

### 二、儿童保健工作的内容

《0—6 岁儿童健康管理服务规范》也是《国家基本公共卫生服务规范（第三版）》的 12 项内容之一，要求对所有 0—6 岁儿童进行定期的健康检查，系统观察儿童的生长发育、营养状况，及早发现异常、进行指导和采取相应措施。

#### （一）新生儿访视

由社区妇幼保健人员于新生儿出生 28 天内家访 3—4 次，高危儿应适当增加家访次数。家访内容有：① 新生儿出生情况，有无早产、生后窒息抢救史等；② 生后生活状态；③ 预防接种情况（详见本章第四节）；④ 喂养与护理指导（详见本章第三节）；⑤ 体重监测；⑥ 体格检查，重点应注意有无产伤、黄疸、畸形、皮肤与脐部感染以及视、听觉检查。访视中发现严重问题应立即转医院诊治。

#### （二）儿童保健门诊

儿童应按照各年龄期保健需要，定期到固定的社区儿保单位进行健康检查。定期检查的频率由儿童生长发育的速度决定，年龄小的儿童检查间隔时间短，以便及时发现生长发育的变化，防止发生生长偏离；高危儿、体弱儿宜适当增加检查次数。

（1）0—3岁婴幼儿健康管理。满月后的随访服务均应在乡镇卫生院、社区卫生服务中心进行，偏远地区可在村卫生室、社区卫生服务站进行，时间分别在儿童3、6、8、12、18、24、30、36月龄时，共8次。

（2）4—6岁儿童健康管理。每年为4—6岁儿童提供一次健康管理服务，散居儿童的健康管理服务应在乡镇卫生院、社区卫生服务中心进行；幼儿园或早教机构的儿童可在托幼机构进行。儿童健康管理服务的内容包括：询问上次随访到本次随访之间的膳食、患病等情况，进行体格检查、生长发育和心理行为发育评估、血常规检测、口腔发育评估和视力筛查。

### （三）幼托园所卫生保健的工作指导和管理

遵照卫生部、教育部有关文件要求，落实保、教结合的原则，区、县妇幼保健院是该地区托儿所、幼儿园卫生保健工作的指导者和管理者。详见《托儿所幼儿园卫生保健管理办法》。

扫码阅读

《托儿所幼儿园卫生保健管理办法》

---

## 第二节　儿童护理

护理是儿童保健和临床医疗工作的基础内容。年龄越小的儿童，越需要适宜的护理。

## 一、居室环境

（1）宜阳光充足，通气良好。

（2）新生儿应母婴同室，便于母亲哺乳和照顾婴幼儿，为避免新生儿感染，应限制无关人员出入新生儿居室。

（3）室内温度应保持在18—24℃间，冬季应注意保暖。

## 二、衣着要求

（1）婴幼儿在襁褓内应活动自如，保持双下肢屈曲姿势有利于髋关节的发育，不宜包裹过紧。

（2）婴幼儿的内衣应选择浅色、柔软的纯棉织物，便于穿、脱。

（3）婴幼儿的衣物选择应宽松而少接缝，以避免擦伤皮肤。

（4）婴幼儿最好穿连衣裤或背带裤（活动裆），既有利胸廓发育，又可保持会阴皮肤清洁。

（5）婴幼儿冬季不宜穿得过多、过厚，以免影响四肢循环和活动。

## 第三节　儿童营养

人体从饮食中获得各种营养素以维持身体基本功能。合理又均衡的营养对儿童生长发育起着重要的作用，因此儿童营养是儿童保健工作中的重要内容。

### 一、婴儿期（0—1岁）营养

婴幼儿是生后生长发育最快的时期，需要丰富的营养。但婴幼儿消化功能发育尚不成熟，母亲的乳汁是婴幼儿理想的营养来源，可以满足婴幼儿基础生长和发育的需要。2009年中华医学会儿科学分会儿童保健学组发表的"婴幼儿喂养建议"建议婴幼儿纯母乳喂养不少于4月龄，在引入其他食物满足婴幼儿生长发育需要的同时，建议对婴幼儿母乳喂养至12月龄。

#### （一）母乳喂养

##### 1. 母乳喂养的优点

（1）母乳营养丰富。母乳营养生物效价高，易被婴幼儿利用。

母乳含必需氨基酸比例适宜，为必需氨基酸模式。母乳所含酪蛋白为β-酪蛋白，含磷少，凝块小；母乳所含白蛋白为乳清蛋白，促乳糖蛋白形成；母乳中酪蛋白与乳清蛋白的比例为1：4，与牛乳（4：1）有明显差别，易被消化吸收。母乳中宏量营养素产能比例适宜。母乳喂养婴幼儿产生过敏的概率显著低于配方奶喂养婴幼儿。

母乳中乙型乳糖（β-双糖）含量丰富，利于脑发育；有助于双歧杆菌、乳酸杆菌生长，产生B族维生素；促进肠蠕动；乳糖在小肠远端与钙形成螯合物，降低钠在钙吸收时的抑制作用，避免了钙在肠腔内沉淀，同时乳酸使肠腔内pH下降，有利小肠钙的吸收。

母乳中的脂肪以细颗粒（直径<10微米）的乳剂形态存在，含有脂肪酶，易于消化、吸收；母乳中亚油酸等必需不饱和脂肪酸含量较牛乳丰富，有益于婴儿脑神经的发育。母乳中的胆固醇，可以促进人体代谢胆固醇酶的产生，对维持机体正常的胆固醇水平起着重要作用，可降低婴儿在老年期罹患心血管疾病的几率。

母乳矿物质含量约为牛乳的1/3，适宜婴儿不成熟的肾发育水平。母乳中含有适合婴儿需要的各种元素，钙、磷之比为2：1，钙的吸收率高。母乳铁的吸收率近50%，比牛乳高5—10倍；母乳锌的生物利用率高，初乳锌含量高，成熟乳锌含量较低，但均能满足婴儿的生理需要。母乳中还含有丰富的铜，有利于保护婴儿娇嫩的心血管系统。

母乳中维生素D含量较低，应鼓励家长让婴幼儿出生后尽早开始户外活动，促进维生素D的皮肤光照合成或适当补充维生素D。母乳中维生素K含量亦较低，除鼓励乳母合理膳食多吃蔬菜、水果以外，乳母应补充维生素K，以提高乳汁中维生素K的含量；所有新生儿应补充维生素K，预防维生素K缺乏。

母乳中含有丰富的生长因子，如上皮生长因子、神经生长因子、牛磺酸以及某些酶和干扰素，对细胞增殖、发育有重要作用。

（2）提供生命最早期的免疫物质。母乳中包括特异的 SIgA、乳铁蛋白、溶菌酶、白细胞及吞噬细胞、淋巴细胞等免疫物质，能增强婴幼儿的免疫能力，预防感染。其中，母乳中主要的免疫球蛋白是分泌型 IgA（SIgA），作为对母亲体内感染的反应，它从乳房分泌到乳汁中，这点与其他免疫球蛋白（如 IgG）不同。其他免疫球蛋白是通过血液携带的。代乳品没有活性的白细胞或抗体，也没有其他抗感染因子，所以提供的免于感染的保护力要小得多。

（3）增进母子之间情感。母乳喂养帮助母子建立一种亲密、相爱的关系，使母亲有满足感，分娩后立即进行皮肤接触有助于建立这种关系。母乳喂养的婴幼儿哭得较少，而且更有安全感。一些研究表明，母乳喂养有助于婴幼儿的智能发育。与人工喂养的婴儿相比，低出生体重儿如果生后数周内进行母乳喂养，他们在儿童期智力测验中会表现得更好。母乳喂养还能增加父母对家庭子女的社会责任感，有利于社会的和谐发展。

（4）减少成年后代谢性疾病。许多成年疾病，特别是影响健康与寿命的疾病与胎儿宫内营养、乳儿期喂养方式、生后 1—2 年追赶生长速度及第二次脂肪存积（青春前期）密切相关。母乳喂养可减少婴幼儿生长发育迟缓及成年后肥胖、高血压、高血脂、糖尿病、冠心病的发生率，有利于成年期代谢性疾病的预防。

（5）促进母亲健康恢复。母乳喂养能促进子宫收缩、减少产后出血、加速子宫恢复；母乳喂养每日消耗 2 092 千焦（500 千卡）热量，可以协助母亲体型的恢复；坚持昼夜哺乳的母亲，大部分在 6 个月内不恢复排卵，可起到生育调节的作用。母乳喂养还能减少乳腺癌、卵巢癌的发病机会；哺乳期母亲的骨密度会降低，但断乳后恢复正常，说明哺乳过程能促进骨骼的再矿化，而骨骼的再矿化可能有助于降低绝经后骨质疏松症的发生风险。

### 2. 母乳成分的变化

母乳成分并不总是相同，它会随着婴幼儿年龄的变化而有所变化，在一次哺乳的开始到末尾亦不相同。而且每一次的哺乳，甚至在一日的不同时间，母乳成分都会有所变化。

（1）不同时期母乳成分的变化。初乳为孕后期与分娩 4—5 日内的乳汁；5—14 日为过渡乳；14 日以后的乳汁称为成熟乳。初乳外观黏稠，颜色发黄或清亮。初乳比成熟乳含有更多的抗体和其他抗感染蛋白、白细胞，以及丰富的维生素 A，有助于预防新生儿的感染。初乳有轻微的通便作用，帮助清理婴儿肠腔内的胎粪，从而排出胆红素，预防黄疸。初乳含有的生长因子，有助于婴儿肠腔发育，预防婴儿发生过敏或不耐受。因此，让婴儿吃到初乳非常重要。另外，在开始母乳喂养前不应该给新生儿喂任何饮料或食物，在吃到初乳前喂食人工食物容易导致婴儿过敏或感染。

（2）哺乳过程的成分变化。每次哺乳过程母乳乳汁的成分亦随时间而变化。如将哺乳过程分为三部分：第一部分分泌的乳汁脂肪低而蛋白质高；第二部分乳汁脂肪含量逐渐增加而蛋白质含量逐渐降低；第三部分乳汁中脂肪含量最高，这可能是给婴幼儿停止哺乳的一个"安全信号"。

（3）乳量。正常乳母产后 6 个月内平均每天泌乳量随时间而逐渐增加，成熟乳量可达700—1 000 毫升。一般在产后 6 个月乳母泌乳量与乳汁的营养成分逐渐下降。判断奶量是否充足，应以婴幼儿体重增长情况、尿量多少与睡眠状况等进行综合评价。母乳中所含的丰富的营养物质，对婴幼儿的发展起到非常重要的作用，为此，应劝告母亲不要轻易放弃哺乳。

### （二）人工喂养

由于各种原因母亲不能用母乳哺喂婴幼儿时，可采用其他动物乳如牛乳、羊乳、马乳等或以大豆为基础的配方乳及其他代乳品，只要调配恰当还是能满足婴幼儿基础营养的需要，达到生长发育良好的目的。但如果采用的食品营养价值差，配制不当，又不注意用水清洁和食具消毒，往往容易引起婴幼儿营养不良和消化功能紊乱。

#### 1. 常用乳品和代乳品

可根据当地习惯和条件选择动物乳代替母乳，最常采用牛乳。各种动物乳营养成分有所不同。

（1）牛乳。牛乳蛋白质含量虽高，但以酪蛋白为主，入胃后凝块较大，不易消化。牛乳含饱和脂肪酸较多而不饱和脂肪酸少，脂肪球较大，又无脂肪酶，故较难消化吸收。牛乳的乳糖含量较母乳低，若以牛乳喂养婴幼儿需加糖 5%—8%。牛乳矿物质含量较高，缓冲力较大，易使胃酸下降，不利于消化，还可加重肾脏溶质负荷，对肾功能较差的新生儿、早产儿不利。

（2）以牛乳为基础的配方乳。大多数的配方乳以全乳为基础，将牛乳的蛋白质和矿物质降低到接近母乳，以减少渗透压和肾脏的排泄负荷。用植物油代替牛乳中的饱和脂肪酸，以提供必需脂肪酸。提高乳清蛋白或改变酪蛋白，使其在胃中形成较小的、易消化的凝块。配方乳强化了婴幼儿生长发育所必需的微量元素如铁、锌、铜和多种维生素，有的还强化了牛磺酸、β 胡萝卜素，以供婴幼儿的生长需要。目前更有添加核苷酸、乳铁蛋白、双歧杆菌以增加抵抗力、添加二十二碳六烯酸（DHA）和花生四烯酸（AA、ARA），以促进智力、视力发育的配方乳。虽然配方乳在许多方面和母乳很接近，但与母乳还是有许多不同，如配方乳的脂肪、维生素和矿物质的吸收率不如母乳高、缺乏许多酶、激素、生长因子和前列腺素等物质。许多资料表明，配方乳比牛乳更符合婴幼儿的生长需要，因此在缺乏母乳的情况下应首选配方乳，同时为了保证铁的供应和良好的铁营养状况，在最初的 24 个月中都应选用配方乳。

（3）以豆类为基础的配方乳。喂以大豆为基础的配方乳的足月儿，在体重、身长与喂以乳类为基础配方乳的婴幼儿相比无显著差异，血清尿素氮、总蛋白和白蛋白两组间也无显著差异。但对于早产儿则发现，体重、身长的生长和血清白蛋白水平明显低于喂以乳类为基础配方乳的婴幼儿，且佝偻病和骨质疏松的发生率较高。对牛乳或乳糖不耐受的婴幼儿，可用以大豆为基础的配方乳。豆奶中的蛋白质经离析使其生物质量得到改进，增加甲硫氨酸以提高蛋白质的质量，使其和牛乳中的酪蛋白相似，其糖类（碳水化合物）为蔗糖、玉米糖等，脂肪由大豆脂肪、黄油、椰子油和红花油以不同比例混合，以模拟母乳脂肪。目前已有更精制的大豆蛋白离析工艺，将大豆蛋白热处理使膜蛋白抑制物和血球凝集素的活性降低，增加蛋白质的消化率和一些无机盐的生物活性，但铁的吸收可能被大豆抑制，与以乳类为基础配方乳的铁吸收相似，在离析过程中蛋白质—植酸—无机盐紧密结合的复合物降低了无机盐的吸收利用，大豆中锌的吸收也较差。在偏远的乳制品供应不足的地区，也可采用豆浆、豆奶粉等，但易引起胀气、不适，因此不宜喂给3—4个月以下的婴幼儿。

### 2. 人工喂养的技巧

人工喂养与母乳喂养一样，母婴均应处于舒适的位置，婴幼儿是饥饿、清醒、温暖和干净的，将婴幼儿抱起到胸部，母亲竖起奶瓶使乳头充满乳汁。待乳汁加热后，可滴几滴在母亲腕部内侧，以不烫手为准。橡皮乳头孔的大小适宜，使乳汁能缓慢连续滴出。哺乳时间在10—20分钟之间，按婴幼儿的年龄和体格强壮程度而定。由于婴幼儿每次进食的食欲不同，每次冲调的奶量应比平均进食量略多一些。喂毕要将婴幼儿抱直，头依母肩，拍背，将哺乳时胃内吞入的空气嗳出，以避免溢乳和腹部不适，这对6—7个月前的婴幼儿更为重要。母亲应了解多数婴幼儿在喂哺后都会溢乳或吐出少量的乳汁的情况是正常现象。人工喂养儿比母乳喂养儿更易溢乳，大多数在6—8个月溢乳次数减少。奶瓶、奶嘴、杯子、碗、匙等食具每次喂哺后需洗净、煮沸消毒，奶嘴可待水沸后放入再煮5分钟。

### （三）混合喂养

当因各种原因使得母乳不足或母亲不能按时给婴幼儿哺乳时，需加喂牛乳或其他代乳品称混合喂养。

6个月以内婴幼儿因母乳量不足需进行混合喂养时，母乳喂哺次数一般不变，每次可先喂母乳，将乳房吸空，如果婴幼儿未吃饱可再补授乳品或代乳品，此为补授法。这样每次仍使乳房吸空，有利于刺激母乳分泌，不致使母乳量日益减少。补授的乳汁量按婴幼儿食欲及母乳量多少而定，可先每次喂饱婴幼儿，如无异常消化情况，2—3日后即能定下每次需补授的乳量。

母乳量充足而因故不能按时喂哺，可用乳品或代乳品代替1次至数次母乳喂养，称代授法。母亲最好仍按时将乳汁挤出以保持乳汁分泌，挤出的母乳应放在消毒奶瓶、完好的玻璃瓶或特制的塑料袋中，在室温下可保存 4 小时，在冷藏室保存 24 小时，在冷冻室可保存 3 个月。在储存母乳的容器上贴上日期标签，先用最早的乳汁，用热水温后喂哺。挤出的母乳应保存清洁，温热后即可喂哺。6 个月以后婴幼儿已添加补充食品，母乳量不足时可逐渐增加混合喂养从而做好断乳的准备。

混合喂养如能按上述要求进行，可使婴幼儿获得足够营养素，且可满足婴幼儿的正常生长发育。

### （四）婴幼儿食物转换

随着婴幼儿月龄的增加，在 4—6 个月时单纯母乳和配方奶粉喂养，已不能满足生长发育需要。这时婴幼儿已开始能习惯用匙、杯喂食，逐渐能咀嚼和吞咽非液体食物；对各种食物的不同味道和颜色感兴趣；肠道黏膜发育逐渐完善，已能防止外来大分子蛋白质的通透。此时婴幼儿的消化和吸收蛋白质、脂肪和糖类（碳水化合物）的能力迅速增加，肾脏处理高渗透压负荷的能力不断提高，适合添加补充食品，满足生长发育需要，有助于向进食固体食物为主的过程转换。因此，添加补充食品的时期也可称为转乳期，从出生 4—6 个月开始添加补充食品，直到婴幼儿 12 个月。

一般来说，补充食品添加的原则和顺序如下。

（1）从稀到稠、从细到粗、从少到多。如先吃米糊、稀粥、稠粥到烂饭，先吃菜泥再吃碎菜。任何新食物从小量（每次 1—2 茶匙）每日 1 次开始，可用适合婴幼儿嘴大小的小匙喂食。

（2）习惯一种后再添加另一种，至少需适应 3—5 天后再添加另一种新食物，便于识别过敏或不耐受的新食物。

（3）用小匙喂，可训练吞咽和咀嚼。

（4）在婴幼儿熟悉一种新食品后，仍要坚持一定的进食频率，因为没有一种食物是婴幼儿不喜欢的，婴幼儿不喜欢的食物多是他所不熟悉的食物。

（5）应在婴幼儿健康时添加新食物。

（6）食物的味道应清淡。在添加新食物时常会被婴幼儿用舌头推出，甚至出现恶心，这是婴幼儿的自我保护意识，也可能是婴幼儿还不能有效地吞咽半固体食物。而母亲则常误以为是婴幼儿不愿接受或不喜欢而停止喂食，但只要能坚持喂食（需经过 10—15 次）即会被婴幼儿接受。

婴幼儿对食物的适应、爱好、进食量的多少和进食的速度有很大的个体差异，应按照婴幼儿的具体情况灵活掌握。

### （五）断离母乳

每个婴幼儿都需经历断离母亲哺乳的过程。为使婴幼儿在此过程中的生长与情感不受影响，需要让母亲充分了解此过程。

其他食物引入至完全替代母乳为断离母乳期。因继续母乳喂养时间有个体差异，母亲应依乳汁情况决定母乳喂养时间。婴幼儿在6个月后，若反复夜醒、体重增长不足，这提示母亲乳汁质、量逐渐下降，可采用代授法逐渐增加婴幼儿配方以维持婴幼儿正常生长。婴幼儿配方量至800毫升/天即可完全替代母乳。一般婴幼儿12个月左右完全断离母乳。部分婴幼儿在6个月后生长良好，这提示母亲乳汁较好，母亲能按常规引导婴幼儿接受其他食物，母乳喂养可持续至2岁左右。如4个月内的母乳喂养连续2月体重增长不满意时，这常常提示母乳不足，此时应采用补授法以婴幼儿配方乳补充喂养。补授的乳量由婴幼儿食欲及母乳量多少而定，即"缺多少补多少"。

6—8个月是婴幼儿形成依恋的阶段，为避免婴幼儿过度依恋母乳，此时需培养婴幼儿有良好的进食习惯。如3—4个月后宜逐渐定时哺乳，4—6个月逐渐断夜间奶，培养婴幼儿对其他食物的兴趣与有自我进食的技能等。让婴幼儿直接学习用杯喝配方奶，可减少依赖奶瓶喂养问题，如睡时吸奶形成"奶瓶龋齿"或将吸吮奶嘴作为抚慰婴幼儿的方法。

## 二、幼儿期（1—3岁）营养

### （一）营养特点

幼儿期儿童的生长发育较婴儿期减慢，但仍处在快速生长发育的时期，而且活动量较婴儿期增多，仍需要保证充足的能量和优质蛋白质。幼儿消化代谢功能仍不成熟，乳牙陆续萌出，但咀嚼功能尚不成熟；胃容量较婴儿增加，但进食量仍有限；胃肠道消化吸收对外界不良刺激的防御功能尚不成熟。幼儿自己喂哺的意识强烈，能逐渐自己使用杯子、匙进食，开始有控制进食情景的意识，如玩弄食物、有接受和拒绝食物的行为。2013年版《中国膳食推荐指南》建议1—3岁儿童能量推荐量为1 100—1 200千卡/天，其中膳食蛋白质25—30克/天，膳食蛋白质、脂肪和碳水化合物占总能量比例分别是12%—15%、30%—35%、50%—60%，优质蛋白质供给量占每日蛋白质总量的35%—50%。

### （二）膳食安排

1. 食物选择

（1）主食。幼儿膳食逐渐以谷类为主食，能接受全谷物和系列加工食品。全谷物产品含B族维生素、镁、铁、纤维、蛋白质和不饱和脂肪酸，可适当选择小米、玉米、黑米等杂粮与大米、小麦搭配；还可选择时令新鲜蔬菜和水果。

（2）动物类、豆制品食物。肉、鱼、乳、是优质蛋白质、B族维生素、铁和锌的来源。动物内脏和动物血可交替食用。幼儿2岁后应优选低脂产品，如鸡肉、瘦猪肉。

（3）奶制品。母亲乳汁充足、幼儿不眷恋母乳、生长正常者可继续给予母乳喂养至2岁，或每日500毫升配方奶或鲜奶。如幼儿牛奶蛋白过敏，可选择低敏配方奶。2006年美国儿科学会建议 2 岁后可适当摄入低脂奶。

（4）水摄入量。中国婴幼儿膳食指南建议幼儿每日需水量 1 250—2 000 毫升，约 1/2 来自水、果汁。据季节和幼儿的活动量决定饮水量，以不影响幼儿日常饮食为宜。幼儿最好的饮料是开水、奶类，而不是饮料。

### 2. 食物制备与安全

幼儿膳食质地较成人食物软，但不宜过碎煮烂，易于幼儿咀嚼、吞咽和消化；宜采用蒸、煮、炖、煨等烹调方式，以清淡为宜；少用或不用含味精或鸡精，色素、糖精的调味品，注意食物多样化和色香味更换。避免幼儿摄入引起窒息和伤害的食物，如小圆形糖果和水果、坚果、果冻、爆米花、口香糖以及带骨刺的鱼和肉等，少食高脂、高糖食物、快餐食品、碳酸饮料。控制幼儿摄入过多的含糖饮料，以免影响食欲和过多能量的摄入。

### 3. 餐次和进食技能培养

幼儿进餐应有规律，包括定时、定点、适量进餐，仍以每日 4—5 餐为宜，即早、中、晚正餐、点心 1—2 次，进餐时间 20—25 分钟 / 次为宜。应培养幼儿自我进食技能的发展，但不规定进食方法（手抓、勺、筷）、不强迫进食。幼儿 2 岁后应自我自由进食。

### 4. 进食环境

幼儿进餐环境轻松、愉悦，有适宜的餐桌椅及专用餐具。每日有机会与家人共进餐，有助于幼儿接受家庭膳食。幼儿在进食前应暂停其他活动，避免其过度兴奋；宜专心进食，进餐时不可边吃边玩边看电视、追逐喂养、责备或训斥幼儿。餐前洗手、开始学习用餐时的礼仪。3 岁左右的儿童常出现挑食表现，可持续至 4 岁。尊重儿童对食物的爱好和拒绝态度，但家长给儿童制作可口的、营养均衡的食物，使儿童能选择有利于自己健康的食物。

## 三、学龄前期儿童（3—6 岁）营养

### （一）营养特点

学龄前儿童生长发育平稳发展，但仍需充足营养素。2013 年《中国居民膳食营养素参考摄入量》建议 3—6 岁学龄前儿童能量推荐摄入量为 1 200—1 400 千卡 / 天，男童高于女童。谷类所含有的丰富碳水化合物是其能量的主要来源。蛋白质的推荐摄入量为 30—35 克 / 天，蛋白质供能占总能量的 14%—15%，其中 50% 源于动物性食物蛋白质，可满足微量元素需要（如锌、铁、碘和维生素）。足量乳制品、豆制品摄入是维持丰富钙营养的有效方法。

### （二）膳食建议

#### 1. 食物选择

学龄前儿童口腔功能较成熟，消化功能逐渐接近成人，已可进食家庭成人食物，但需有

营养的食物，如新鲜水果、蔬菜、低脂奶制品、瘦肉（鸡、鸭、鱼、牛、猪、羊肉）、全谷类。正餐时少用汤类代替炒菜，稀饭代替米饭。尽量避免纯能量食物、如白糖、粉丝、凉粉等，少吃零食。品种多样，膳食平衡，膳食多样化，以满足儿童对各种营养成分的需要，如荤素菜的合理搭配，粗粮、细粮的交替使用，保证蛋白质、脂肪、碳水化合物之间的比例，以及足够的维生素、矿物质摄入。学龄前儿童功能性便秘发生率较高，需适量的膳食纤维。全麦面包、麦片粥、蔬菜是膳食纤维的主要来源。

### 2. 食物制备

与成人相同，但食物口味仍以清淡为主，不宜添加各类调味品；少油煎、油炸食物，避免刺多的鱼骨。学龄前儿童已能逐渐接受部分家庭食物习惯，如酸辣食物。

### 3. 餐次与进食能力

进食时间基本与成人同步，每天可安排1—2次点心。进食的能量比例宜早餐20%—30%，午餐30%—35%，点心10%—15%，晚餐25%—30%。4岁儿童不再紧握勺或筷进食，能像成人一样熟练用勺或筷自己进食，喜欢参与餐前准备工作。

### 4. 学习进食礼仪

家长应重视对儿童餐桌礼仪的教育，如嘴里有食物不宜说话、学会用餐巾纸擦嘴、不越过别人餐盘取食物等。家庭的共进餐习惯能使儿童可学到更好的餐桌礼仪。比起言教，更重要的是家长的行为，家长的行为是儿童的榜样，而儿童行为是家长行为的镜子。每天应至少有一次愉快家庭进餐时间，儿童也可参与准备与结束清洁工作，这有益于儿童对食物的认识和选择，增进亲子间的交流。

### （三）零食选择

零食是指非正餐时间食用的各种少量的食物和（或）饮料（不包括水）。调查显示，儿童与青少年零食提供能量可占总能量的7.7%，接近幼儿点心提供的能量，零食还提供部分膳食纤维（18.2%）、维生素C（17.9%）、钙（9.9%）、维生素E（9.7%）。因此，正确指导儿童与青少年适当选择、控制零食过多摄入非常必要。

2006—2007年中国疾病预防控制中心营养与食品安全所受卫生部疾病预防控制局委托研究和编制《中国儿童青少年零食消费指南》，它将零食分为"可经常食用""适当食用""限制食用"三种。孩子们喜欢吃的棉花糖、膨化食品、巧克力派等都被列入限制食用范围，建议家长让孩子尽量少吃，最好每周不超过一次；牛肉片、黑巧克力、咖啡等则是适当食用的食品，每周吃1—2次为宜；水煮蛋、纯鲜牛奶、烤黄豆、烤红薯等则是可经常食用的零食，可以经常食用。从营养与健康的角度强调儿童应以正餐为主，不可以零食替代正餐。如需为儿童选择零食，建议家长参照零食消费分类指南选择"可经常食用"的零食，避免"限制食用"的零食。

# 第四节　儿童预防接种

预防接种是最有效、经济的公共健康预防措施，许多传染性疾病因预防接种使发病率大大降低，其中最显著的成功案例是 1979 年在世界范围内消灭了天花。20 世纪 70 年代世界卫生组织提出扩大免疫规划（EPI），要求 1990 年全球 80% 以上的儿童进行卡介苗、百白破、脊髓灰质炎三型混合疫苗和麻疹减毒活疫苗的接种。1982 年卫生部颁布的《全国计划免疫工作条例》中有对儿童基础免疫程序的规定。1986 年成立了全国儿童计划免疫协调小组，颁发了新的儿童基础免疫程序，确定每年 4 月 25 日为全国儿童预防接种日。

## 一、预防接种的免疫制剂种类

预防接种的免疫制剂分为人工主动免疫制剂和被动免疫制剂。

（1）主动免疫制剂具有抗原性，通过适当的途径接种到机体产生特异性自动免疫力，称为疫苗。疫苗包括灭活疫苗、减毒活疫苗、组分疫苗（亚单位疫苗）、基因工程疫苗、合成疫苗。

（2）被动免疫制剂属特异性免疫球蛋白，具有抗体属性，使机体产生被动免疫力，达到预防疾病的目的。被动免疫制剂包括抗毒素、抗血清和特异性免疫球蛋白。

## 二、儿童计划免疫程序

计划免疫是指国家根据传染病的疫情监测及人群免疫水平的调查分析，有计划地为应免疫人群按年龄进行常规预防接种，以提高人群免疫水平，达到控制乃至最终消灭相应传染病的目的。

"预防接种服务规范"是《国家基本公共卫生服务规范（第三版）》的 12 项内容之一，主要针对对象为辖区内居住的所有 0—6 岁儿童，对服务内容、流程、要求及考核指标都做了详细的规定。儿童年龄达到相应剂次疫苗的接种年龄时，应尽早接种，建议在下述推荐的年龄之前完成国家免疫规划疫苗相应剂次的接种：① 乙肝疫苗第 1 剂：出生后 24 小时内完成。② 卡介苗：小于 3 月龄完成。③ 乙肝疫苗第 3 剂、脊灰疫苗第 3 剂、百白破疫苗第 3 剂、麻腮风疫苗第 1 剂、乙脑减毒活疫苗第 1 剂或乙脑灭活疫苗第 2 剂：小于 12 月龄完成。④ A 群流脑多糖疫苗第 2 剂：小于 18 月龄完成。⑤ 麻腮风疫苗第 2 剂、甲肝减毒活疫苗或甲肝灭活疫苗第 1 剂、百白破疫苗第 4 剂：小于 24 月龄完成。⑥ 乙脑减毒活疫苗第 2 剂或乙脑灭活疫苗第 3 剂、甲肝灭活疫苗第 2 剂：小于 3 周岁完成。⑦ A 群 C 群流脑多糖疫苗第 1 剂：小于 4 周岁完成。⑧ 脊灰疫苗第 4 剂：小于 5 周岁完成。⑨ 白破疫苗、A 群 C 群流脑多糖疫苗第 2 剂、乙脑灭活疫苗第 4 剂：小于 7 周岁完成。如果儿童未按照上述推荐的年龄及时完成接种，应根据补种通用原则和每种疫苗的具体补种要求尽早进行补种。（如表 10-1 所示）

表 10-1　国家免疫规划疫苗儿童免疫程序表（2021 年版）

| 可预防疾病 | 疫苗种类 | 接种年龄 | | | | | | | | | | | | | | |
| --- | --- | --- | --- | --- | --- | --- | --- | --- | --- | --- | --- | --- | --- | --- | --- | --- |
| | | 出生时 | 1月 | 2月 | 3月 | 4月 | 5月 | 6月 | 8月 | 9月 | 18月 | 2岁 | 3岁 | 4岁 | 5岁 | 6岁 |
| 乙型病毒性肝炎 | 乙肝疫苗 | 1 | 2 | | | | | 3 | | | | | | | | |
| 结核病① | 卡介苗 | 1 | | | | | | | | | | | | | | |
| 脊髓灰质炎 | 脊灰灭活疫苗 | | | 1 | 2 | | | | | | | | | | | |
| | 脊灰减毒活疫苗 | | | | | 3 | | | | | | | | 4 | | |
| 百日咳、白喉、破伤风 | 百白破疫苗 | | | | 1 | 2 | 3 | | | | 4 | | | | | |
| | 白破疫苗 | | | | | | | | | | | | | | | 5 |
| 麻疹、风疹、流行性腮腺炎 | 麻腮风疫苗 | | | | | | | | 1 | | 2 | | | | | |
| 流行性乙型脑炎② | 乙脑减毒活疫苗 | | | | | | | | 1 | | | 2 | | | | |
| | 乙脑灭活疫苗 | | | | | | | | 1、2 | | | 3 | | | | 4 |
| 流行性脑脊髓膜炎 | A群流脑多糖疫苗 | | | | | | | 1 | | 2 | | | | | | |
| | A群C群流脑多糖疫苗 | | | | | | | | | | | | 3 | | | 4 |
| 甲型病毒性肝炎③ | 甲肝减毒活疫苗 | | | | | | | | | | 1 | | | | | |
| | 甲肝灭活疫苗 | | | | | | | | | | 1 | 2 | | | | |

注：① 主要指结核性脑膜炎、粟粒性肺结核等。② 选择乙脑减毒活疫苗接种时，采用两剂次接种程序。选择乙脑灭活疫苗接种时，采用四剂次接种程序；乙脑灭活疫苗第 1、2 剂间隔 7—10 天。③ 选择甲肝减毒活疫苗接种时，采用一剂次接种程序。选择甲肝灭活疫苗接种时，采用两剂次接种程序。

## （一）初次免疫时间

理想的免疫起始月龄应该是儿童体内的母传抗体逐渐消退，本身已具有产生免疫应答能力的年龄。如新生儿对结核病无先天免疫，出生即易感，新生儿细胞免疫发育较成熟，故新生儿出生后即可接种卡介苗。新生儿从母体获得脊髓灰质炎和百日咳被动免疫抗体很短暂，婴幼儿早期即可发病，故我国规定出生后 2 个月开始接种脊灰灭活疫苗，3 个月开始接种百日破疫苗，8 个月接种麻腮风疫苗。

## （二）接种间隔

疫苗应按儿童免疫程序规定接种，重复接种、复种时间、提前接种间隔的会影响免疫效果。如脊灰灭活疫苗和百白破疫苗 3 针（次）之间的时间间隔不能少于 28 日，最长时间未作规定，按规定的月龄内完成。

## （三）接种次数

疫苗的接种次数与疫苗性质有关，活疫苗（菌苗）接种后在体内能繁殖，保持较高抗原水平，产生持久的免疫力。而死疫苗（菌苗）需要多次接种，即必须经抗原的多次刺激才能使抗体形成较稳定的免疫力。我国免疫程序规定乙肝疫苗、百白破疫苗必须基础免疫 3 针，卡介苗、麻腮风疫苗接种 1 次完成基础免疫。

## （四）加强免疫

加强免疫可刺激机体产生回忆性免疫应答反应，从而使抗体增长并维持较长时间，据此对各种疫苗的加强免疫年限都做了具体规定。如百白破混合疫苗在完成 3 针基础免疫后，需第 2 年进行 1 次加强免疫。

## （五）联合免疫

人工主动免疫制剂逐渐增多，往往几种疫苗需要在同一月龄（年龄）接种，几种疫苗同时接种，可能增加免疫反应，可适当减少剂量。因此，多疫苗同时使用、简化免疫程序、改进疫苗质量、提高疫苗效果将是未来研究的方向。

## （六）完成基础免疫的时间

基于各种疫苗起始月龄和针次间隔时间（≥ 30 日），制定免疫程序和接种形式，12 个月内完成包括乙肝疫苗、卡介苗、脊灰疫苗、百白破疫苗、麻腮风疫苗在内的 5 种疫苗的基础免疫。

## （七）合理使用疫苗

预防接种应考虑疾病发生的特殊人群，如早产儿、过敏体质者、特殊疾病状态下的儿童等，作出相应的评估后再合理使用疫苗。

### 三、预防接种禁忌症

在进行预防接种前应了解儿童有无过敏史及禁忌症，各种生物制品都有接种的禁忌症，为减少异常反应，对有过敏史及禁忌症的儿童不接种或暂缓接种。禁忌症分为相对禁忌、绝对禁忌和特殊禁忌三种。

（1）相对禁忌症，是指正患活动性肺结核、腹泻、发热、急性传染病等，待病情缓解，恢复健康后即可接种。

（2）绝对禁忌症，是指对疫苗已知任何成分严重过敏或者既往接种同类疫苗出现严重过敏，如有明确过敏史者，患有自身免疫性疾病、恶性肿瘤、神经病、精神病、免疫缺陷的患者等。

（3）特殊禁忌症，是指某一种生物制品特有的，不是所有生物制品都不能接种，如结核病人不能接种卡介苗，有惊厥史儿童不能接种百白破三联疫苗。

## 第五节    儿童伤害预防

伤害是指由突然发生的事件对人体所造成的损伤或死亡，包括各种物理、化学和生物因素。伤害曾称为"意外损伤""意外伤害"。但是伤害并非"意外"，是可被认知、预测的，可通过流行病学、统计学、卫生学技术进行干预控制，从而有效促进安全、减少死亡、降低损失。伤害是造成儿童特别是婴幼儿发病和死亡的重要原因之一。《国际疾病分类》已单列儿童伤害为一类疾病。儿童伤害无单一分类方法，常常综合应用。世界卫生组织将儿童伤害按严重程度，分为致死性伤害与非致死性伤害；按伤害的偶然性，分为无意伤害和有意伤害。

部分研究数据表明，伤害已成为我国0—14岁儿童死亡顺位第一位死因。我国儿童伤害死因中窒息为主要死因，占婴幼儿死亡的90%，其次是中毒、跌伤；溺水、溺粪是1—4岁儿童伤害导致死亡的首位原因，其次是交通伤害。不同年龄儿童伤害的原因不同，婴幼儿主要为跌（坠）落、烧（烫）伤或切割伤；学龄前儿童主要为碰撞、切割伤或跌（坠）落。随着儿童年龄增长和活动范围的增加，跌（坠）落的比率逐渐降低，骑车、溜冰、与体育活动有关的运动及机动车交通事故逐渐增多。儿童伤害问题是威胁儿童健康和生命的主要问题，也是儿童保健工作中的一个重要内容。以下我们列举一些常见的儿童伤害的防范与急救措施。

### 一、窒息

意外窒息多见于1—2岁的幼儿。由于发育的不完善，此阶段的幼儿虽可自如地咀嚼、吞咽食物，但反射弱，也就是说一旦异物呛入，无法通过强的咳嗽反应咳出异物，致异物吸入气管。

### （一）防范要点

防范要点有以下几项：① 不拉窗帘的绳索或绕在脖子上玩。② 不把保鲜膜、塑料袋盖在脸上或套在脖子上。③ 不可以把小玩具放入耳鼻口中，嘴里含着东西不要嬉笑打闹。④ 尽量不要吃花生、瓜子、果冻等易呛咳物品。

### （二）急救措施

首先要明确窒息原因，如果为明确的呼吸道异物所致，可立即采用"海姆立克"急救法，并在实施急救的同时，赶往医院。

## 二、中毒

幼儿由于对物品认知的缺乏，常常无法区分食物和毒物，如颜色鲜艳的糖衣药片、有毒野果、用饮料瓶盛装的农药等。在农村主要为农药中毒，在城市以一氧化碳中毒为多见。

### （一）防范要点

防范要点有以下几项：① 保管好药品和有毒物品，如杀虫剂之类不要用饮料瓶装，有毒物品包括农药、洗涤剂等。② 注意煤气的使用，注意通风。

### （二）急救措施

（1）催吐：可用手刺激咽部，使药物尽量被呕吐出来，并立即到医院急救，记得带上药品说明书，并大致估算服药量。需要注意的是，如果误服了强酸（硫酸、硝酸、盐酸）、强碱（氢氧化钠、氢氧化钾等），切记不可催吐。

（2）保护胃黏膜：如果儿童误喝的是碘酒等药物，可立即给儿童喝牛奶、米汤类流食，以防止人体对药物的吸收。

## 三、溺水

溺水是我国人群意外伤害致死的第三大原因，是1—4岁儿童伤害的首位原因。儿童常因为失足落水或游泳过程中发生意外，若没有被及时发现，会因呼吸道被水、泥沙等堵塞而造成急性窒息缺氧而死。

### （一）防范要点

防范要点有以下几项：① 不要让儿童单独到池塘沟渠边玩耍、游泳。② 游泳前做好准备活动，不要去深水区，且需要家长陪同在旁。③ 下大雨时不要让幼儿独自外出，教育其不要在井盖等位置跳动、玩耍。

### （二）急救措施

（1）被救上岸后，以最快的速度清除口鼻中的泥沙和分泌物，头低脚高位，以手掌迅速连续击打其肩后背部，尽量使呼吸道的水和异物排出。

（2）如果没有呼吸，即使只有微弱的脉搏也要马上开始做口对口人工呼吸。

（3）如果呼吸、脉搏均消失，有经验人员应立即进行胸外按压和人工呼吸，等待医务工作者到达后进一步救治。

## 四、交通事故

交通伤害是1—4岁儿童伤害的第二大原因。交通事故大多是由于家长的疏忽以及儿童的无知造成的，值得我们深思。

### （一）防范要点

加强家长陪护及安全知识教育，以下交通安全知识顺口溜牢记心间：

交通安全很重要，交通规则要牢记；从小养成好习惯，不在路上玩游戏。行走应走人行道，没有行道往右靠。横穿马路要小心，要走地道人行道。一慢二看三通过，莫与车辆去抢道。骑车更要守规则，不能心急闯红灯。乘车安全要注意，遵守秩序要排队；头手不能出车窗，扶紧把手莫忘记。

### （二）急救措施

（1）就地抢救，如迅速包扎止血、处理休克等，应由有医护知识或较熟练的人来进行。注意不要随意搬动伤者。

（2）保护现场，维护秩序，密切注意周围环境，防止其他危险再度发生。

（3）立即拨打急救电话，将伤者妥善固定后迅速送往医院或移交给赶来现场的专职救护人员。

## 五、烧、烫伤

烧、烫伤主要是由于儿童好奇心强，又对周围环境中的危险缺乏判别和预知，当不小心碰翻热的水或食物、玩火等都可导致意外的发生。

### （一）防范要点

（1）家中暖瓶，饮水器放在儿童不易碰到之处。

（2）在厨房烹饪时，尽量避免儿童进厨房；煤气不用时关掉开关，以防儿童模仿点火。

（3）打火机等点火用具放在儿童不易取到之处。

**（二）急救措施**

（1）一般的小面积轻度烧伤：没起水泡时，立即用冷水冲或浸泡，一般时间为 15—30 分钟，可用干纱布轻轻外敷，切勿揉搓以免破皮；若已起水泡，尤其是皮肤已破，切不可用水冲，不可把泡弄破，有衣服粘连不可撕拉，可剪去伤口周围的衣服，并及时以冰袋降温。

（2）大面积烧伤和重度烧伤：切不可擅自涂抹任何东西，保持创面清洁完整，用清洁的纱布遮盖伤口，立即送往医院进行首次处理。

## 本章小结

新生儿死亡率、婴幼儿死亡率和 5 岁以下儿童死亡率是世界卫生组织衡量一个国家、地区的社会、经济和卫生事业发展状况的重要指标之一，所以要重视儿童保健工作。本章系统讲述了儿童保健工作的具体内容，包括营养指导、预防接种、伤害预防等。

通过本章的学习，可以了解幼托园所儿童保健的具体工作内容；了解不同年龄阶段的儿童对能量结构需求不同，能够根据不同年龄阶段儿童的营养需求特点，合理安排膳食营养；熟悉儿童预防接种程序，安排儿童进行按时预防接种；能够掌握常见儿童伤害的预防及急救措施，最大程度上减少伤害的发生率。

本章的重点在于掌握不同年龄阶段儿童的营养重点及儿童需要进行的疫苗接种及接种时间。本章的难点在于熟悉儿童常见的伤害预防，掌握一定的急救方法，确保在伤害发生时及时作出正确的处理，尽量将伤害减少到最小程度。

## 思考与练习

1. 在《国家基本公共卫生服务规范（第三版）》中，0—3 岁婴幼儿儿保门诊健康管理次数和时间？

2. 0—6 岁婴幼儿需完成哪些疫苗接种，这些疫苗的接种时间应如何安排？

3. 当幼儿园小朋友吃饭时不慎将食物呛入气道，保教人员具体应该如何做？

儿童不是成人的缩影，与成人的差异不仅仅是体格大小的差异，更重要的是具有成长性。儿童从出生到发育成熟的过程，是一种连续的且具有明显阶段性的生长发育过程，不论是生长的速度还是各器官、系统的发育顺序，都需遵循一定的规律。下述这四个儿童生长发育的规律性和年龄特点，是正确评价和促进儿童生长发育的基础。第一，生长发育是连续的、有阶段性的过程。第二，各系统器官生长发育不平衡，发育顺序遵循一定规律，如神经系统发育较早，脑在出生后前两年发育较快；淋巴系统在儿童期迅速生长，于青春期前达高峰。第三，生长发育的一般规律是遵循由上到下、由近到远、由粗到细、由低级到高级、由简单到复杂的规律。第四，生长发育遵照总规律发展，在一定范围内受遗传、环境的影响，存在着相当大的个体差异。儿童的生长发育水平有一定的正常范围，但所谓的正常值不是绝对的，在进行评价时必须考虑个体的不同影响因素，才能作出正确判断。本篇按照儿童的医学年龄期分为五章内容，分别阐述了胎儿、新生儿、0—1岁婴儿、1—3岁幼儿、3—6岁学龄前儿童发展的年龄特点与评价。

# 第十一章
# 胎儿发展和评价

## 本章导语

所有生命的起始都是从一枚小小的受精卵开始，逐步分裂分化发育成胎儿。医学的进步让大家注意从遗传角度来分析如何才能避免疾病发生。在整个胚胎发育过程中，如果在胚胎的某些时期接受了异常的刺激，可能使胎儿发育异常，导致先天缺陷的发生。常见的出生缺陷涵盖了全身各个系统，但妊娠期规律的产检及采取的某些有效诊断措施可以帮助我们避免这些不幸的发生。胎儿在宫内经过适宜的胎教可以帮助其出生后更好地发育成长。

## 学习目标

（1）了解胚胎发育的大致过程。

（2）了解孕母的有效产检及胎教对宝宝的影响。

（3）了解产前诊断需要做什么，常见出生缺陷疾病有哪些。

## 本章导览

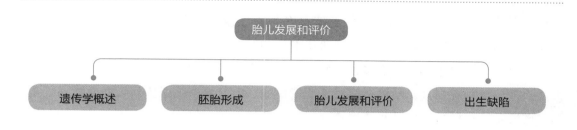

## 案例导入

5岁的阳阳最近很好奇也很好问："爸爸，妈妈，我是怎么来的呢？"当他听别人称赞他和妈妈有神似的大眼睛后，他看着镜子里的自己，困惑地问道："妈妈，为什么我的眼睛像你，不像爸爸呢？"

精子和卵子形成受精卵后，经过基因的选择与表达，在母体的营养支持下逐渐分裂分化发育，经历至少 259 天，分娩出一个个可爱的小生命。而胚胎期，尤其在妊娠 3—8 周，在不利的遗传因素和外界环境刺激下，会导致胚胎发育紊乱，易引起先天畸形。为此，母亲在孕期应该进行有效的产检，尽量避免该类情况的发生；同时还应做好胎教，帮助宝宝提前适应社会。

## 第一节 遗传学概述

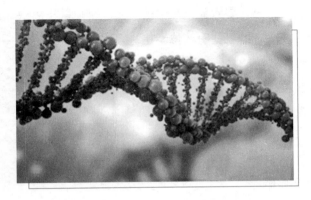

图 11-1 基因错误或变异会导致遗传病变

为什么有高血压家族史的人更容易罹患高血压？第一胎生了先天缺陷的婴儿，第二胎再发生的风险有多大？唐氏儿是如何发生的，为什么发生的概率随着母亲年龄的增大而增加？随着生命科学和医学学科的飞速发展，人们逐渐认识到医学实践中所遇到的一些问题，如疾病的病因、发病机制、病情变化过程、诊疗预后等需要用遗传学的理论和方法才能得以解决。

所有生命的开始，都要经过受精卵、卵裂、胚层分化、器官发生、新个体发育及妊娠维持。在这些进程中，个体的形态结构及生理功能发生着神奇的变化，而现代医学的精进，也使所有细胞的功能从基因水平逐步阐明。基因是细胞内遗传物质的结构与功能单位，以脱氧核糖核酸（DNA）的形式存在于染色体上。它决定着细胞内如核糖核酸（RNA）、蛋白质等物质的合成，从而决定着生物的遗传形状。人类遗传病，按遗传方式进行划分，可分为单基因病、多基因病、染色体病、体细胞遗传病、线粒体遗传病等 5 大类疾病；按系统划分，则包括神经系统遗传病、内分泌系统遗传病、心血管系统遗传病、血液系统遗传病、生殖系统遗传病、泌尿系统遗传病等。我们接下来要谈到的出生缺陷就是按系统划分的。

目前，产科与儿科之间的合作，已通过围生医学向母胎医学延伸，将涉及基础医学、临床医学甚至心理学等多个领域的交汇，当前的焦点已然是胎儿疾病的宫内治疗了。所有妇儿医学的工作者，极力通过与患者的共同努力，减少从遗传的角度给家庭、社会造成负荷，从总体上和根本上提高我国的人口素质。这也要求我们在遗传的基础上，做好相关知识的预防和宣教，将胚胎的正常异常发育、产前缺陷的诊断、常见的出生缺陷及孕期产检、母—胎之间的胎教等内容做成简单科普，为减少先天性遗传性疾病的发生、创造生命的奇迹而奋斗。接下来，就让我们来走进这些知识吧。

## 第二节　胚胎形成

　　人体发生是从精子与卵子结合开始的，通常被分为胚早期（第 1—2 周）、胚胎期（第 3—8 周）和胎儿期（第 9 周至分娩）三个阶段。其中，胚早期包括受精、卵裂、胚泡形成、着床及胚层形成等，外界的影响通常为"全或无"效应，即致畸作用强烈，胚胎死亡；或者致畸作用不强烈，分化发育成正常个体。胚胎期是胚胎各器官形成的阶段，极易受致畸因素影响，许多畸形就是在这个时期形成的。胎儿期的胚胎各种脏器已基本分化完成，只有小脑、大脑皮质等器官继续处于分化阶段。

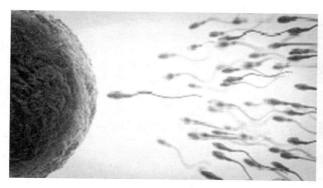

图 11-2　精子与卵子结合

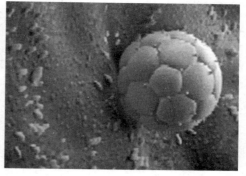

图 11-3　受精卵准备着床

## 一、卵裂、胚泡形成和着床

　　受精卵形成后就开始边向子宫方向移行，边进行特殊的有丝分裂——"卵裂"。人类受精卵的第一次卵裂的结果会产生大小不同的两个细胞。大细胞分裂增生将形成内细胞团，未来发育为胚体和部分胎膜。而小细胞演化形成绒毛膜和胎盘的一部分。受精后第 3 天，卵裂球数达 12—16 个，组成为桑葚胚，第 4 天进入子宫腔。当卵裂球数达到 100 个左右时，细胞间出现若干小的腔隙，合称为胚泡。胚泡壁由单层细胞构成，因与吸收营养有关，被称为滋养层。胚泡中心为胚泡腔，位于胚泡腔内侧的有一群细胞，称为内细胞群。胚泡进入子宫内膜的过程称为着床，于受精后第 5—6 天开始，于第 11—12 天完成。其过程相当复杂，要求胚泡的发育必须与子宫内膜的改变同步才能够发生着床。试管婴儿技术，就是通过在体外将卵子受精，培养至桑葚胚或早期胚泡，再移入母亲的子宫，通过调整子宫内膜与胚胎的一致发育使其着床，最终建立妊娠。

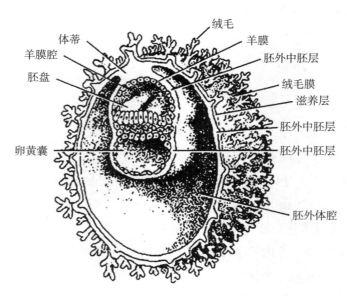

图 11-4　胚外中胚层和胚外体腔的形成

## 二、胚胎形成、分化和胚体形成

### （一）二胚层时期

在胚胎发育的第 2 周，胚泡的内细胞团和外面的滋养细胞分别分化增生。

#### 1. 内细胞群分化

具有全能分化潜力的内细胞群细胞逐渐形成圆盘状的胚盘，由两个胚层组成，邻近滋养层的一层柱状细胞为上胚层，靠近胚泡腔侧的一层立方细胞为下胚层。两层以基膜相隔。上胚层细胞增殖，其内出现一个充满液体的小腔隙，称为羊膜腔，腔内液体为羊水。下胚层的周缘细胞向腹侧生长延伸，形成由单层扁平上皮细胞围成的另一个囊，即卵黄囊。

#### 2. 滋养层分化

细胞滋养层向内增生，充满胚泡腔，称为胚外中胚层。之后，随着发育，在胚外中胚层中出现腔隙，称为胚外体腔。胚外体腔把胚外中胚层分为两部分，衬在滋养细胞层内面和羊膜腔外周的部分称为胚外中胚层壁层；覆盖在卵黄囊外面的部分，称为胚外中胚层的脏层。连接羊膜囊和滋养层的胚外中胚层，称为体蒂，将发育成为脐带的主要成分。

### （二）三胚层时期

在胚胎发育的第 3 周初，在二胚层胚盘正中线上，上胚层的部分细胞迅速增生，并增殖成一条细胞索，称为原条。原条的细胞继续增殖，并迁移入上、下胚层之间，形成一层新的细胞，称为胚内中胚层，简称为中胚层。它在胚盘边缘与胚外中胚层衔接。一部分细胞进入下胚层，并逐渐全部置换了下胚层的细胞，形成一层新的细胞，称为内胚层。在内胚层和中胚层之后，原上胚层改称为外胚层。于是，在第3周末，三胚层胚盘形成，三个胚层均起源于上胚层。三个胚层将分别发育演化成为不同的器官和组织。原条是发育中一过渡性的结构。如果原条细胞残留，在盘尾部可分化形成由多种组织构成的畸胎瘤。

### （三）胚体形成与胚层分化

在胚胎发育的第4周初到8周末，三胚层逐渐分化，胚胎初具人形，胎膜和胎盘也于此时期发育形成。此时期的某些有害因素（如病毒、药物等）易通过母体传递到胚胎而影响胚胎发育，导致发生某些严重的先天性畸形。

#### 1. 胚体形成

随着胚层的分化，扁平胚盘逐渐卷折变为圆筒形的胚体。因生长速度不同，内胚层被包裹于胚胎最内层，外胚层覆盖于胚体表面，中胚层位居两者中间。到第8周末，胚体外表可区分颜面、颈和四肢，初具人形。

#### 2. 三胚层分化

胚体形成的同时，各个胚层一边继续增殖，一边逐渐分化形成各器官的原基。

（1）外胚层的分化。外胚层将分化为脑神经节、脊神经节、自主神经节及周围神经\肾上腺髓质中的嗜铬细胞、甲状腺的滤泡旁细胞、皮肤的表皮及其附属器，以及牙釉质、角膜上皮、晶状体、内耳膜迷路、腺垂体、唾液腺、口腔、鼻腔及肛管下段的上皮等。若前神经孔超过25天未闭，则形成无脑儿；若后神经孔超过27天未闭，则形成脊髓脊柱裂。

（2）中胚层的分化。中胚层的细胞通常先形成间充质，然后分化为各种结缔组织、肌组织和血管等。从内向外依次分化为轴旁中胚层、间介中胚层和侧中胚层。

第一，轴旁中胚层，主要分化为背侧的皮肤、骨骼肌和中轴骨骼（如脊柱）。

第二，间介中胚层，分化成为泌尿、生殖系统的主要器官。

第三，侧中胚层，主要分化为胸腹部和四肢的皮肤真皮、骨骼肌、骨骼和血管、消化、呼吸系统的肌组织、血管结缔组织和间皮等，以及中耳、甲状腺、甲状旁腺、胸腺、膀胱等器官的上皮组织。

（3）内胚层的分化。在胚体形成的同时，内胚层向膜侧卷折成原始消化管。原始消化管将分化为消化管（包括消化腺）、肝、脾、呼吸道、甲状腺、甲状旁腺、胸腺、膀胱、尿道和阴道等器官的上皮组织。

## 第三节　胎儿发展和评价

## 一、胎儿发展和评价

### （一）产前检查

产前检查是监测胎儿发育和宫内生长环境，监护孕妇各系统变化，确定孕妇和胎儿的健康状况，核对孕期，提高妊娠质量、减少出生缺陷的重要措施。一般情况下，首次产前检查的时间应从确诊妊娠早期开始，在 6—8 周为宜。妊娠 20—36 周为每 4 周检查 1 次，妊娠 37 周以后每周检查 1 次，共行产前检查 9—11 次。

1. 第 1 次检查（6—13$^{+6}$ 周）

（1）常规检查及保健项目：

① 建立妊娠期保健手册。

② 确定孕周、推算预产期。

③ 评估妊娠高危因素。

④ 血压、体重指数、胎心率。

⑤ 血常规、尿常规、ABO 和 Rh 血型、空腹血糖、肝肾功能、乙肝表面抗原、梅毒螺旋体、HIV（艾滋病）、心电图等。

（2）备查项目：

① HCV（丙型病毒性肝炎）筛查。

② 地中海贫血和甲状腺功能筛查。

③ 宫颈细胞学检查。

④ 宫颈分泌物检测淋球菌、沙眼衣原体和细菌性阴道病的检测。

⑤ 妊娠早期 B 型超声检查，妊娠 11—13$^{+6}$ 周 B 型超声测量胎儿 NT 厚度。

⑥ 妊娠 10—12 周绒毛活检。

（3）健康教育：

① 营养和生活方式的指导。

② 避免接触有毒有害物质和宠物。

③ 慎用药物和疫苗。

④ 改变不良生活方式，避免高强度、高噪声环境和家庭暴力。

⑤ 继续补充叶酸 0.4—0.8 毫克 / 天至 3 个月。

2. 第 2 次检查（14—19$^{+6}$ 周）

（1）常规检查及保健项目：

① 分析首次产前检查的结果。

② 血压、体重、宫底高度、腹围、胎心率。

③ 妊娠中期非整倍体母体血清学筛查（15—20$^{+6}$周）。

（2）备查项目：

羊膜腔穿刺检查胎儿染色体。

（3）健康教育：

① 妊娠中期胎儿非整倍体筛查的意义。

② 血红蛋白＜105克/升，补充元素铁60—100毫克/天。

③ 开始补充钙剂，600毫克/天。

3. 第3次检查（20—23$^{+6}$周）

（1）常规检查及保健项目：

① 血压、体重、宫底高度、腹围、胎心率。

② 胎儿系统B超筛查（18—24周）。

③ 血常规、尿常规。

（2）备查项目：

宫颈评估（B超测量宫颈长度，早产高危者）。

（3）健康教育：

① 早产的认识和预防。

② 营养和生活方式的指导。

③ 胎儿系统B超筛查的意义。

4. 第4次检查（24—27$^{+6}$周）

（1）常规检查及保健项目：

① 血压、体重、宫底高度、腹围、胎心率。

② 75克口服葡萄糖耐量试验（OGTT）。

③ 血常规、尿常规。

（2）备查项目：

① 抗D滴度复查（Rh阴性者）。

② 宫颈阴道分泌物胎儿纤维连接蛋白（fFN）检测（早产高危者）。

（3）健康教育：

① 早产的认识和预防。

② 营养和生活方式的指导。

③ 妊娠期糖尿病筛查的意义。

5. 第5次检查（28—31$^{+6}$周）

（1）常规检查及保健项目：

① 血压、体重、宫底高度、腹围、胎心率、胎位。

② 产科 B 超检查。

③ 血常规、尿常规。

（2）备查项目：

B 超测量宫颈长度或宫颈阴道分泌物 fFN 检测。

（3）健康教育：

① 分娩方式指导。

② 开始注意胎动。

③ 母乳喂养指导。

④ 新生儿护理指导。

6. 第 6 次检查（32—36$^{+6}$ 周）

（1）常规检查及保健项目：

① 血压、体重、宫底高度、腹围、胎心率、胎位。

② 血常规、尿常规。

（2）备查项目：

① B 族链球菌（GBS）筛查（35—37 周）。

② 肝功能、胆汁酸检测（32—34 周，怀疑妊娠期肝内胆汁淤积症〈ICP〉）。

③ 无刺激胎心监护（NST）检测（34 周开始）。

④ 心电图复查（高危者）。

（3）健康教育：

① 分娩前生活方式的指导。

② 分娩相关知识。

③ 新生儿疾病筛查。

④ 抑郁症的预防。

7. 第 7—11 次检查（37—41$^{+6}$ 周）

（1）常规检查及保健项目：

① 血压、体重、宫底高度、腹围、胎心率、胎位、宫颈检查（Bishop 评分）。

② 血常规、尿常规。

③ NST 检测（每周 1 次）。

（2）备查项目：

① 产科 B 超检查。

② 评估分娩方式。

（3）健康教育：

① 新生儿免疫接种。

② 产褥期指导。

③ 胎儿宫内情况的监护。

④ 超过 41 周，住院并引产。

### （二）胚胎发育评价

#### 1. 妊娠早期

进行妇科检查确定子宫大小是否与孕周相符。B 超在妊娠第 5 周见到妊娠囊，妊娠 6 周见到胚芽和原始心管搏动，妊娠 9—13$^{+6}$ 周测量胎儿颈项透明层和胎儿发育情况。

#### 2. 妊娠中期

借助手测宫底高度或尺测子宫长度和腹围，判断胎儿大小及是否与孕周相符；监测胎心率；应用 B 超检测胎头发育、结构异常的筛查与诊断；胎儿染色体异常的筛查与诊断。

#### 3. 妊娠晚期

除产科检查外，还应关心孕妇的自觉症状，监测心率、血压变化，下肢水肿及必要的全身检查。

（1）胎动计数。

胎动监测是通过孕妇自测评价胎儿宫内情况最简便有效的方法之一。随着孕周增加，胎动逐渐由弱变强，至妊娠足月时，胎动又因羊水量减少和空间减小而逐渐减弱。胎动 ≥ 6 次 /2 小时为正常；胎动 < 6 次 /2 小时或减少 50% 者，提示胎儿缺氧可能。

（2）胎儿影像学监测及血流动力学监测。

① 胎儿影像学监测。B 超是目前使用最广泛的胎儿影像学监护仪器，既可以观察胎儿大小（包括胎头双顶径、腹围、股骨长）、胎动及羊水情况，还可以进行胎儿畸形筛查，发现胎儿神经系统、泌尿系统、消化系统和胎儿体表畸形，且能判定胎位及胎盘位置、胎盘成熟度。对可疑胎儿心脏异常者，可应用胎儿超声心动诊断仪对胎儿心脏的结构与功能进行检查。

② 血流动力学监测。彩色多普勒超声检查能监测胎儿脐动脉和大脑中动脉血流。脐动脉血流常用指标有收缩期最大血流速度与舒张末期血流速度比值（S/D）、搏动指数（PI）、阻力指数（RI）。随妊娠期增加，这些指标值应下降。尤其在舒张末期脐动脉无血流时，提示胎儿将在 1 周内死亡。

（3）电子胎儿监护。在临床用于观察和记录胎心率（FHR）的动态变化，了解胎心与胎动及宫缩之间的关系，评估胎儿宫内安危。常于妊娠 34 周开始，高危孕妇应适当提前。胎心率是指在无胎动和无子宫收缩影响时，10 分钟以上的胎心率平均值。正常胎心率为 110—160 bpm。受胎动、宫缩、触诊及声响等刺激，胎心率发生暂时性加快或减慢。宫缩时，胎心率基线暂时增加 15 bpm 以上，持续时间＞15 秒，可能是胎儿躯干局部或脐静脉暂时受压所致，是胎儿良好的表现，但脐静脉持续受压则发展为减速。其中，晚期减速认为是胎盘功能不良、胎儿缺氧的表现。

## 二、孕母身心健康促进

### （一）孕妇管理

孕妇系统管理是指从确诊妊娠开始到产后 42 日之内，以母儿共同为监护对象，按照妊娠期所规定的一些必查和备查项目进行检查、监护和保健。我国孕妇实行三级管理系统，做到医疗与预防紧密结合。我国孕妇从确诊早孕开始建保健手册，记录每次产检时的孕妇与胎儿情况及处理意见。妊娠早期应注意孕产史，特别是不良孕产史如流产、早产、死胎、死产史，生殖道手术史，有无畸形胎儿或幼儿智力低下史；有无妊娠合并症，如慢性高血压、心脏病、糖尿病、肝肾疾病、血液病、神经和精神疾病等，以及不宜继续妊娠者应告知并及时终止妊娠。对妊娠中、晚期出现的异常情况，如妊娠期高血压疾病、妊娠期糖尿病、胎儿生长受限、胎盘和羊水异常等高危妊娠者，应加强管理并及时转诊到上级或专科医院，以确保母儿安全。在医院住院分娩时，也应提交孕产妇保健手册，出院时需将住院分娩及产后母婴情况填写完整后将保健手册交还给产妇，由产妇交至居住的基层医疗保健组织；由基层医疗保健组织进行 3 次产后访视（出院 3 日内、产后 14 日、产后 28 日），访视结束后将保健手册汇总至县、区妇幼保健所进行详细统计，系统管理至孕产妇产褥期结束（产后满 6 周）。

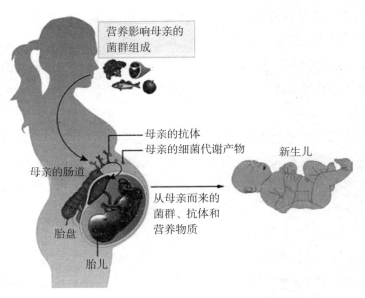

图 11-5　母亲的肠道菌群和营养影响胎儿及新生儿

### （二）身体健康

#### 1. 孕期营养

妊娠妇女是特定生理状态下的人群，妊娠期母体营养对妊娠结局将产生直接重要的影响。若孕妇在妊娠期出现营养不良，将影响胎儿的生长和智力发育，导致器官发育不全、胎儿生长受限及低体重儿，容易造成流产、早产、胎儿畸形和胎死宫内。若妊娠期营养过剩，则易引起巨大儿和微量元素过剩引起的中毒反应。

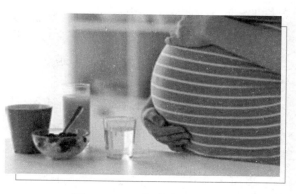

**图 11-6　孕期饮食要合理**

妊娠期需监测孕妇体重变化。较理想的增长速度为妊娠早期共增长 1—2 千克。妊娠中、晚期，每周增长 0.3—0.5 千克（肥胖者每周增长 0.3 千克），总增长 10—12 千克（肥胖孕妇增长 7—9 千克）。凡每周增重小于 0.3 千克或大于 0.55 千克者，应适当调整其能量摄入，使每周体重增量维持在 0.5 千克左右。

（1）热量是能量之源，妊娠期间每日至少应增加 100—300 千卡热量。蛋白质、脂肪、糖类在人体内氧化后均可产生热能，应按适当比例进食，蛋白质占 15%、脂肪占 20%、糖类占 65%。我国汉族的饮食习惯，热量主要来源于粮食，占 65%，其余 35% 来自食用油、动物性食品、蔬菜和水果。

（2）我国营养学会提出在妊娠 4—6 个月期间，孕妇进食蛋白质每日应增加 15 克。妊娠 7—9 个月期间，每日应增加 25 克。若在妊娠期摄取蛋白质不足，会造成胎儿脑细胞分化缓慢，导致脑细胞总数减少，影响智力发育。优质蛋白质主要来源于动物如肉类、牛奶、鸡蛋、奶酪、鸡肉和鱼，且能提供最佳搭配的氨基酸，尤其是牛奶。

（3）糖类是机体主要供给热量的食物。孕妇主食中糖类主要是淀粉，妊娠中期以后，每日进主食 0.4—0.5 千克，可以满足其营养需要。

（4）微量元素。除了铁，几乎所有的微量元素均可在平时的食物中得到补充。

① 铁。我国营养学会建议孕妇每日膳食中铁的供应量为 28 毫克，因铁很难从膳食中得到补充，故主张妊娠 4 个月开始口服硫酸亚铁 0.3 克，每日 1 次。

② 钙。我国营养学会建议自妊娠 16 周起每日摄入钙 1 000 毫克，于妊娠晚期增至 1 500 毫克。

③ 锌。推荐孕妇于妊娠 3 个月后，每日从饮食中补锌 20 毫克。孕妇血锌正常值为 7.7—23.0 微摩尔 / 升。

④ 碘。我国营养学会推荐在整个妊娠期，每日膳食中碘的供给为 175 微克，提倡在整个妊娠期服用含碘食盐。

⑤ 硒。孕妇膳食中如果缺乏硒，会引起胎儿原发性心肌炎和孕妇围生期心肌炎。

⑥ 钾。妊娠中期后，孕妇血钾浓度下降约 0.5 毫摩尔 / 升。若血钾过低，临床表现和非妊娠期相同，引起乏力、恶心、呕吐、碱中毒。

（5）维生素。维生素参与机体重要的生理过程，是生命活动中不可缺少的物质，主要从食物中获取，分为水溶性（维生素 B 族、维生素 C）和脂溶性（维生素 A、维生素 D、维生素 E、维生素 K）两类。

① 维生素 A，又称视黄醇。我国推荐每日膳食中孕妇视黄醇的量为 1 000 微克。维生素 A 主要存在于动物性食物中，如牛奶、肝等。若孕妇体内缺乏维生素 A，会使孕妇发生夜盲、贫血、早产，还易使胎儿可能致畸（唇裂、腭裂、小头畸形等）。

② 维生素 B 族。我国推荐孕妇每日膳食中叶酸供给量为 0.8 毫克，特别是在妊娠前 3 个月，妊娠早期叶酸缺乏，容易发生胎儿神经管缺陷畸形。叶酸的重要来源是谷类食品。在妊娠前 3 个月最好口服叶酸 5 毫克，每日 1 次。

③ 维生素 C。我国推荐孕妇每日膳食中维生素 C 供给量为 80 毫克。多吃新鲜水果和蔬菜，建议口服维生素 C 200 毫克，每日 3 次。

④ 维生素 D。我国推荐孕妇每日膳食中维生素 D 的供给量为 10 微克。鱼肝油含量最多，其次为肝、蛋黄、鱼。

### 2. 孕期用药

（1）药物对胎儿危害等级。美国 FDA（食品药品管理局）曾根据药物对胎儿的致畸情况，将药物对胎儿的危害性等级分为 A、B、C、D、X 等 5 个级别。在妊娠前 12 周，不宜用 C、D、X 级药物。

A 级：经临床对照研究，无法证实药物在妊娠早期与中、晚期对胎儿有危害作用，对胎儿伤害可能性最小，是无致畸性的药物。如适量维生素。

B 级：经动物实验研究，未见对胎儿有危害。无临床对照试验，未得到有害证据，可以在医师观察下使用。如青霉素、红霉素、地高辛、胰岛素等。

C 级：动物实验表明，对胎儿有不良影响。由于没有临床对照试验，只能在权衡药物对孕妇的益处、胎儿潜在利益和对胎儿危害的情况下，谨慎使用。如庆大霉素、异丙嗪、异烟肼等。

D 级：有足够证据证明对胎儿有危害性。只有在孕妇有生命威胁或患严重疾病，而其他药物又无效的情况下考虑使用。如硫酸链霉素等。

X 级：动物和人类实验证实会导致胎儿畸形。在妊娠期间或可能妊娠的妇女禁止使用。如氨甲蝶呤、己烯雌酚等。

（2）孕产妇用药原则。必须有明确指证，避免不必要的用药；必须在医生指导下用药，不要擅自使用药物；能用一种药物，避免联合用药；能用疗效较肯定的药物，避免用尚难确定对胎儿有无不良影响的新药；能用小剂量药物，避免用大剂量药物；严格掌握药物剂量和用药持续时间，注意及时停药；妊娠早期若病情允许，尽量推迟到妊娠中、晚期再用药；若病情所需，在妊娠早期应用对胚胎、胎儿有害的致畸药物，应先终止妊娠，随后再用药。

### （三）心理健康

#### 1. 孕期负面情绪

妊娠是妇女生命中重要的转折时期，生理的变化使妇女孕产期易出现心理问题，严重者可导致情绪障碍、焦虑或抑郁。妊娠期孕妇不良的心理状态，可诱发妊娠呕吐、自发性流产及妊娠高血压等疾病，也可致胎儿脑血管收缩、供血量减少，影响胎儿中枢神经系统的发育。可以说，孕期心理问题越严重，胎儿出生体重越低。在胎儿娩出后，产妇进入产褥期，产褥期的精神障碍，即产后抑郁发生率较高，多发生产后 1—2 个月。这主要是因为产后妇女体内激素环境发生改变，或因抚养婴儿压力，或因婴儿性别不如意，或因产程艰难，或胎儿或新生儿不幸夭折等，产妇心理发生改变如精神敏感、易受暗示、对家人的情感依赖增强。如果产妇情绪低落，可出现厌恶婴儿情绪，发生母—婴联结障碍，甚至不愿哺乳。如果配偶家属关心不够，或产妇躯体不适，亦可加重抑郁症状。

母亲围生期抑郁的预防主要为家庭干预，孕妇本人及配偶家属了解妊娠期相关生理、心理知识，出现心理不适及时就医，协助筛查识别高危孕妇，排除精神疾病（特别是抑郁、酗酒、药物滥用等）。根据咨询结果指导高危孕妇，可帮助孕妇保持自身积极乐观情绪，学会自我情绪调节，避免带给胎儿不良刺激。孕妇还可根据自身情况适当体育锻炼和户外活动。如孕妇情绪异常明显，需及时转诊心理 / 精神科诊治，严重病例建议住院治疗。

#### 2. 产妇心理问题对婴儿行为的影响

母亲如有失职、品德问题、情感性精神病、酗酒、药物滥用等，部分婴儿也会出现喂养问题或生长迟缓。儿童保健医生应评估婴儿喂养困难的气质类型，观察婴儿进食时母—婴表现，了解母亲儿时情况、家庭状况、自己进食习惯等与婴儿喂养困难的关系；了解婴儿进食、发育、健康史；帮助母亲提升调整环境与调理婴儿情绪的能力，合理安排婴儿进食时间，认识婴儿产生饥饿征象，避免出现干扰婴儿进食的行为。医生应协助解决喂养过程母婴冲突和困难，鼓励母亲多用表扬和鼓励督促婴儿进食，促进家长与婴儿交流。婴儿在愉快的气氛中进餐可获得足够的食物和营养，有助于婴儿发展安全依恋关系。

## 三、孕母对胎动的意识和回应

胎动反映的是胎儿在宫内的状态是否良好。自发的胎儿被动活动最早开始于怀孕第 7

周，到妊娠晚期胎儿动作开始变得复杂精细协调。孕 8 周后，胎儿每次身体活动间隔不会超过 13 分钟。在 20—30 周时，全身的运动变得有规律，胎儿开始显示出休息—活动—休息—活动的周期。到孕晚期，胎动渐趋成熟，至 36 周左右大多数正常胎儿的行为状态已经建立。决定胎儿活动的重要因素是睡眠—觉醒的周期，它与母亲的睡眠—觉醒状态无关。睡眠周期可从 20—75 分钟不等。另外，羊水量是另一个决定胎动的重要因素。胎动次数随羊水量减少而减少。一般了解胎动的规律后，可以选择胎儿爱动的时间早、中、晚各 1 小时，每小时大于 5 次就可以。如果胎动小于每小时 3 次，需要及时就医。胎动减少预示着可能发生胎死宫内。一般胎动减少 24 小时后胎心会消失，这 24 小时是挽救胎儿的救命时间。母亲自数胎动（胎儿踢腿的次数）不仅可以与胎儿进行交流，还可以作为产前胎儿监护的一种有效手段。

## 四、胎教内容及其意义

胎教一般是指孕妇对胎儿的良好的影响，这种影响可以从受精卵着床一直影响到一朝分娩。在整个过程中，孕妇的言行举止、喜怒哀乐等各种复杂的心理活动，以及外界环境中的一切可以直接或间接影响母亲的客观事物均可影响胎儿，从而一定程度上影响其出生后的终身性格和智力。妊娠 2 周脑神经细胞开始分化，外界的信息刺激突触的大量形成，至 3 岁，人类的 140 亿个神经细胞才大多形成。妊娠 20 周即形成条件反射。人们认为，经过早期的积极胎教训练，可以强化胎儿的素质，促进其出生后智力的发育。现在，随着对胎教内容的积极宣传，胎教的重要性已经为越来越多的人重视。首先，希望妊娠期女性保证稳定的正面的情绪。妊娠期母体的情绪稳定是胎儿健康的基础和开发智力的基本。孕妇情绪的变化会引起体内激素的急剧波动，血管应激性收缩，子宫血供减少甚至子宫收缩，带来妊娠不良的结局。因此，妊娠期的女性为了带给胎儿良好的精神刺激，尽量心态积极乐观，保持阳光开心的笑容，进行适量的思考锻炼，避免或及时纾解负面情绪的发生，如愤怒、难过、悲伤等。其次，要保证妊娠期女性合理的营养供给。妊娠期营养的不足会影响细胞的生成与发育，如缺乏蛋白质可能会影响脑细胞永久性发育。妊娠后由于母体的生理变化，母亲的饮食可能有所改变，妊娠期呕吐的发生也会给母体带来不利的营养因素。因此，建议妊娠期女性科学地安排生活和饮食，摄入均衡的营养，尽量避免偏食、挑食的发生。再者，妊娠期女性应学会欣赏音乐。妊娠 6 个月起，可以将适当的柔和的音乐放置于母亲的腹前供胎儿聆听，每次时间不宜超过 20 分钟，积极促进胎儿的听觉神经系统发育。最后，妊娠期女性还应积极与胎儿互动。胎儿在妊娠 7 周左右，可以做一些吞咽、眯眼的小动作；妊娠 8 周，可以用头、手以及身体的动作表示喜欢和反感的情绪；到妊娠 28 周，触动胎儿的眼睛、嘴巴，胎儿会表现相应的动作。因此，妊娠期女性可以通过轻柔的按摩母亲腹部来与胎儿积极交流互动。

········· • **第四节 出生缺陷** • ·········

## 一、产前及产后诊断

### （一）产前诊断

在前一节中，我们已大致熟悉了产检内容。但对有下列因素的孕妇，应加强产前咨询和诊断。如高龄孕妇，不良生育史孕妇，反复流产、难孕、不能解释的围生期死亡史孕妇；夫妻一方是染色体平衡异位携带者，有家族遗传病史孕妇或夫妇一方患有遗传病，孕期可疑病毒感染的孕妇；孕期使用过致畸药物、孕早期接触过有害物质、患有慢性病的孕妇，产前母血筛查高危者等。

1. 羊膜腔穿刺

羊水中含有从胎儿皮肤、消化道、呼吸道、泌尿道及羊膜腔脱落下来的细胞，这些细胞代表着遗传信息。

（1）时间。在妊娠 16—20 周最合适，此时羊水的量较多，穿刺针不易伤及胎儿，此时的羊水细胞中有活力的细胞比例最大，培养成功率也最大。

（2）方法。在 B 超定位下，用 21 号无菌穿刺针穿刺，先抽取 2 毫升羊水弃去以免混有母体细胞，继续抽取羊水 15—20 毫升，无菌送实验室培养。

（3）安全性与有关问题。对孕妇及胎儿的伤害极少发生，流产的发生率是 0.5‰。有人报道穿刺后羊水外流及感染等，但均少见。如有稽留流产、先兆早产的孕妇，有出血倾向的孕妇，盆腔或宫内感染的孕妇，禁做羊膜腔穿刺。

2. 绒毛取样术

绒毛取样在妊娠早期，发现胎儿异常即可早期终止妊娠。绒毛标本主要用于胎儿染色体及基因检查。

（1）时间。以妊娠 10—14 周为宜，此时绒毛正处于生长旺盛时期，较易吸取。

（2）方法。在无菌的条件下，可通过经腹部和经阴道取样，取 5—15 微克的绒毛送实验室检查。

（3）安全性与有关问题。因吸取绒毛往往一般不会影响胎儿的发育，但有时会出血和造成流产，发生率较低。流产的发生率为 1% 左右。

3. 胎儿血采样

胎儿血采样又称脐带穿刺，一般在妊娠 17—39 周进行。从母腹取胎儿脐血进行产前诊断，对有些遗传病如地中海贫血及血友病可省去多余的基因诊断方法，可以直接用脐血查地中海贫血或血友病因子，测酶活性、宫内病毒感染及染色体核型检查，比用羊水细胞或绒毛细胞更简便可靠。

（1）时间。在妊娠 18 周之后，此时胎儿的凝血机制已成熟，比较安全。

（2）方法。在 B 超指引下，无菌条件穿刺。暴露好脐带影，以快速、有力的手法穿刺，抽 1—2 毫升血送检。

（3）安全性。比较安全可靠，有出现胎儿心动过缓、窒息、死亡的报道。如果子宫敏感不要勉强穿刺。

### 4. B 超检查

B 超检查主要是通过测量胎儿的某些径线来评价胎儿宫内生长发育的进度，通过实时观察胎儿的解剖结构的大体变化来判断有无胎儿畸形。由于其对胎儿的无损伤性，B 超检查的应用越来越广泛。

### 5. 孕妇血清学检查

（1）唐氏综合征的产前母血筛查。该检查包括 11—14 周的胎儿 NT（颈后透明带扫描）、血清学分析（人绒毛膜促性腺激素 hCG、妊娠相关蛋白 A）及 15—20 周的四联筛查（甲胎蛋白 AFP、游离雌三醇 uE3、hCG、抑制素 A）。由以上几个指标整合分析，可得出胎儿的染色体非整倍体风险。

（2）母血胚胎细胞的提取。胚胎细胞可以经胎盘屏障转移到孕妇的血液循环中，一般出现在妊娠 6 周后，到分娩后 8 周基本消失。这提示可以利用孕妇外周血进行产前遗传病诊断。

## （二）产后诊断

### 1. 临床诊断

新生儿出生后从头到足、从前到后、从左到右、逐个器官全面的、系统的体格检查，发现可能存在的出生缺陷。

### 2. 实验室诊断

（1）新生儿疾病筛查。

（2）染色体和基因检测。

（3）影像学检查。

（4）病理学检查和尸体解剖。

# 二、常见出生缺陷

## （一）神经系统常见出生缺陷

### 1. 神经管缺陷

（1）无脑畸形：产前超声即可确诊。多宫内死亡或生后不久死亡。产前确诊病例应引产，终止妊娠。

（2）脊柱裂：超声可确诊。出生后可根据典型临床表现诊断，应与脂肪瘤、畸胎瘤等鉴别。隐性脊柱裂可经 X 线诊断。

（3）脑膨出：可经产前 B 超诊断。出生后可根据典型临床表现、B 超、CT、MRI 等诊断。

### 2. 先天性脑积水

严重脑积水病例可产前诊断。出生后可根据其典型临床表现、头颅 B 超、CT 等明确诊断。

### （二）心血管系统常见出生缺陷

先天性心脏病是由于心脏及大血管的形成障碍而引起的局部解剖结构异常，或出生后应自动关闭的通道未能闭合（在胎儿可属正常）而形成的心脏病。先天性心脏病既有一定的遗传基础，还会受到多种环境因素的影响，如孕早期感染，尤其是风疹病毒感染，孕早期接受放射性污染或服用致畸药物，孕母营养不良、有慢性疾病以及长期缺氧等。

先天性心脏病常分为以下三种类型：① 无分流型：即左、右心系统之间无分流，临床无发绀。如肺动脉口狭窄、主动脉狭窄、右位心等。② 左右向分流型：此时左、右心腔或主、肺动脉间存在异常通道，左侧压力高于右侧，左侧动脉血通过异常通道进入右侧静脉血中形成左向右分流，如房间隔缺损（房缺）、室间隔缺损（室缺）、动脉导管未闭、部分性肺静脉异位引流等。临床表现为发绀，晚期发生肺动脉高压，出现双向或右向左分流时，发生艾森曼格综合征而出现发绀。③ 右向左分流型：右心腔或肺动脉内压力异常增高，血流通过异常通道流入左心腔或主动脉。临床表现为出生后不久即可出现发绀，如法洛四联症、法洛三联症、完全性大血管转位等。

### （三）消化系统常见出生缺陷

### 1. 食管闭锁

根据典型临床表现，X 线食管碘油造影与 B 超检查，可明确诊断。

### 2. 先天性肥厚性幽门狭窄

除典型临床表现外，B 超检查和钡餐造影可明确诊断。

### 3. 先天性巨结肠

X 线腹部立位平片呈低位肠梗阻表现；钡剂灌肠造影可显示狭窄和扩张肠管，其诊断准确率可达 80%；直肠黏膜活体检查和 HE 染色组织学检查，可明确黏膜下层神经丛内有无神经节细胞，可确诊。

### 4. 肠重复畸形

腹部 X 线平片、钡剂灌肠造影、B 超或 CT 检查可明确诊断。

### 5. 腹股沟斜疝

根据典型症状和体征，结合 B 超检查，可明确诊断。存在以下情况时，可暂缓手术：6月龄以下婴儿，疝发作不频繁，有自愈可能，可先观察至 6 月龄。如有长期慢性咳嗽及患有其他严重疾病患儿，可暂缓手术。

### （四）泌尿、生殖系统常见出生缺陷

#### 1. 先天性肾积水

根据典型症状和体征，结合 B 超检查以及肾盂、输尿管造影，可明确诊断。新生儿轻度肾积水可暂缓手术，定期行 B 超检查，发现积水加重时应尽快手术。

#### 2. 尿道下裂

尿道下裂应与两性畸形进行鉴别。故除典型临床表现外，还应进行染色体检测、B 超和腹腔镜检查，判断是否存在子宫、卵巢等女性生殖器官，以明确诊断。

#### 3. 隐睾

根据临床表现，结合 B 超检查或腹腔镜检查，以明确诊断。

#### 4. 两性畸形

根据临床表现，结合染色体核型分析，雌激素、雄激素水平，尿 17-羟类固醇和 17-酮类固醇水平以及 B 超或腹腔镜性腺探查和活检，才能明确诊断。

### （五）肌肉、骨骼系统常见出生缺陷

#### 1. 多指（趾）畸形

根据典型临床表现，结合 X 线检查判断骨、关节情况，可明确诊断。

#### 2. 先天性肌性斜颈

根据典型临床表现可诊断，X 线检查有助于排除颈椎畸形。

#### 3. 先天性髋关节脱位

根据症状、体格检查，以及 X 线和 B 超可诊断。

#### 4. 先天性马蹄内翻足

根据典型症状和体征，结合 X 线检查确定内翻和马蹄畸形程度，可明确诊断。

#### 5. 先天性漏斗胸

根据临床表现可进行诊断。计算漏斗数可判定漏斗胸严重程度，心电图和 X 线检查可协助诊断。

### （六）颜面部、颈部和体表常见出生缺陷

1. 唇裂

根据临床表现可进行诊断。

2. 腭裂

根据临床表现可进行诊断。腭裂应进行手术整复，以 2 岁左右进行手术为宜。腭裂修补手术，以延长软腭、闭合腭咽、恢复正常的吞咽和发音功能为基本原则。

3. 甲状舌管囊肿和瘘管

根据临床表现、B 超检查可明确诊断。应进行甲状腺功能检查及扫描，以排除异位甲状腺可能。

4. 血管瘤和血管畸形

血管瘤和血管畸形的区别：① 发病时间：血管瘤多在出生后 1 周至 1 个月出现（多为 2 周时），而血管畸形多在出生时出现。② 生长特征：血管瘤有快速增生史伴其后的消退史，而血管畸形表现为逐渐长大。③ 临床表现：血管瘤多表现为高出皮肤的鲜红色斑块或较为致密的团块，加压不缩小或缩小不明显；血管畸形多表现为质地软，加压瘤体缩充盈，体位试验阳性，有时可扪及明显搏动。

血管瘤在婴幼儿血管瘤大多数可自发性消退（80%—90%），一般不需要治疗。但发生在眼睑、鼻部及唇部等部位的血管瘤由于对功能、形态影响较大，应早期积极治疗。血管畸形表现为逐渐长大，不能自发性消退，故应积极治疗。

### （七）常见染色体综合征

染色体根据核型分析，可分为常染色体病和性染色体疾病。其中，唐氏综合征、18-三体综合征、13-三体综合征、5p-综合征等尚无有效的治疗方法。在性染色体疾病中，先天性卵巢发育不全综合征的治疗，应以改善患儿成年期最终身高和性征发育为原则。先天性睾丸发育不全综合征的治疗，在早期确诊便自幼开始强化教育和训练，可以促进智力发育及正常性格形成。

**本章小结**

胚胎期是生命的开始，胚胎正常发育才能为婴儿出生后正常的生理健康发育提供基础。有效的孕期体检可以避免缺陷儿出生的发生。本章介绍了遗传学在生命科学中的作用，胚胎各妊娠阶段发育的过程，孕母需要经历哪些产检才可能分娩出健康的宝宝，以及常见的出生缺陷有哪些。

通过本章学习，希望大家大致了解生命的起源与发育过程，了解在妊娠的哪个时期容易导致畸形儿的发生。掌握孕检的时间与内容，了解哪个时期应该做哪些检查，可以避免不健康婴儿的娩出。孕母的身心健康及孕期对胎动的回应，对胎儿的发育起一定的作用。了解常见的出生缺陷有哪些，哪些医学检查可以帮助诊断。

本章重点是胚胎的分化发育、孕期的规律产检以及常见的出生缺陷。本章难点是胚胎发育过程较为复杂，产检及出生缺陷内容繁复。希望保教人员从遗传学的角度了解生命的奇妙与不易，了解健康的孕检有益于生出健康的孩子，以便在孩子出生后提升照护质量，在孩子的生长发育过程中提供帮助。

**思考与练习**

1. 在胚胎发育过程中，哪一时间段最易发生畸形？

2. 有些孕妈总是因为糖尿病，担心体重的增长，保教人员可以提供哪些建议？

# 第十二章
# 新生儿发展和评价

**本章导语**

　　新生儿期是个体从胎内生活到胎外生活的过渡阶段，新生儿开始直接与外界环境发生关系，能独立进行各种生理活动。新生儿出生后具有综合感觉、运动机能、记忆、判断和适应刺激的学习能力。保育人员应熟悉正常新生儿的特点及特殊生理现象，掌握新生儿病理生理特点，科学、客观评价新生儿生长发育水平。新生儿期的保育工作，除注重保暖、喂养、防止感染等措施外，还应根据其生长发育特点，开展科学的综合干预活动，使其体格、认知、心理、情感和社会适应性达到健康状态，以提高儿童早期整体素质。

**学习目标**

　　（1）知晓正常新生儿特点、新生儿特殊生理现象、新生儿病理生理特点。

　　（2）熟悉新生儿发展水平和评价。

　　（3）掌握新生儿发展促进措施。

**本章导览**

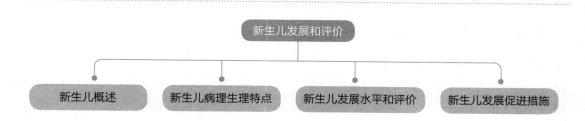

**案例导入**

　　宝妈面带微笑地注视着出生后 15 天的宝宝，开心地对宝爸说："宝爸，快来快来，宝宝认得我，在朝我笑，知道我是妈妈，很喜欢我。"宝爸与宝妈相视一笑。

正常新生儿出生后已具备了基本的视觉、听觉、触觉及运动功能，能对周围环境变化作出反应，具有与家长初步交流的能力，如新生儿能对人脸或声音作出注视、追随动作，对微笑面孔表示出亲近，对妈妈有潜意识的选择性，而且有初步的记忆能力。

## · 第一节　新生儿概述 ·

新生儿（neonate, newborn）是指从脐带结扎到生后 28 天内的婴儿。一般将新生儿从出生后脐带结扎开始到整 28 天前的一段时间定为新生儿期。新生儿期是从完全依赖母体生活的宫内环境到宫外环境生活的过渡期，是生命早期生长发育的关键时期。

### 一、新生儿分类

新生儿分类有不同的方法，由于不同胎龄和出生体重新生儿的发育特点和生理状况明显不同，常用的有根据胎龄、出生体重、胎龄与体重关系、出生后时间、是否存在高危因素等进行分类，再根据各类新生儿不同特点分别进行医疗及护理。

#### （一）根据出生时胎龄分类

胎龄（gestational age, GA）是指从卵细胞和精子结合成受精卵到胎儿自母体中分娩出来的这段时间，以周为基本单位。根据出生时胎龄，新生儿可分为足月儿（full term infant）、早产儿（preterm infant）和过期产儿（post-term infant）。① 足月儿：37 周≤ GA < 42 周的新生儿。② 早产儿：GA < 37 周的新生儿，其中 GA < 28 周者称为极早早产儿（extremely preterm）或超未成熟儿；28—32 周者称非常早产儿（very preterm）；32—34 周者称中度早产儿（moderately preterm）；34 周≤ GA < 37 周的早产儿称晚期早产儿（late preterm）。③ 过期产儿：GA > 42 周的新生儿。

#### （二）根据出生体重分类

出生体重（birth weight, BW）是指出生后 1 小时内的体重。根据出生体重，新生儿可分为正常出生体重（normal birth weight, NBW）儿、低出生体重（low birth weight, LBW）儿和巨大儿（macrosomia）。① 正常出生体重儿：BW ≥ 2 500 克且≤ 4 000 克的新生儿。② 低出生体重儿：BW < 2 500 克的新生儿，其中 BW < 1 500 克称为极低出生体重（very low birth weight, VLBW）儿；BW < 1 000 克称为超低出生体重（extremely low birth weight, ELBW）儿。LBW 儿中大多是早产儿，也有足月儿。③ 巨大儿：BW > 4 000 克的新生儿。

#### （三）根据出生体重和胎龄的关系分类

根据出生体重和胎龄的关系，可将新生儿分为适于胎龄（appropriate for gestational age,

AGA）儿、小于胎龄（small for gestational age，SGA）儿和大于胎龄（large for gestational age，LGA）儿。① 适于胎龄儿：婴儿的 BW 在同胎龄平均出生体重的第 10—90 百分位之间。② 小于胎龄儿：婴儿的 BW 在同胎龄平均出生体重的第 10 百分位以下。③ 大于胎龄儿：婴儿的 BW 在同胎龄平均出生体重的第 90 百分位以上。我国 23 省、市、自治区不同胎龄新生儿出生体重百分位数值，如表 12-1 所示。

表 12-1　我国 23 省、市、自治区不同胎龄新生儿出生体重百分位数参考值

| 出生胎龄（周） | $P_3$ | $P_{10}$ | $P_{25}$ | $P_{50}$ | $P_{75}$ | $P_{90}$ | $P_{97}$ |
|---|---|---|---|---|---|---|---|
| 24 | 339 | 409 | 488 | 588 | 701 | 814 | 938 |
| 25 | 427 | 513 | 611 | 732 | 868 | 1 003 | 1 148 |
| 26 | 518 | 620 | 735 | 876 | 1 033 | 1 187 | 1 352 |
| 27 | 610 | 728 | 860 | 1 020 | 1 196 | 1 368 | 1 550 |
| 28 | 706 | 840 | 987 | 1 165 | 1 359 | 1 546 | 1 743 |
| 29 | 806 | 955 | 1 118 | 1 321 | 1 522 | 1 723 | 1 933 |
| 30 | 914 | 1 078 | 1 256 | 1 467 | 1 692 | 1 906 | 2 128 |
| 31 | 1 037 | 1 217 | 1 410 | 1 637 | 1 877 | 2 103 | 1 336 |
| 32 | 1 179 | 1 375 | 1 548 | 1 827 | 2 082 | 2 320 | 2 565 |
| 33 | 1 346 | 1 557 | 1 781 | 2 039 | 2 308 | 2 559 | 2 813 |
| 34 | 1 540 | 1 765 | 2 001 | 2 272 | 2 554 | 2 814 | 3 079 |
| 35 | 1 762 | 1 996 | 2 241 | 2 522 | 2 812 | 3 080 | 3 352 |
| 36 | 2 007 | 2 245 | 2 495 | 2 780 | 3 075 | 3 347 | 3 622 |
| 37 | 2 256 | 2 493 | 2 741 | 3 025 | 3 318 | 3 589 | 3 863 |
| 38 | 2 461 | 2 695 | 2 939 | 3 219 | 3 506 | 3 773 | 4 041 |
| 39 | 2 589 | 2 821 | 3 063 | 3 340 | 3 624 | 3 887 | 4 152 |
| 40 | 2 666 | 2 898 | 3 139 | 3 415 | 3 698 | 3 959 | 4 222 |
| 41 | 2 722 | 2 954 | 3 195 | 3 470 | 3 752 | 4 012 | 4 274 |
| 42 | 2 772 | 3 004 | 3 244 | 3 518 | 3 799 | 4 058 | 4 319 |

注：朱丽、张蓉等：《中国不同胎龄新生儿出生体重曲线研制》，《中华儿科杂志》2015 年第 2 期第 97—103 页。表中的 P 代表百分位，单位为克。

### （四）根据出生后周龄分类

根据出生后周龄分类，可将新生儿分为早期新生儿（early newborn）和晚期新生儿（late newborn）。① 早期新生儿：生后 1 周以内的新生儿，也属于围生儿，其发病率和死亡率在整个新生儿期最高，需要加强监护和护理。② 晚期新生儿：出生后第 2—4 周末的新生儿。

### （五）根据存在的高危因素分类

高危新生儿（high risk infant）是指已发生或可能发生危重情况的新生儿。高危新生儿需密切观察和监护，符合下列条件的可定为高危新生儿：① 孕母存在高危因素，如年龄超过 40 岁或小于 16 岁；合并疾病，如糖尿病、肾脏疾病、心脏疾病、肺部疾病、高血压、贫血、血小板减少症、出血等。② 出生过程存在高危因素，如羊水过多或过少；胎儿胎位不正，臀位产；早产或过期产，急产或滞产；羊水被胎粪污染，胎膜早破和感染；脐带过长（＞ 70 厘米）或过短（＜ 30 厘米）或被压迫；剖宫产等。③ 胎儿和新生儿存在高危因素，如多胎、宫内窘迫、胎儿心率或节律异常，有严重先天畸形、窒息、出生时面色苍白或青紫、呼吸异常、低血压等。

## 二、正常新生儿的特点

正常足月儿（normal team infant）是指胎龄 ≥ 37 周且 < 42 周，出生体重 ≥ 2 500 克且 ≤ 4 000 克、无畸形或疾病的活产婴儿。

新生儿期是胎儿离开母体后逐步过渡到能够独立生存的重要时期。胎儿出生后其生理功能需要进行有利于生存的重大调整，因此，我们必须很好地掌握新生儿的特点，保证新生儿的健康成长。

### （一）呼吸系统

胎儿肺泡内充满液体，称为胎肺液。与胎儿在宫腔内依靠母体的胎盘进行气体交换。在出生时，胎儿肺泡上皮细胞钠离子通道在氧和儿茶酚胺、糖皮质激素等各种激素激活下表达迅速上调，致使肺泡上皮细胞由分泌模式切换为吸收模式，肺内液体明显减少。足月分娩时胎肺液约 30—35 毫升 / 千克，经产道挤压后约 1/3—1/2 肺液由口鼻排出，其余的肺液在建立呼吸后由肺间质内毛细血管和淋巴管吸收。选择性剖宫产儿，由于缺乏产道挤压和促进肺液清除的肺部微环境，导致肺液吸收延迟，引起新生儿暂时性呼吸困难。新生儿呼吸频率较快，安静时约为 40 次 / 分左右，当快速眼动睡眠相时，呼吸常不规则，可伴有 3—5 秒的呼吸暂停；当非快速眼动睡眠相时，呼吸一般规则而浅表，如持续超过 60 次 / 分称为呼吸急促，常由呼吸或其他系统疾病所致。胸廓呈圆桶状，肋间肌薄弱，呼吸主要靠膈肌的升降，呈腹式呼吸。呼吸道管腔狭窄，黏膜柔嫩，血管丰富，纤毛运动差，易致气道阻塞、感染、呼吸困难及拒乳。

### （二）循环系统

新生儿出生后血液循环的动力学发生了变化，表现如下：① 脐带结扎后，胎盘—脐血循环终止。② 出生后呼吸建立和肺的膨胀，使肺循环阻力下降，肺血流增加。③ 左心房压力增加，使卵圆孔发生了功能性的关闭。④ 动脉血氧分压的增高，使动脉导管收缩，继之关闭，从而完成了胎儿循环向成人循环的转变。正常新生儿血流分布多集中于躯干和内脏部位，四肢血流量较少，因而肝、脾易于触及，四肢易发冷，末梢易出现紫绀。新生儿心率波动范围较大，通常为 90—160 次 / 分钟，足月儿血压平均为 70/50 毫米汞柱（9.3/6.7 千帕）。

### （三）消化系统

足月儿出生时吞咽功能已发展完善，但食管下部括约肌松弛，胃呈水平位，幽门括约肌较发达，故易溢乳甚至呕吐。足月儿的消化道面积相对较大，管壁薄、黏膜通透性高，有利于大量的流质及乳汁中营养物质吸收，但肠腔内毒素和消化不全，产物也易进入血液循环，引起中毒或过敏。除淀粉酶外，足月儿的消化道已能分泌充足的消化酶，因此不宜过早喂淀粉类食物。胎便由胎儿肠道分泌物、胆汁及咽下的羊水等组成，呈糊状、墨绿色。足月儿在出生后 24 小时内排胎便，约 2—3 天排完；若生后 24 小时仍不排胎便，应排除肛门闭锁或其他消化道畸形。肝内尿苷二磷酸葡萄糖醛酸基转移酶的量及活力不足，是生理性黄疸的主要原因之一。

### （四）泌尿系统

足月儿出生时肾结构发育已完成，但功能仍不成熟。肾稀释功能虽与成人相似，但其肾小球滤过率低、浓缩功能差，故不能迅速有效地处理过多的水和溶质，易发生水肿。新生儿一般在生后 24 小时内开始排尿，少数在 48 小时内排尿，如 48 小时仍不排尿应进一步检查，1 周内每日排尿可达 20 次。新生儿尿量一般为每天 40—60 毫克。

### （五）血液系统

足月儿出生时血红蛋白为 170 克 / 升。由于刚出生时摄入量少、不显性失水等原因，可致血液浓缩，血红蛋白值上升。通常生后 24 小时达峰值，约于第 1 周末恢复至出生时的水平，以后逐渐下降。生后 1 周内静脉血血红蛋白＜ 140 克 / 升（毛细血管血红蛋白高 20%）定义为新生儿贫血。血红蛋白中胎儿血红蛋白占 70%—80%，5 周后降至 55%，随后逐渐被成人型血红蛋白取代。网织红细胞数初生 3 天内为 0.04—0.06，4—7 天迅速降至 0.005—0.015，4—6 周回升至 0.02—0.08。血容量为 85—100 毫升 / 千克，与脐带结扎时间有关。当脐带结扎延迟至 1 分钟，胎儿可从胎盘多获得 35% 的血容量。白细胞数生后第 1 天为（15—20）× $10^9$/ 升，3 天后明显下降，5 天后接近婴儿值；分类中以中性粒细胞为主，4—6 天与淋巴细胞持平，以后淋巴细胞占优势。血小板数与成人相似。由于胎儿肝脏维生素 K 储存量少，维生素 K 依赖性凝血因子 Ⅱ、Ⅶ、Ⅸ、Ⅹ 活性较低，故足月儿出生后

应常规肌注维生素 $K_1$。

### （六）神经系统

新生儿出生时头围相对大，平均33—34厘米，此后增长速率每月为1.1厘米，至生后40周左右增长渐缓，脑沟、脑回仍未完全形成。脊髓相对长，其末端约在第3、4腰椎下缘，故腰穿时应在第4、5腰椎间隙进针。足月儿大脑皮层兴奋性低，睡眠时间长，觉醒时间一昼夜仅为2—3小时。新生儿的大脑对下级中枢抑制较弱，且锥体束、纹状体发育不全，常出现不自主和不协调动作。新生儿出生时已具备多种暂时性原始反射，临床上常用的原始反射：觅食反射、吸吮反射、握持反射以及拥抱反射。在正常情况下，上述反射在出生后数月自然消失；如上述反射减弱或消失，或数月后仍不消失，常提示有神经系统疾病或其他异常。此外，正常足月儿也可出现年长儿的病理性反射，如巴彬斯基征、腹壁和提睾反射不稳定，偶可出现阵发性踝阵挛。新生儿在出生时大脑皮质和纹状体发育尚未完善，神经髓鞘没有完全形成，故常常出现兴奋泛化反应。

新生儿的味觉发育良好，甜味引起其吸吮运动。新生儿的嗅觉较弱，但强烈刺激性气味能引起反应。新生儿对光有反应，但因缺乏双眼共轭运动而视觉不清。新生儿出生3—7天后，听觉增强，响声常引起眨眼及拥抱反射。新生儿的触觉及温度觉灵敏，痛觉较钝。

### （七）体温调节

新生儿体温调节中枢功能尚不完善，皮下脂肪薄，体表面积相对较大，皮肤表皮角化层差，易散热。新生儿寒冷时缺乏寒战反应，由棕色脂肪产热，而棕色脂肪一般分布在中心动脉附近、两肩胛骨之间、眼眶后及肾周等。由于新生儿出生后环境温度显著低于宫内温度、散热增加，如不及时保温，可发生低体温、低氧血症、低血糖和代谢性酸中毒或寒冷损伤。中性温度是指机体维持体温正常所需的代谢率和耗氧量最低时的环境温度。新生儿的出生体重、生后日龄不同，中性温度也不同；出生体重越低、日龄越小，所需中性温度越高。新生儿正常体表温度为36.0—36.5℃，正常核心（直肠）温度为36.5—37.5℃。不显性失水过多可增加热的消耗，适宜的环境湿度为50%—60%。环境温度过高、进水少及散热不足，可导致体温增高，甚至发生脱水热。室温一般应维持在20—22℃，如室温低于20℃，新生儿应戴帽子并适当增加包被。

### （八）免疫系统

新生儿非特异性和特异性免疫功能均不成熟。新生儿的皮肤黏膜薄嫩易擦破；脐残端未完全闭合，离血管近，细菌易进入血液；呼吸道纤毛运动差，胃酸、胆酸少，杀菌力不足；同时分泌型 IgA 缺乏，易发生呼吸道和消化道感染。新生儿的血脑屏障发育未完善，易患细菌性脑膜炎。新生儿的血浆中补体水平低、调理素活性低、多形核白细胞产生及储备均少，且趋化性及吞噬能力低下，免疫球蛋白 IgG 虽可通过胎盘，但与胎龄相关，胎龄越小，IgG

含量越低；IgA 和 IgM 不能通过胎盘，因此易患细菌感染，尤其是革兰氏阴性杆菌感染。新生儿的抗体免疫应答低下或迟缓，尤其是对多糖类疫苗和荚膜类细菌。T 细胞免疫功能低下是新生儿免疫应答无能的主要原因，随着出生后不断接触抗原，T 细胞渐趋成熟。

### （九）能量及体液代谢

新生儿基础热量消耗为 209 千焦 / 千克（50 千卡 / 千克），加之活动、食物特殊动力作用、大便丢失和生长所需等，每日总热量约需 418—502 千焦 / 千克（100—120 千卡 / 千克）。新生儿在出生后数周内如不能达到上述需要量时，需补充肠外营养。初生婴儿体内含水量占体重的 70%—80%，且与出生体重及日龄有关。出生体重越低、日龄越小，含水量越高，故新生儿需水量因出生体重、胎龄、日龄而异。新生儿每日经呼吸和皮肤丢失的水分约 20—30 毫升 / 千克，尿量 25—65 毫升 / 千克，粪便中失水量 5—10 毫升 / 千克。新生儿出生后初期，由于体内水分丢失较多，生后第 1 天需水量为每日 60—100 毫升 / 千克，以后每日增加 30 毫升 / 千克，直至每日 150—180 毫升 / 千克。

## 三、新生儿特殊生理现象

正常新生儿出生后可出现一些特殊生理现象和状态。大多数新生儿只出现这些特殊表现中的一种或几种，多属于正常范围。正常新生儿的这些特殊表现，可在短时期内存在，也可持续终生，并不影响新生儿的正常生长发育，但必须注意评估这些特殊生理现象与病理之间的关系。

### （一）生理性体重下降

新生儿出生后由于脱离了浸泡在羊水中的湿环境，皮肤上的水分逐渐挥发，呼吸时的水分损失和胎粪小便的排出，而且早期喂奶较少，所以体重非但不增加，反而有所减轻。这种现象称为生理性体重下降。一般在生后约 1 周末降至最低点，但不超过出生体重的 10%，10天左右可恢复到出生体重。低出生体重的早产儿生理体重下降持续时间较长，恢复到出生体重需要 2—3 周或更长。在出生体重恢复后，新生儿体重就应该逐渐增长。

### （二）胎脂

刚出生新生儿的皮肤被一层灰白色胎脂覆盖。胎脂是指由胎儿皮脂腺分泌的脂性物质，以保护皮肤免受羊水浸泡。一般早产儿胎脂最多，足月儿次之，过期产儿最少。胎脂有保护新生儿的皮肤免受感染和保暖作用，但皱褶处胎脂可刺激皮肤引

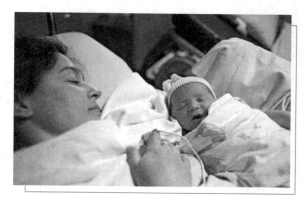

**图 12-1 刚出生的新生儿**

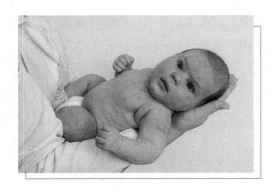

图 12-2　新生儿红斑

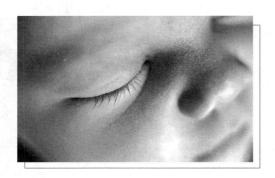

图 12-3　粟粒疹

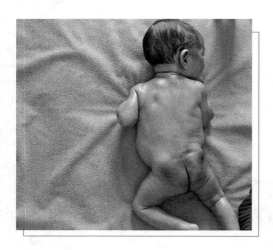

图 12-4　蒙古青斑

起褶烂，对腋下、腹股沟、颈下等皱褶处积聚较多的乳白色黏稠胎脂要用消毒纱布蘸油或撒粉揩去，生后数小时胎脂能被皮肤吸收。

### （三）新生儿红斑

正常新生儿生后 1—2 天内皮肤出现红斑，原因不明，皮疹呈大小不等、边缘不清的斑丘疹，散布于头面部、躯干及四肢，皮疹多在 1—2 天内消失，无不适感。

### （四）过敏性红斑

部分新生儿对光线、空气、肥皂、毛巾等刺激后都会出现短暂的过敏而产生红斑，面部、躯干及四肢均有出现，以躯干较多，一般在 2—3 小时自动消失。但是它会此起彼伏，多在洗澡后发生，这种现象大约在出生后 1 周左右消失，无需特殊处理。

### （五）粟粒疹

新生儿出生后 1—2 天出现粟粒疹，最多见于鼻尖，面部和躯干偶尔也会看到，但往往鼻尖上的比较大。粟粒疹主要是皮脂腺分泌不畅，形成黄白色针尖大到粟米大的小点，可以高于皮肤，但周围无红晕，数天后自然消失。

### （六）蒙古青斑

新生儿在背部、臀部、腰部及大腿部常见青蓝色或蓝绿色斑，皮肤白皙者呈蓝色，大小可以是数厘米，也可独立成片，此为正常新生儿的一种先天性皮肤色素沉着。蒙古青斑多在儿童 2—3 岁时消退，个别儿童在 7—8 岁时自然消失。

### （七）脱屑

皮肤表皮鳞状上皮的最外层是角质层，由数层角化细胞组成，胎儿在宫内即有角化细胞脱落在羊水中。新生儿出生后从浸在羊水中的湿润环境转变为干燥环境，加之新生儿新陈代谢旺盛，其表皮角质层也不例外而成为皮屑脱落。由于新生儿表皮与真皮之间的组织不够紧密，腕关节、膝关节等皱褶部以及躯干部在新生儿出生 2—3 天后还可出现脱皮现象。这种现象对于胎盘功能不全的过期产儿更为明显。

### （八）生理性脱发

一些新生儿在出生后数周可出现脱发现象，多数为隐匿性脱发，头发绵细色浅，少数表现为突然出现明显头发脱落，均属于生理性脱发。多数新生儿脱发数月后可复原，有时可持续数年，但最终均能长出正常的头发，其原因不明。

### （九）眼部特殊表现

内眦赘皮是指眼内眦表层的皱袋覆盖了下面的眼角，因有时如斗鸡眼样貌，又称为假性斜视，随着鼻梁的隆起而逐渐消失。

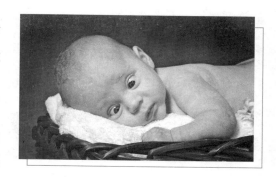

图 12-5　眼部特殊表现

### （十）口腔特殊表现

"马牙"和"螳螂嘴"：在口腔上腭中线和齿龈部位，有黄白色、米粒大小的小颗粒，是由上皮细胞堆积或黏液腺分泌物积留形成，俗称"马牙"，数周后可自然消退；两侧颊部各有一隆起的脂肪垫，称为"螳螂嘴"，有利于吸吮乳汁。两者均属正常现象，不可挑破，以免发生感染。少数初生婴儿在下切齿或其他部位有早熟齿，称新生儿齿，通常无需拔除。

舌系带在正常新生儿中有个体差异，可薄可厚，可紧或松。有时舌系带虽然过短过厚，但一般并不影响吸乳动作。部分新生儿日后可逐渐延长；不能延长者，可在婴儿开始说话时，采用手术方式延长舌系带。

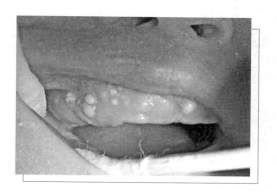

图 12-6　舌系带

### （十一）乳腺肿大和假月经

男女新生儿出生后 4—7 天均可有乳腺增大，如蚕豆或核桃大小，2—3 周消退，这与新生儿刚出生时体内存有一定数量来自母体的雌激素、孕激素和催乳素有关。新生儿出生后体内的雌激素和孕激素很快消失，而催乳素却维持较长时间，故导致乳腺肿大。部分婴儿乳房甚至可分泌出少许乳汁，切忌挤压，以免感染。部分女婴由于出生后来自母体的雌激素突然中断，出生后 5—7 天阴道流出少许血性或大量非脓性分泌物，可持续1 周。

### （十二）肠绞痛

肠绞痛是指营养状况良好的健康婴儿，每日至少哭闹 3 小时、每周哭闹至少 3 天、发作超过 3 周的情况，也称"婴儿哭吵"。新生儿肠绞痛一般发生在出生后 2—3 周，主要表现为高声哭闹且难以安抚，并伴有握拳踢腿和夜啼等。新生儿由于消化道尚未完全发育，肠蠕动的快慢不规则，当肠蠕动过快，肠管壁肌肉发生痉挛，发生"婴儿哭吵"。因此，新生儿出现肠绞痛不是疾病，不影响生长发育。据统计，大约 20%—40% 婴儿在生长发育过程中会出现不同程度的肠绞痛。随着消化系统和神经系统的逐步完善，通常在出生 3—4 个月后逐渐缓解，不必过于紧张。

---

**案例与分析**

#### 切忌！新生儿挤乳头

奶奶看着 6 天龄的女宝，心里嘀咕：宝宝乳腺有些大，有乳汁分泌，不正常，竟然还有乳头内陷，我一定要挤一挤，否则将来会影响下一代哺乳。

分析：新生儿乳房肿大和泌乳是一种生理现象，无需特殊处理。新生儿在出生后几天内都可能出现乳房泌乳或肿大。新生儿在母亲体内受到母血中高浓度的催乳素等激素的影响，使乳腺增生造成的。出生后大约 1—2 周，新生儿体内的激素水平逐渐恢复正常，乳房肿大的现象自动消失。新生女婴挤乳头不是预防乳头内陷的方法，乳头是否内陷与此毫无关系，相反给孩子挤乳头，可能引起乳腺组织发炎。

---

**学习专栏**

#### 母乳喂养好处多

母乳是婴儿最理想的食物，母乳不仅可提高婴儿的免疫力、预防疾病的发生及降低儿童时期或成年后患病的风险，还可以为婴儿生长发育提供足够的营养物质等。

对婴儿的好处：母乳中乳蛋白和酪蛋白的比例，最适合新生儿和早产儿的需要，保证氨基酸完全代谢；半胱氨酸氨和牛磺酸的成分都较高，有利于新生儿大脑生长，促进智力发育；未饱和脂肪酸含量较高，且易吸收，钙磷比例适宜，糖类以乳糖为主，有利于钙质吸收；含有各种免疫球蛋白，如 IgA、IgG、IgE、IgM 及各种抗体和免疫细胞，增强小儿免疫力；增强母婴感情，使新生儿得到更多的母爱，有利于成年后建立良好的人际关系；母乳喂养在方法上简洁、方便、及时，奶水温度适宜，减少了细菌感染的可能。

对母亲的好处：促进子宫收缩，减少产后出血，有利于子宫的复原；减少母亲的患病风险，减少乳腺癌、卵巢癌，降低肥胖、糖尿病、骨质疏松等疾病；帮助母亲有效避孕；有效地消耗母亲体内怀孕时累积的脂肪，促进身材的恢复；改善母亲产后抑郁情况。

对家庭的好处：节省时间、减少支出、降低浪费；随时供应，省时省力，减少污染；母乳喂养宝宝更健康，让父母有更充沛的精力生活和工作。

对社会的好处：母乳喂养的婴儿身体素质好，不易患病，有利于提高全民身体素质；母乳喂养的母亲对婴儿慈爱，有助于婴儿智力、社交能力的发育，有助于家庭和睦、社会安定。

# 第二节　新生儿病理生理特点

新生儿期是胎儿期的继续，为适应从宫内到宫外环境的转变，新生儿各系统器官和功能均发生重大变化。

## 一、呼吸系统

### （一）解剖、发育及病理生理特点

1. 鼻腔

在胚胎 4 周时开始出现原始鼻腔，直到新生儿期仍未发育完善。新生儿的鼻狭窄，几乎没有下鼻道，鼻腔黏膜有丰富的血管和淋巴管，轻微的炎症充血就可致窄小的鼻腔更为狭窄甚至闭塞，使以鼻呼吸为主的新生儿出现呼吸困难；严重的可致死亡。新生儿鼻腔黏膜缺乏海绵组织，很少发生鼻出血。

2. 鼻窦

新生儿面骨发育不完全，出生时额窦还未出现。上颌窦很小，仅是一条窄缝。蝶窦尽管已经存在，但要到 3—5 岁后才有临床意义。筛窦的发育也不完全，因此新生儿很少发生鼻窦炎。

3. 鼻咽部和咽部

鼻咽部和咽部之间由软腭分隔，在新生儿期，鼻咽腔相对狭小，方向垂直，左右两侧扁桃体藏在腭弓内，尚未发育，一般到 1 周岁才可见到扁桃体。

### 4. 舌

舌位于咽的前部，与咽部生理功能有密切关系。新生儿舌体相对大，充满整个口腔，舌的前端较宽而无舌尖，舌系带短，故不易伸出口腔。由于新生儿取卧位，舌根靠后，加以喉部较高，容易造成呼吸道阻塞。

### 5. 喉

喉是由相关连接的关节软骨、声带、喉部肌肉及韧带组成。新生儿的喉部形如漏斗，软骨较软易变形，喉门狭小、喉下界较高，位于第 4 颈椎水平，加之声带及喉黏膜较薄弱，有丰富的血管及淋巴组织，当有轻微炎症时，即可导致喉梗阻。

### 6. 气管、支气管

足月新生儿气管长 4 厘米，约为成人的 1/3，气管分叉位于第 3—4 胸椎水平。右侧主支气管较直，为气管的连续部，左侧成钝角向气管方突出，这一特点使异物更易进入右侧支气管。由于新生儿的气管与支气管相对狭窄，产生的气道阻力较大，软骨柔软、弹力纤维及肌肉发育不完善，管壁容易变形，黏膜柔嫩纤细、血管丰富、纤毛运动差，不仅易受感染而且易阻塞而出现呼吸困难。

### 7. 肺

足月新生儿出生时肺重 50 克左右，约为成人的 1/20。新生儿肺内气道和肺泡均较成人少，新生儿肺泡数量 0.5—1.5 亿个，成年人约有 5 亿个肺泡，新生儿肺泡表面面积和体表面积比相对较小，但代谢率明显高于成人，因此，新生儿"肺储备功能"明显不足，较易发生呼吸衰竭。由于新生儿肺的血管丰富，弹力组织发育差，肺内含气量少而含血量多，故易发生感染，且可致间质性肺炎、肺不张等。另外，肺泡间隔较厚，不利于气体交换，这些都是新生儿较易发生呼吸衰竭的原因。

### 8. 呼吸肌

膈肌是最重要的呼吸肌，成年人在平静呼吸，处于坐位或立位时，2/3 的潮气量由膈肌的活动产生；而在仰卧位时，75% 的潮气量由其产生，其他呼吸肌的运动也参与维持呼吸运动。而对于新生儿，膈肌作用更为重要，两侧膈神经麻痹就会引起呼吸窘迫。新生儿膈肌中仅有 25% 的肌纤维耐疲劳，而成人高达 50%—55%，故新生儿呼吸肌易于疲劳。肋间肌分为肋间内肌和肋间外肌，在呼吸运动增强时，肋间外肌有助于吸气，肋间内肌在呼气中起主要作用；肋骨运动除有助于呼吸外，肋间肌收缩可以增大肋间隙的张力，防止在胸内压变化时发生肋间隙凹陷或膨出。新生儿的肋间肌较弱，其作用不完全，易发生胸廓凹陷，限制肺的扩展。

### （二）生理特点

#### 1. 首次呼吸的建立

胎儿自骨产道娩出时，胸廓受到 9.2 千帕（70 毫米汞柱）以上的压力，致 1/3 以上的肺液被迫通过气道挤出，生后胸廓的弹性回缩，吸入 4—42 毫升的空气，以代替被挤出的肺液。一般认为第一次吸气产生的负压为 -3.4 千帕（-25 毫米汞柱），有的可达 -7.8 千帕（-58.5 毫米汞柱），这样大的负压，80% 克服肺泡表面张力，其余用于克服气道阻力和肺的弹性阻力，使肺泡充气。正常婴儿在出生后数秒钟内建立自主呼吸，到出生后 1 分钟呼吸应稳定。第一次吸气可吸入 20—80 毫升的空气，随后的呼气，吸入的气体未全部排出，残留的气体就建立新生儿的功能残气量。

#### 2. 出生后呼吸的维持和肺液的清除

新生儿出生后的存活，不仅需要建立呼吸，而且还要维持有效的呼吸。钳夹脐带造成胎儿轻度窒息，导致高碳酸血症。呼吸的维持是通过出生后呼吸中枢化学感受器立刻恢复对二氧化碳敏感性、下调阈值来实现的。

表面活性物质的存在，对呼吸的维持不可缺少，如果没有表面活性物质，则膨胀压随肺泡半径的缩小而增大，致肺泡和小气道闭陷，产生呼吸窘迫。可见，表面活性物质的存在，使肺泡表面液面的表面张力降低，从而维持了呼吸的稳定性。

肺液的清除对有效呼吸的维持也极为重要。在分娩发动时，儿茶酚胺分泌剧增，抑制了氯离子泵的活性，使肺液的分泌停止，为出生后肺液的快速清除创造了条件。经产道分娩的新生儿在通过骨产道时，又挤压出部分液体，出生后残留的肺液由肺淋巴管和肺毛细血管吸收。随着呼吸的建立，肺泡壁的微孔暂时扩张 3—6 倍，加上肺液与组织间液存在 2.7 千帕（20 毫米汞柱）左右的胶体渗透压梯度，使肺液被吸收到间质、淋巴管和肺毛细血管。当肺液被完全吸收后，肺泡壁的微孔恢复到比胎儿期稍大的状态，以维持肺泡的相对干燥状态。

#### 3. 新生儿呼吸的调节

（1）反射调节：新生儿的呼吸节律是通过迷走神经反射来控制，这与成人不同。新生儿存在典型的赫-伯氏反射，即深吸气时触发气道平滑肌上肺牵张感受器，通过兴奋迷走神经，抑制脑桥深吸气中枢的吸气神经元，切换为呼气相，有预防肺泡过度扩张作用。此反射随着孕周的增加其作用不断增强，直至足月达到高峰。

（2）中枢调节：新生儿呼吸的中枢调节是通过脑干网状结构中的呼吸神经元发出冲动，经中枢神经整合、协调而实现的。调节机制与年长儿及成人相似，但新生儿的中枢神经系统尚不稳定，处于不断的发育之中，因而其呼吸常不规则，甚至出现呼吸暂停，且易受睡眠的影响，这些特点在早产儿中尤为突出。

（3）化学调节：对于成人来说，轻度缺氧和高碳酸血症有兴奋呼吸的作用。足月儿对高碳酸血症的反应与成人相似，但新生儿对缺氧的呼吸反应为双向性。当突然缺氧时，新生儿的肺通气可迅速增大，约在 1 分钟后开始下降，并稳定于原有或比原先略低的水平。

## 二、循环系统

### （一）胎儿循环的特点

胎儿循环包括两条通路：

第一条通路：由胎盘来的与氧气充分结合的血液经脐静脉进入胎儿体内，约 50% 的血流进入肝与门静脉血流汇合，经过肝窦和肝静脉进入下腔静脉，另一部分经静脉导管流入下腔静脉，与来自下半身的静脉血汇合流入右心房；这部分血流约 1/3 经卵圆孔流入左心房、左心室，然后经升主动脉流入冠状动脉、头臂动脉和降主动脉。该通路血液氧合程度较高，胎儿的肝、脑、心脏和上肢得到优先供应。

第二条通路：来自上半身的静脉血经上腔静脉流入右心房，大部分直接注入右心室，与从下腔静脉回流的部分血流一起进入肺动脉。由于胎儿肺脏处于压缩状态，肺血管阻力高，只有少量血流入肺、通过肺静脉流入左心房、左心室，约 80% 的血经动脉导管流向降主动脉，与来自升主动脉的部分血流汇合，供应腹腔内脏器官及下肢，最后由脐动脉回流到胎盘。

由此可见，胎儿肝供血的含氧量最高，心、脑、上肢次之，而下半身供血的含氧量最低，从而优先保证了肝、脑、心脏和上肢等器官的发育。胎儿时期肺处于压缩状态，没有呼吸功能，右心室承担着较左心室更大的容量负荷和压力负荷。静脉导管、卵圆孔及动脉导管成为胎儿血液循环中的特殊通道。

### （二）新生儿循环特点

新生儿出生后脐血管被阻断，呼吸建立，肺泡扩张，肺小动脉管壁肌层逐渐退化，管壁变薄并扩张，肺循环压力下降，从右心经肺动脉流入肺脏的血液增多，使肺静脉回流至左心房的血量也增多，左心房压力因而增高。当左心房压力超过右心房时，卵圆孔先在功能上关闭，自主呼吸使血氧增高，动脉导管壁平滑肌受到刺激后收缩；同时，低阻力的胎盘循环由于脐带结扎而终止，体循环阻力增高，动脉导管处逆转为从左向右分流，高的动脉氧分压加上出生后体内前列腺素的减少，使导管逐渐收缩、闭塞，最后血流停止，成为动脉韧带。

当胎儿的循环系统发生畸形时，一般对胎儿期的生长发育并不产生多大影响。如常见的先天性心脏病室间隔缺损、左右心室流出道梗阻性畸形如法洛四联症、肺动脉狭窄和肺动脉瓣狭窄或闭锁、二尖瓣发育畸形、主动脉弓发育不良、主动脉瓣狭窄或闭锁、主动脉狭窄或离断闭锁及左心发育不良等先天畸形。因为胎儿期对两侧心腔的灌注压和血氧含量影响不大，只有在出生后胎盘的功能被肺代替，两侧心腔泵血功能发生改变，以及大动脉移位造成的体、肺循环隔开和左心室心肌因冠状动脉异常而灌注不足时，新生儿才出现显著缺氧等情况。

当严重肺炎、酸中毒、低氧血症时，肺血管压力升高并等于或超过体循环时，可致卵圆孔、动脉导管重新开放，出现从右向左分流，称为持续胎儿循环，也称为新生儿持续肺动脉高压。

## 三、消化系统

### （一）消化系统解剖及病理生理特点

#### 1. 口腔

新生儿口腔容积较小，舌短宽而厚，出生时已具有舌乳头，硬腭穹窿不发达，牙床宽大，唇肌、咀嚼肌发育良好，两颊有坚厚的脂肪垫，故出生后即已具备充分的吸吮和吞咽能力。吸吮反射是新生儿出生后即存在的非条件反射，早产儿、患呼吸道感染或口腔炎、颅内有病变时均可受到抑制，因此母亲在喂奶前需将新生儿置于准备体位，并用手协助将奶头送入口内，乳汁气味、奶瓶外形等均能作为条件使之强化。新生儿的口腔黏膜细嫩，血管丰富，唾液腺发育不足，分泌唾液较少，黏膜较干燥、易受损伤，故清理口腔时，忌用布类擦洗，以免黏膜破损造成感染。

#### 2. 食管

食管始于第 3—4 颈椎，终于 10—11 颈椎，食管长度为 10—11 厘米，管腔内径为 5—8 毫米，呈漏斗状。食管全长相当于从咽喉部到剑突下的距离。新生儿的食管黏膜柔软，缺乏腺体，弹力纤维和肌层发育不良，管壁柔软，易受邻近器官的影响而变位。食管上部括约肌不随食物下咽而紧闭，下部括约肌也不关闭，因而容易溢乳。2 周以内新生儿下食管括约肌压力低，6 周后才能建立有效的抗反流屏障。

#### 3. 胃

胃位于左季肋部，新生儿的胃底发育差，呈水平位，贲门在第 10 胸椎左侧，幽门在第 12 胸椎的中线附近。胃肌层发育较差，空胃缩小，摄入液体或乳汁后易使胃扩张。新生儿吸吮时常吸入空气，称生理性吞气症。新生儿贲门较宽，且括约肌不够发达，在哭闹或吸气时贲门呈开放状态，而幽门括约肌又较发达，使新生儿易溢乳或呕吐。足月新生儿的胃容量生后 10 天为 30—60 毫升。新生儿的胃黏膜血管丰富，其中腺体及杯状细胞均少于成人，分泌的盐酸及各种酶均少，足月新生儿的胃能分泌盐酸、蛋白酶、内因子及黏液，但氯离子和蛋白酶含量均较低。

### 4. 肠

新生儿的肠管较长，小肠相对较长，分泌面及吸收面大，故可适应较大量的流质食品。肠黏膜细嫩，富含血管、细胞及发育良好的绒毛。黏膜下组织脆弱，弹力纤维不发达，肌层较薄，尤以纵肌更薄。小肠吸收力好，通透性高，有利于母乳中免疫球蛋白的吸收，但也易对其他蛋白分子（牛乳、大豆蛋白）产生过敏反应。肠壁屏障功能较弱，肠腔内毒素及消化不全的产物较易通过肠壁而进入血流，引起中毒症状。肠管平时含有大量气体，经常呈膨胀状态，若不充气常为病态。腹壁较薄，腹肌无力，受肠管胀气影响，正常情况下多表现腹部饱满。结肠壁薄，无明显结肠带与脂肪垂，升结肠及直肠与腹后壁固定较差，易发生肠套叠。直肠相对较长，黏膜与黏膜下层固定较弱，肌层发育不良，易发生肛门黏膜脱垂。

### （二）消化吸收生理

#### 1. 碳水化合物的消化

对足月儿来说，碳水化合物供应约40%热量，膳食中碳水化合物包括糖和淀粉。母乳和大多数牛乳基质的婴儿配方奶粉中主要的糖分是乳糖，在吸收葡萄糖和半乳糖等单糖之前，乳糖双糖必须通过肠道乳糖酶水解。乳糖酶是一种膜结合蛋白，在肠吸收细胞—肠上皮细胞的顶面，乳糖酶基因达于近端小肠，随着胎儿成熟，乳糖酶活性增加。在没有足够的乳糖酶水解时，未消化的乳糖会导致渗透性腹泻。新生儿对碳水化合物的消化及吸收功能已较成熟，对单糖及双糖均能迅速利用，对多糖的消化能力较低，加之唾液中淀粉酶含量少，故不宜喂淀粉类食品。

#### 2. 蛋白质的消化和吸收

对足月儿来说，蛋白质提供<10%的热卡，体内产生的大多数的氨基酸用于蛋白质合成，必需氨基酸必须通过食物提供。蛋白质的最初消化是在小肠腔内，由胃内的胃蛋白酶和胰腺分泌的胰蛋白酶、胰凝乳蛋白酶、羧肽酶、弹性蛋白酶等蛋白酶分解，肠腔消化的最终产物是氨基酸和2—6个氨基酸残基的寡肽链。氨基酸通过多种氨基酸转运载体进入细胞内。

#### 3. 脂肪的消化

对足月儿来说，脂肪提供40%—50%的热卡。通过酶的作用，舌、胃和胰腺分泌的脂肪酶水解脂肪成为游离脂肪酸和甘油单酯。其中，胰脂肪酶在出生时浓度相对低，舌脂肪酶和胃脂肪酶是新生儿脂肪的消化的主要成分。此外，母乳中的胆汁盐依赖脂肪酶能水解脂肪，肝和胆囊分泌的胆盐有利于脂肪吸收并使脂肪在肠腔乳化，因胆酸分泌较少，新生儿尤其是早产儿对脂肪的消化吸收功能稍差。在肠腔脂肪水解后，脂肪酸和甘油单酯混合颗粒通过肠黏膜细胞膜直接扩散。

# 四、神经系统

## （一）新生儿的生理状态

正常足月新生儿可存在安静睡眠、活动睡眠、瞌睡状态、安静觉醒、活动觉醒、哭闹等6个生理状态。

### 1. 安静睡眠

安静睡眠也称深睡状态，此时新生儿处于完全安静休息状态，闭眼，呼吸平稳。

### 2. 活动睡眠

活动睡眠也称浅睡状态，睡眠中有眼球、眼睑活动，有时还有咀嚼和吸吮动作，可有呼吸不规则。

从安静睡眠至活动睡眠，为一个睡眠周期，每个周期0.5—1小时。睡眠周期是一种生物节律，伴随着皮层和皮层下中枢活动的改变，不同睡眠状态脑电活动会有不同。从胎儿34周左右开始建立睡眠周期，是最早出现的脑调节功能的标志，之后逐渐成熟，至40周足月睡眠周期已发展完善。

### 3. 瞌睡状态

瞌睡状态是指介于睡和醒之间的状态，在刚醒后或入睡前，此时反应显迟钝。

### 4. 安静觉醒

处于安静觉醒状态的新生儿，清醒但活动很少，此时的视、听均较专注，容易出现对人脸的注意和对声音的反应。有人观察到，新生儿生后即有安静觉醒状态，可持续约40分钟，这种状态在第1周约占全天时间的10%。

### 5. 活动觉醒

处于活动觉醒状态的新生儿，有明显的活动，包括面部肌肉、眼的活动和四肢活动。

### 6. 哭闹

新生儿用哭来表达意愿，家长应加倍关注。新生儿的哭闹往往伴随四肢有力的活动。

## （二）新生儿神经生理功能

新生儿的神经生理功能主要体现在感觉功能、运动功能和交流能力三个方面。

### 1. 感觉功能

（1）视觉。视听功能基于视听神经传导通路的建立及脑整合功能的完善。从胎儿期即可对光刺激产生反应，从接受光到反应性闭眼动作，约1秒钟。新生儿出生后虽有完整的视觉传导通路，但仍处于初级形成阶段。正常新生儿在清醒状态能够有几分钟的注视，且注视人脸的时间长于注视一张白纸的时间。胎龄37周后的新生儿开始有眼的随光动作，40周后可以对光或鲜艳的红球有明确的眼追随动作。新生儿最优视焦距为 19 厘米，4 个月后才有视焦距调节能力，因此，红球在眼前 20 厘米左右时，新生儿才能发现目标。如果在此基础上水平方向移动红球，新生儿的头可转动，目光随之转动 90 度，这就是视觉定向反应。

（2）听觉。新生儿的听觉反应体现了听神经功能。听觉反应也起始于胎儿期，胎龄 28 周的早产儿，仅对噪声有眨眼和惊跳反应。足月儿对声音的反应才逐渐敏感与明确，能够听到 10—15 厘米距离的声音，并有定向力，如在有声音刺激后，会中止进行中的动作、停止啼哭等。新生儿觉醒状态下，在其耳旁柔声呼唤，头会慢慢转向发声方向，眼睛寻找声源。新生儿对铃声、母亲声音、高声调声音较敏感。

（3）嗅觉与味觉。新生儿出生后即存在嗅觉与味觉，表现在将新生儿抱在怀中，其可自动地寻找母乳。出生后 5 天的新生儿可准确地识别自己母亲的奶垫和其他乳母奶垫的气味。当喂糖水时，新生儿即刻出现吸吮动作；当舌接触苦味或酸味时，新生儿出现皱眉、闭眼、张口等不悦动作，甚至不吸吮、不吞咽，还有将异味物吐出的动作。

（4）触觉。新生儿全身皮肤均存在触觉反应，从一些原始反射可以证实新生儿出生后即有触觉存在，如口周的皮肤接触东西后，新生儿可出现寻找动作；被触及手心和足心时，新生儿会出现指趾屈曲动作；突然暴露于冷环境，新生儿会大哭或战栗；轻柔地抚摸新生儿的皮肤，新生儿会出现明显的安静或舒适感。一般来说，新生儿的面部特别是嘴唇、舌、足底、手掌、指尖等部位的感觉比较敏锐，上肢、大腿部、胸背部和肩部比较迟钝。

（5）痛觉。新生儿期的痛觉，一般表现为出生后就存在的防御性皮肤反射。与大婴儿相比，新生儿的痛觉比较迟钝，尤其是在出生后几天内，其痛觉阈值较高。

### 2. 运动功能

运动功能是神经系统与肌肉发育的体现，是神经发育成熟程度的重要检查指标。新生儿有主动性运动如俯卧位时，下颌可稍离开台面，头自动转向一侧；从仰卧被拉向坐位时，头可短暂竖立 1—2 秒；扶持新生儿为站位时，可感觉到其下肢及躯干刹那间的直立姿势。新生儿在被动运动时可产生与运动方向相反的阻力，即检查时进行的被动肌张力项目。

从胎儿到出生后数月的小婴儿，多为自发性运动模式，从颈髓至腰髓受到脊髓神经中枢的支配。新生儿在运动时身体多部位参与，按照从上肢、下肢、颈到躯干的顺序，运动强度、力量和速度高低起伏，并呈渐进性，沿四肢轴线旋转运动方向有轻微改变，运动流畅优美且具复杂多变性。受到神经发育水平的影响，不同胎龄的胎儿这种自发性运动存在明显的发育规律：在胎儿和早产儿阶段，表现为扭动运动；足月新生儿出生后早期维持此种运动；直至出生后 6—9 周，扭动运动逐渐消失，取而代之的是不安运动；直到 5—6 个月，随着脑干以上高级神经中枢的发育，婴儿才出现有目的的运动和抗重力运动，并逐渐占主导地位。

当神经系统受损时，如脑室周围白质软化、颅内出血，使皮质脊髓投射纤维损伤，则会影响新生儿自发运动质量，出现单调性扭转运动、同步-痉挛性扭转运动或者不安运动缺乏等，这对于预测后期的运动发育异常具有参考价值。因此，现有全身运动质量评估法作为高危新生儿自发运动评价的手段。

### 3. 交流能力

新生儿出生时已具有上述的感觉与运动功能，因而具备了与周围环境和人的交往能力，对面前的人脸会发生反应。大约 90% 的新生儿能对移动并说话的人脸出现注视、追随动作。新生儿对父母有潜意识的选择性，母亲似乎更容易引起新生儿的偏好。在哭闹时听到熟悉者的呼唤，或被抚摸胸部、腹部，新生儿就会转为平静，这说明新生儿通过触觉、听觉得到了安慰。连续反复接受同一声与光的刺激，新生儿慢慢能够适应，反应减弱，不再眨眼、皱眉，这体现出新生儿具有短期记忆的功能。

---

### 案例与分析

#### 关注新生儿呼吸困难

正在产科病房陪护的宝爸总感觉刚出生的宝宝呼吸快，细心的宝爸拿出手机，打开秒表计数，并对护士说："护士，让儿科医生来看一下，宝宝呼吸每分钟 70 次。"

分析：新生儿呼吸困难是指新生儿出生后，由于各种原因引起的呼吸频率、节律的改变，或者呼吸音减低或消失，严重者出现吸气三凹征（吸气困难引起胸部上窝、剑突下窝和肋间隙的吸气性凹陷），部分可有青紫及意识状态改变。正常新生儿的呼吸方式为腹式呼吸，频率为 40—50 次/分。如果呼吸频率持续超过 60—70 次/分，即存在呼吸增快，常常是呼吸困难的早期症状，然后出现吸气三凹征、鼻扇，表明病情已有进展。呼吸困难是新生儿的危重症，由多种原因引起，需及时处理，否则危及生命。

---

### 学习专栏

#### 新生儿黄疸

新生儿黄疸是指新生儿时期由于胆红素代谢异常引起血中胆红素水平升高，而出现以皮肤、黏膜及巩膜黄染为特征的病症。它是新生儿中最常见的临床问题。

新生儿黄疸与新生儿胆红素代谢特点有关，包括胆红素生成相对较多；肝细胞对胆红素的摄取能力不足；血浆白蛋白联结胆红素的能力差；胆红素排泄能力缺陷；肠肝循环增加等。

新生儿黄疸有生理性和病理性之分。生理性黄疸是指单纯因胆红素代谢特点引起的暂时性黄疸，在出生后2—3天出现，4—6天达到高峰，足月儿2周内消退，早产儿持续时间较长，4周内消退，一般情况良好。如黄疸在生后24小时内出现，黄疸程度超过生理性黄疸范围，黄疸消退时间延迟或退而复现等，应视为病理性黄疸，应及时到医院就诊。

## · 第三节　新生儿发展水平和评价 ·

在新生儿生长发育过程中，除了给予充足的营养素、早期教育等措施外，还应该对其生长发育状态进行科学评估，及早发现新生儿异常情况，制定随访和治疗措施，提高其生存质量，同时也为干预措施提供可靠依据。

### 一、新生儿体格生长及评价

新生儿营养评估主要由生长评估、摄入评估、生化指标和临床评估等组成。只有正确地对新生儿进行营养评估，才能及时发现营养缺乏、生长迟缓、喂养困难等情况，从而进行科学的营养治疗，以保证新生儿尤其是早产儿最佳的生长和发育。

生长良好是营养充足的最佳指标，因此生长状态的评估是营养评估的关键部分。生长评估主要是体格测量，新生儿中常用的测量指标是体重、身长和头围。

#### （一）体重

体重是身体各组成部分的质量总和，包括瘦体重（非脂肪体重）、脂肪、细胞内液和细胞外液。体重的改变除了提示生长异常，还可以显示身体组成的改变。一般来说，随着胎龄和日龄的增加，体内总的水量是逐渐减少的，同时蛋白质和脂肪则相应增加。新生儿在出生后有生理性体重下降期，恢复出生体重后的理想体重增长，应为类似宫内生长。体重的测量，需每天固定相同的时间和测量工具。健康足月儿体重约3 000—3 500克，一般每天体重增长15—20克。

#### （二）身长

身长相比于体重更能反映新生儿生长的情况，因为身长一般不受体液因素的影响，所以可以更精确地显示出体重的状况。身长的测量一般每周一次，准确测量身长需要有效固定的测量工具。新生儿保持仰卧位，头部接触固定的挡板，躯体和双腿尽量伸展，保持平直，记录结果。正常新生儿身长约50—52厘米，身长每周增加0.75—1.0厘米。

### （三）头围

在胎儿、婴儿和儿童早期，头部的生长与脑发育有良好的相关性，过快或过缓的头围增长都提示着异常的临床情况。一般头围每周测量一次，对于某些疾病（如脑室内出血或中枢感染）可以适当地增加测量频次以动态评估脑部疾病状况。测量头围时，需采用正确的测量方法，以保证精确性和连续性。新生儿的头围测量，可

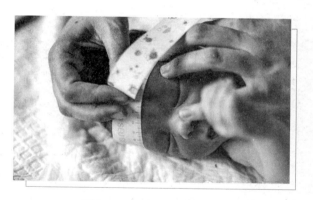

图 12-7　新生儿头围测量

用卷尺测量从枕骨到额骨的最大直径，绕过前额，在眼睛上面，经过枕骨最突出的部位。一般来说，足月儿出生头围约 33—34 厘米，新生儿理想头围每周增长 0.75 厘米。

将测量的体重、身长和头围值标注于生长曲线线上，以评估生长发育状态、监测生长趋势，对新生儿生长异常起到帮助作用。新生儿生长曲线一般有两种：宫内（胎儿）生长曲线图和宫外（出生后）生长曲线图。其中，宫内生长曲线图，反映的是胎儿宫内生长情况，虽然目前早产儿的理想生长速度尚未明确，但临床中仍然以宫内生长速度作为早产儿生长的参照和目标。世界卫生组织的多中心生长曲线可作为足月儿参考依据；而 2013 版的 Fenton 生长曲线整合了不同国家的宫内生长数据和世界卫生组织的宫外生长数据，该曲线反映了纠正胎龄 22—50 周的早产儿体重、身长、头围等体格参数的变化，用于早产儿生长发育状况的监测与评估。

## 二、新生儿行为能力及检测评估

新生儿行为能力是新生儿对周围事物的感知和认知能力，较为全面地反映了大脑的功能状态。新生儿阶段是发育的初级阶段，随着年龄的增长，新生儿行为能力的发育会通过更丰富多样的运动、语言、认知、情感、社会交往、气质表现出来。通过检测评估，在新生儿期给予良好的育儿刺激，就能最大限度地挖掘大脑潜能，开发智力，促进婴幼儿健康成长。

### （一）新生儿行为能力

#### 1. 视觉

新生儿在觉醒状态时能注视物体和移动眼睛及头追随物体移动的方向，这是中枢神经系统完整性的最好预测指标之一。眼电图证明，新生儿目光追随物体时，眼睛有共轭功能。动力视网膜镜显示新生儿最优视焦距为 19 厘米。新生儿调节视焦距能力差，或远或近均看不清楚，这种视焦距调节能力至 4 个月左右达到成人水平。34 周早产儿视觉功能和足月儿相似。

### 2. 听觉

如在新生儿耳旁柔声呼叫或说话，觉醒状态的新生儿会慢慢转过头和眼睛向发声的方向，有时会用眼睛寻找声源。但如果声音频率太高、强度过大时，新生儿的头反而转离声源或用哭声表示拒绝这种干扰。

### 3. 嗅觉、味觉和触觉

足月新生儿出生时已具有较好的嗅觉和味觉，能自动寻找母乳，能对不同浓度的糖水和不同味道的配方奶表现不同的吸吮度和吸吮量。新生儿对触觉也很敏感，如果你用手放在正在哭的新生儿的腹部或握住他的双手，可使他平静，这是新生儿利用触觉得到安慰的表现。新生儿喜欢被拥抱的感觉，对于哭闹的新生儿，最好的体位是将其靠在母亲的肩膀上。

### 4. 习惯形成

睡眠状态的新生儿均有对连续光和声反复刺激反应减弱的能力，这说明新生儿具备了对刺激有反应、短期记忆和区别两种不同刺激的功能。这可以被认为是新生儿一种简单形式的学习。

### 5. 和成人相互作用

新生儿已具有和成年人相互作用的能力。新生儿哭是引起成人反应的方式，能使其要求得到满足。此外，新生儿的表情，如注视、微笑和皱眉，也可引起母亲的反应。

### 6. 其他能力

新生儿有模仿成人脸部表情的能力，如能模仿成人张口、噘嘴、伸舌等各种表情动作。此外，新生儿还有条件反射形成能力等。

## （二）新生儿行为测定

新生儿行为神经测定能较全面反映大脑的功能状态，既可以发现各种有害因素造成的轻微脑损伤，也可以作为观察治疗效果和康复的敏感指标。

### 1. 布雷泽尔顿新生儿行为评价

此方法由美国儿科医生 T. B. 布雷泽尔顿于 1973 年制定，是一种综合性行为神经检查法。此方法包括 27 个行为项目和 20 个神经反射。行为项目分 4 个方面：相互作用、运动能力、状态控制和生理应激反应。检查需持续 20—30 分钟，行为项目评分有 9 个分度。此方法能较好了解新生儿行为特征，一方面可筛查出高危儿，以便采取有效措施，防止新生儿出现心理问题；另一方面可预测分娩时的种种问题及母亲实施麻醉对新生儿产生的影响，预测将来可能出现的心理困难。为减少人为因素对评估结果造成的偏差，运用该方法的评估人员需接受专门的训练。

### 2. 新生儿 20 项行为神经测定

鲍秀兰教授吸取美国布雷泽尔顿新生儿行为估价评分和法国阿米尔-梯桑神经运动测定

方法的优点，结合自己的临床经验建立了我国新生儿 20 项行为神经测定方法。20 项行为神经测评分为 5 个部分：即行为能力、被动肌张力、主动肌张力、原始反时、一般评估。每项评分为 3 个分度，即 0 分、1 分和 2 分，满分为 40 分，35 分以下为异常。该测定的适用范围：只适用于足月新生儿，用于早产儿测查时，需要等矫正胎龄（出生时胎龄 + 出生后日龄）满 40 周后再做。通过检测，既可以早期发现各种损害因素造成的轻微脑损伤，充分利用早期中枢神经系统可塑性强的机遇进行及早干预，又可以观察治疗和康复效果，为进一步治疗提供依据。

·学习专栏·

### 新生儿 20 项行为神经测定

NBNA 是一种信度和效度可靠的新生儿临床常用的神经行为评估检测方法，方法稳定可靠，测查工具经济，评分方法简便。

（1）内容：① 行为能力（包括对光习惯形成、对声音习惯形成、对格格声反应、对说话人脸的反应、对红球反应、安慰等 6 项）；② 被动肌张力（包括围巾征、前臂弹回、腘窝角、下肢弹回等 4 项）；③ 主动肌张力（包括头竖立、手握持、牵拉反应、支持反应直立位等 4 项）；④ 原始反射（包括踏步或放置、拥抱反射、吸吮反射等 3 项）；⑤ 一般评估（包括觉醒度、哭、活动度等 3 项）。每项评分为 3 个分度，即 0 分、1 分和 2 分，满分为 40 分。

（2）适应症：适用于足月新生儿。早产儿需矫正胎龄 40 周后再测定评估；足月儿生后 3 天开始评估测定。评分低于 35 分者，7 天后重测，仍不正常者，12—14 天后再行评估，此时该日龄评估值有预测预后意义。

（3）结果判读：1 周内新生儿获得 35 分以上者为正常，2 周内 ≤ 35 分者需长期随访。

（4）评估意义：全面了解新生儿体格发育、视听感知能力和神经发育情况；使家长了解新生儿的能力，学会与新生儿交往，建立良好亲密的亲子关系，有利于新生儿智力发育；早期发现轻微脑损伤，充分利用早期中枢神经系统具有可塑性的时机，通过早期干预，促进新生儿恢复。

3. 新生儿行为观察

新生儿行为观察是由哈佛大学医学院儿科研究所及波士顿儿童医院布雷泽尔顿和凯文教授团队创立。干预内容分为 18 项，每一项都有强、中等和弱 3 等级。新生儿行为观察与新生儿 20 项神经行为测定检查方法相同，均分为 3 个等级，个别内容有差异，新生儿 20 项行为神经测定比新生儿行为观察多的部分：牵拉、直立、踏步和拥抱反应；新生儿20项行为神经测定比新生儿行为观察少的部分：对人脸的反应、对声音的反应和爬行。新生儿行为观察是一种让医护人员及家长、家庭参与新生儿早期行为能力的一种干预方法，是个性化发育护理的一种形式，早产儿、足月儿均可适用。利用新生儿行为观察，可以捕捉婴儿的个性并给婴儿提供其需要的适度的个性化发育护理，从而促进其脑发育。

## 三、新生儿心理发育

### （一）感觉和记忆功能

新生儿在子宫内就已将视、听、嗅、触摸等感觉器官发育成形，同时具备了对外界刺激反应的神经通路。出生后24小时的新生儿就有触觉神经、听觉反应，尤其是对热和冷的感觉特别敏感，并高于痛觉。此外，新生儿的嗅觉也很发达，在出生第2天就有味觉功能，出生4天后视觉距离为15—20厘米，当新生儿被母亲抱着的时候，就能记住母亲的模样。

### （二）情绪反应

新生儿在出生后就有情绪反应。通常情况下，新生儿在吃饱、睡足、暖和的情况下会出现愉悦的情绪。反之，当新生儿在饥饿、瞌睡、寒冷的情况下会哭闹。在受到突然性的刺激时，新生儿会表现出恐惧等情绪。

### （三）不同气质

新生儿的主要特点为心理情绪发生和发展速度快，当新生儿成长30天后就能出现舒适感、满足感两种反应；一旦饥饿、寒冷、尿布潮湿等亦能出现不愉快的情绪。新生儿有3种较为明显的气质类型：① 容易护理型，表现为新生儿有睡眠规律、饮食规律，容易适应时间、食物等；② 反应慢型，表现为新生儿遇到新的状况时会退缩，并带有消极的表现；③ 难以应付型，表现为新生儿对睡眠状态、饮食状态不满，需要较长一些时间来适应，情绪表现为多种紧张的反应。

**案例与分析**

#### 关注早产儿的体格生长

胎龄32周的小宝出院了，小宝的爸爸妈妈终于可以和小宝朝夕相处。小宝的妈妈想想这些就很开心，而小宝的爸爸在开心的同时购买婴儿体重秤、儿童测量尺，他说："医生说了，每周要测头围、身长，每天称体重。"

分析：生长状态的评估是营养评估的重要部分，生长评估主要是体格测量，尤其是早产儿。新生儿中常用的测量指标是体重、身长和头围。父母应把监测的数据与 Fenton 生长曲线进行对比，早期发现异常情况，及时采取有效措施，保证早产儿的正常生长。

## 第四节　新生儿发展促进措施

新生儿期是个体从宫内环境过渡到宫外生活的重要阶段，是生命早期生长发育的关键时期。保育人员应及时开展科学干预，给予新生儿保暖、喂养、防止感染、皮肤黏膜护理、预防接种等基本生活和保健措施，且早期教育也必不可少，以促进新生儿全面发展。

### 一、维持内外周围环境稳定，做好新生儿保健

#### （一）维持新生儿体温稳定

新生儿生后即用预热的毛巾擦干，并采取各种保暖措施，使新生儿处于中性温度中。正常新生儿应与母亲在一起，进行"袋鼠式护理"。尤其出生体重≤ 2 000 克或低体温者，应置于温箱中，并根据胎龄、出生体重、生后日龄选择中性环境温度，设定腹壁温度为 36.5℃；抢救台或温箱可自动调节内部环境温度，保持新生儿皮温 36.5℃，4—6 小时后移至普通婴儿床中（室温 24—26℃、空气湿度 50%—60%）。无条件者可采取其他保暖措施，如用预热的毯子包裹新生儿。新生儿头部表面积大，散热量多，寒冷季节应戴绒布帽。

保暖也是新生儿出院后重要的护理环节，不可疏忽。室内保暖非常重要，适宜的室温冬季一般为 22—24℃，夏季一般为 24—28℃。新生儿居室需注意空气流通，不能关闭过严。环境湿度对于保暖也很重要，湿度越低，空气中热传导越慢，不利于保暖。适宜的环境湿度在 50%—60% 左右。

需要注意的是：新生儿既不能保暖过度，又不能保暖不足。过度保暖可致新生儿体温升高，体温升高而未及时补充水分可致血液浓缩、高钠血症、脱水，还可引起呼吸暂停、惊厥发作。保暖不足可致新生儿机体动用较多的热量来维持体温，从而影响体重与身高的增长。长时间环境温度低可引起寒冷损伤，机体出现体温降低、代谢紊乱、皮下硬肿，严重者可引发休克、心力衰竭、弥散性血管内凝血、肾衰竭及肺出血等多器官功能衰竭。

通过新生儿的面色、吃奶的情况、触摸皮肤来粗略估计保暖是否足够，如果新生儿出现烦躁不安、出汗等现象，提示体温可能过高；如果手脚发凉、反应欠佳，可能体温过低。

### （二）喂养

新生儿正常娩出后，可放置在母亲手臂中，医护人员应鼓励母亲给新生儿哺乳。正常新生儿在出生后 20—30 分钟，常处于兴奋期，吸吮力强，容易吸吮成功，早吸吮有利于母亲的乳汁有效分泌。喂哺前母亲可先将乳头触及新生儿口唇，诱发觅食反射后再予喂哺。无母乳者可给新生儿配方乳，每 3 小时 1 次，每日 7—8 次。奶量根据所需热量及婴儿耐受情况计算，提倡按需哺乳，遵循从小量渐增的原则，以吃奶后安静、无腹胀和理想的体重增长（足月儿约 15—30 克 / 天，平均约为 20 克 / 天）为标准（生理性体重下降期除外）。

### （三）皮肤黏膜护理

勤洗澡，保持皮肤清洁。正常新生儿在出生 24 小时后即可每天洗澡；每次大便后用温水清洗臀部，勤换尿布，防止红臀或尿布疹发生；保持脐带残端清洁和干燥。脐带一般在新生儿出生后 3—7 天残端脱落（部分新生儿会有脐带脱落延迟现象），脱落后如有渗液或渗血，用聚维酮碘（碘伏）消毒或重新结扎；如有肉芽组织，可用硝酸银或激光烧灼局部；如有化脓性感染，除局部用过氧化氢溶液或碘伏消毒外，同时酌情应用适当的抗生素。新生儿的口腔黏膜不宜擦洗。衣服宜宽大、质软、不用纽扣，给新生儿穿有带子的短衣，带子不可缚得过高、过紧，以防割伤腋下皮肤；应选用柔软、吸水性强的尿布（也可选用型号合适的纸尿裤）。

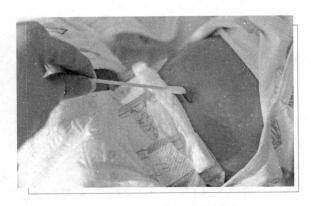

图 12-8　为新生儿清洁脐带

### （四）预防感染

预防感染的方法有很多，如保持适当通风，避免过分拥挤，防止空气污染和杜绝乳制品污染；应谢绝、劝阻患有呼吸道感染和其他各种传染病的家长进入母婴室，探望家长不宜亲吻新生儿，不能在母婴室内吸烟；室内器具每周消毒两次，新生儿的被服、床单头垫小毛巾、浴巾等清洗后消毒；室内应备有消毒液，供母亲及其他家长消毒双手。

### （五）维生素的补充

足月儿出生后应肌注 1 次维生素 $K_1$，剂量为 1 毫克，抗生素连续应用 2 周以上者，也应考虑补充维生素 $K_1$，14 天后加维生素 A 500—1 000 IU/ 天及维生素 D 400 IU/ 天。

### （六）预防接种

卡介苗：新生儿出生后 3 天接种，皮内接种后 2—3 周出现直径约 1 厘米的红肿硬结，中间逐渐形成白色小脓疱，自行穿破后呈溃疡，最后结痂脱落并留下永久性圆形瘢痕。

乙肝疫苗：新生儿出生后 24 小时内、1 个月、6 个月时应各注射重组酵母乙肝病毒疫苗 1 次，每次 5 微克。母亲为乙肝病毒携带者（乙肝表面抗原阳性），婴儿应于生后 6 小时内肌内注射高价乙肝免疫球蛋白（HBIG）100 IU，同时换部位注射重组酵母乙肝病毒疫苗 10 微克。如母亲为乙肝表面抗原和乙肝病毒 DNA 阳性患者，患儿生后半个月时应重复注射相同剂量 HBIG 一次。

### （七）新生儿疾病筛查

新生儿在出生后，应进行先天性甲状腺功能减退症及苯丙酮尿症等先天性代谢缺陷病的筛查。

## 二、新生儿早期智力开发

新生儿早期智力开发实际上是儿童早期综合发展的一部分。即针对新生儿的生长发育特点，因地制宜地创造适宜环境，开展科学的综合性干预活动，使新生儿的体格、心理、认知、情感和社会适应性等的发展达到健康完美状态，以促进儿童早期整体素质的提升。对新生儿的早期综合发展，应该贯穿于日常生活中，具体包括运动、认知和社会适应能力等方面。

### （一）运动发育训练

#### 1. 大运动——俯卧抬头训练

新生儿自出生后几天就可以俯卧，但新生儿俯卧时还不能将头抬起，只能将面部转向一侧。新生儿空腹时，可以将其俯卧放在家长胸腹前，用双手放在新生儿的背部轻轻按摩，并用轻柔的语言或音乐逗引新生儿抬头。随着月龄的增加，逐渐开始对新生儿进行真正意义上的俯卧抬头的训练。俯卧抬头训练，对新生儿有很多益处：俯卧抬头时，视野范围较仰卧位时明显扩大，便于新生儿从不同角度观察事物，有利于智力的发育；对颈部、胸背部的肌肉起到锻炼的作用；还能增加肺活量，对有效地预防呼吸道疾病有一定益处。

#### 2. 精细运动——手功能训练

新生儿握拳时拇指在内，其余四指在外。人类区别于其他灵长类动物就是对工具的利用，而拇指与其他四指的对握，是保证手功能的重要一步。为了促进手功能的逐步完善，从出生起就应开始训练新生儿手部的活动能力。父母可以经常抚摸新生儿的手掌，让其手指逐渐张开，能够抓住你的手指或细柄的玩具。

### （二）感知觉训练

#### 1. 视觉发育训练

新生儿在出生时，视觉距离大致约 20 厘米，但看得并不十分清楚，父母可以在距离新生儿眼睛 20 厘米远的地方，让新生儿看图形简单、对比鲜明的图片或东西，如黑白相间、轮廓清晰的图案。

用颜色鲜艳的玩具逗引新生儿，并在水平方向左右移动，让其视线随着玩具而移动。

### 2. 听觉发育训练

声音定向训练：在新生儿清醒、情绪好的时候，用拨浪鼓、摇铃等发声玩具，在新生儿视线之外发声引起其注意，并变换方位，训练其追寻声音、定向声音的能力。

播放舒缓优美的轻音乐或播放录制的自然界中各种声音，如下雨的声音、小河流水的声音、大海的波涛声、小鸟鸣叫的声音，以及小猫、小狗的叫声等。

### 3. 触觉发育训练

新生儿出生后外界环境的刺激是促进脑和神经系统发育的重要因素之一。皮肤是人体接受外界刺激的最大感觉器官，早期适宜地给予皮肤不同的刺激，有益于新生儿神经系统发育。

父母可给予新生儿不同的触觉体验：洗浴后用不同质地的毛巾进行擦拭；或者用不同质地（粗细、软硬、光滑粗糙）的织物、有温度差异的物体接触新生儿的皮肤等，让其体会不同的触觉和温度感受。

### 4. 新生儿抚触

皮肤与皮肤的直接接触一直认为是对新生儿的一种良性刺激，是增进母亲与新生儿感情的有效方法。抚摸可刺激大脑中枢神经系统的发育，有利于脑部和神经行为的发育。通过抚触，新生儿在得到生理安慰的同时，也促进了其心理的发育。建议父母每天坚持做抚触，并可一直持续至婴儿期。

### （三）心理安抚

#### 1. 满足生理需要

新生儿具有最初的情绪反应，情绪状态主要取决于需要的满足和身体的健康状况。新生儿是从仅仅具备本能的非条件反射及一定条件反射的小生命，逐渐发育成具有初步记忆和思维萌发的婴儿，这一时期最需要的是满足其生理需要。新生儿室应阳光充足、空气新鲜、整齐清洁，让其吃饱、睡足、没有尿便浸湿、没有病痛等情况下，新生儿就表现出愉快、肯定的情绪；当其生理需要得不到满足或受到突然刺激而产生恐惧或有一定心理需要时，因无语言表达能力只会用哭声代替，父母应通过观察其哭声，学会分辨不同的哭声所可能表示的情况，及时给予处理。

#### 2. 加强亲子交流

在新生儿喂奶、洗澡、换尿布时，父母做轻柔的抚触动作。当新生儿处于安静觉醒状态时，父母用充满爱意的眼神和他对视，用双手温柔地抚慰他，用亲切的语言与之沟通，经常和新生儿说话，让其听到父母的说话声和笑声，逐渐学会辨认父母和生人。喂奶时，母亲脸与新生儿的脸距离以 20 厘米为宜。母亲在喂奶时要多与新生儿目光交流，以便增进母子感情。父母应经常逗弄新生儿，摸脸蛋、挠身体，用快乐的声音、动作、表情感染新生儿，使其目光变柔和，眼角出现细纹，口角微微向上，出现笑容。

**案例与分析**

### 新生儿的模仿学习

妈妈哼着儿歌，用浓浓爱意的眼神注视着 15 天龄的宝宝文文，突然妈妈打了个哈欠，文文也张开了小嘴，妈妈说："宝爸，快来看，文文真是个好学生。"

分析：新生儿具备亲子交流的能力，妈妈的表情如注视、微笑和皱眉均可引起宝宝的模仿反应。新生儿吸吮能力完备，口嘴的动作比其他部位灵活，爸爸妈妈可面对面地做张口、伸舌、咂舌等动作，锻炼宝宝的模仿能力。

**学习专栏**

### 新生儿抚触

新生儿抚触是经过科学的指导，在新生儿出生后的最佳时机，通过对新生儿皮肤进行有序的、有手法技巧的抚摸，让大量温和良好的刺激通过皮肤感受器传到中枢神经系统，产生生理效应的操作方法。

抚触前准备：室温宜在 28—30℃，湿度宜在 50%—60%；一般应选择新生儿安静、清醒状态下，喂奶前 30—60 分钟或喂奶后 90 分钟；抚触时间先从 5 分钟开始，适应后每次 15 分钟，每天 2—3次；为新生儿选择无刺激的润肤油或橄榄油；操作者用温水净手，并涂上润肤油或橄榄油。

抚触步骤：① 头、面部：操作者双手拇指放置新生儿的前额中央向两侧滑推；用两手拇指从下额中央向外上方滑动至耳垂；两手掌从前额发际抚至枕后，两

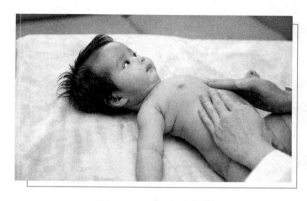

图 12-9　新生儿抚触

手中指分别停在耳后乳突部。② 胸部：操作者两手分别从胸部的外下侧向对侧外上方滑行。③ 腹部：操作者两手依次从新生儿的右下腹部经上腹部抚至左下腹部。④ 四肢：操作者两手抓住新生儿的一只胳膊近端肩，交替从上臂向手腕轻轻挤捏，并揉搓大肌群。⑤ 手与足：操作者用两手拇指的指腹从新生儿的手掌腕部向手指方向滑动，并提捏各手指尖，活动关节；足与手的方法相同。⑥ 背部：新生儿取俯卧位，操作者两手掌分别于脊柱两侧由中央向两上外侧滑动。每个动作 6 次。

新生儿抚触简便易行，通过抚触可传递触觉、视觉、听觉、动觉、平衡觉的综合信息，促进新生儿的智能发育。

## 本章小结

新生儿期是儿童生长发育的起始阶段，出生后其生理功能进行了由胎儿至新生儿的调整，掌握新生儿生长发育的特点，才能保证新生儿的健康成长。本章介绍了正常新生儿的特点及新生儿特殊的生理现象、各个系统的病理生理特点、新生儿体格生长、新生儿行为能力、新生儿心理发育等，根据新生儿生理、病理生理特点，采取适宜的发展促进措施，包括基本生活的照顾、保健及早期教育。

通过本章学习，了解正常新生儿的特点及新生儿特殊生理现象、新生儿各个系统病理生理特点；熟悉新生儿行为能力评估方法；掌握新生儿体格生长规律、新生儿行为能力、新生儿心理发育情况；掌握新生儿的发展促进措施，包括保暖、喂养、皮肤黏膜护理、预防感染、预防接种、疾病筛查等。对于新生儿，早期智力开发也很重要。

本章重点是体重、头围、身长测定，新生儿行为能力及评价，新生儿心理发育评估。保育人员不仅要给予新生儿保暖、喂养、皮肤黏膜等生活照顾，而且要满足其心理需求，把新生儿本身所具备的感觉、互动、习惯形成等行为能力释放出来。本章难点是新生儿的早期教育。新生儿本身具有感觉、运动、记忆、思维、学习能力，保育人员需开发新生儿的基本能力，满足其情感需求，才能保障新生儿的健康与全面成长。

## 思考与练习

1. 保育人员如何做好新生儿脐部护理？

2. 如何对 12 日龄的新生儿进行早期智力开发？

# 第十三章
# 0—1岁婴儿发展和评价

## 本章导语

　　生长发育是衡量婴儿健康状况的重要方面之一，并且由于早期生长发育与心理发展密切相关，其发展的顺序和规律也影响着婴儿心理发展的顺序和规律、制约着婴儿心理发展的水平。任何儿童的生长发育都有着基本相同的轨迹，其中生长主要是指器官、系统形态的增长，发育是指细胞、组织、器官功能的成熟，这两者密切相关。同时，儿童的生长发育是一个连续性和阶段性并存的过程。它还遵循非常重要的顺序性规律，即自上而下、由近到远、由低级到高级、由简单到复杂的过程。

　　婴儿期处于儿童早期发展过程中的关键时期，也是人体生长发育和心理发展最为迅猛的时期。婴儿有独特的发展特点和成长规律，应了解婴儿的体格生长的常用指标及相关其他系统的发育。需要特别指出的是，婴儿的心理活动是一个有机的整体，在婴儿的实际成长过程中，动作、认知、语言等各领域的发展是相互促进和相互支持的，共同构成了婴儿的心理整体的发展。

## 学习目标

　　（1）了解婴儿生长发育的概念并理解其内涵和重要意义，掌握衡量婴儿生长发育的基本指标的测量和评价方法，运用基本指标测量的结果对婴儿进行简单评价。

　　（2）了解生后28天至1岁婴儿的动作发展的进程，熟悉婴儿认知发展的基本理论及对婴儿成长的意义。

　　（3）了解促进婴儿成长发展的措施。

## 本章导览

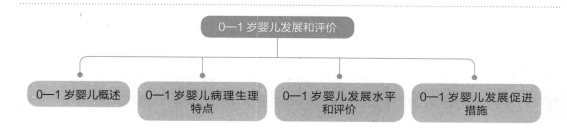

**案例导入**

　　婴儿常常喜欢把手里的物品放进嘴里啃咬或者会摆弄食物玩，有些家长见状后会斥责或禁止婴儿的行为，担心物品不卫生或者病从口入。照护者应该如何对待婴儿的这种"另类"表现呢？在感知运动阶段，婴儿还不能完成头脑中的许多活动，口腔触觉是婴儿认识物品的重要手段。婴儿将物品放进嘴里啃咬，是对该物体进行的一种触觉探索，通过口腔活动辨别不同的物品，体验物品的不同属性。热衷于探索是感知运动阶段婴儿的特点，婴儿会花很长时间来探究这些小物品，例如把物品放进嘴里，扔物品、敲物品、把物品转来转去，反反复复，乐此不疲。婴儿在操纵和探索物品的过程中，积极地建构了对世界的新知识，发展了智慧、体验到了愉快，所表现出来的好奇心和喜欢探究的精神也是未来取得学习成就的基础。不过，婴幼儿常常不能分辨出什么物品有危险，容易出现意外，需照护者加倍小心。总之，照护者应正确看待感知运动阶段婴儿的这些"另类"的探索行为，不应简单阻止婴儿的探索行为，而应为他们提供安全、卫生、适宜的物品来探索。

## · 第一节　0—1岁婴儿概述 ·

　　婴儿期是指婴儿从出生后 28 天起到满 12 个月的这段时期。婴儿期是儿童一生中生长发育最旺盛、最迅速的阶段，同时也是最短的一个时间段。在这个时期，婴儿的身体迅速长大，身体质量也快速提升，正常发育下身体重量可以达到出生时的 3 倍，身高可达到出生时的 1.5 倍左右。婴儿的身体动作和大脑神经也飞速发育，由吃奶到辅食添加过渡到完全断奶，由躺卧到翻身、抬头、坐立、行走，由完全不懂语言到听懂语言、学习语言并运用语言进行简单交际等方面，都在逐渐地适应人类的生活。然而，婴儿期的生长发育不够成熟完善，尤其是消化系统常常难以适应大量食物的消化吸收，容易发生消化道功能紊乱。同时，婴儿体内来自母体的抗体逐渐减少，自身的免疫功能尚未成熟，抗感染能力较弱，易发生各种感染和传染性疾病。如果婴儿得不到健康的喂养及保健护理，将会影响婴儿的生理及心理的发育。因此，做好婴儿期全面的保健工作是非常重要的。

　　儿童生长发育是一个连续的过程，遵循一般规律发展，但由于受遗传、性别、环境、锻炼的影响而存在很显著的个体差异，如矮身材父母的儿童与高身材父母的儿童相比，两者身长就可能相差很多，但都属正常范围，故每个儿童有自己的生长模式。因此，所谓正常值不是绝对的，还要考虑个体不同的影响因素，才能作出较正确的判断。体格上的个体差异一般随年龄增长而越来越显著，所以系统连续地观察更能反映儿童生长发育的真实情况，避免评价时作出错误的判断。

# 一、影响婴儿生长发育的因素

## （一）遗传因素

细胞染色体所载基因是决定遗传的物质基础，同时也决定着婴儿的生长轨迹。遗传疾病为婴儿生长发育带来的危害是巨大的，且很多类型的遗传疾病都会出现不可逆的损害。家族的遗传信息对子代的影响深远。例如，父母亲是肥胖患者，子代肥胖的风险就会高达 48%；若父母患有高血压、高血脂等，子代慢性病的发病风险就是常人的 1.7 倍。

## （二）环境因素

影响婴儿生长的环境因素主要包括两个方面，即客观生活条件和主观家庭养育环境。客观生活条件是指阳光、空气、清洁水源、良好居住条件等。例如，雾霾的出现，可能加重婴儿呼吸道的敏感性；长期生活在服装厂、电池厂、化肥厂等周围，受到被污染的水源、农作物或空气的影响，会增加婴儿铅、汞等重金属中毒的风险，有毒、有害的物质最终会损害婴儿的脑神经发育，从而产生不良的后果。主观家庭养育环境包括家庭氛围、饮食习惯、行为习惯、体育锻炼习惯、家庭养育方式等，这些都会对婴儿的生长发育产生重要影响。

## （三）营养因素

营养物质是婴儿生长发育的基石，在适当的时候给予恰当的营养摄入，才能确保其健康的成长。

对于 6 个月以内的婴儿，要尽可能进行母乳喂养，纯母乳喂养的婴儿不需要添加其他液体食物，这主要是由婴儿的消化特征所决定的。

当婴儿满 6 个月时，照护者应开始为其添加辅食，辅食添加的形式应遵循泥—沫—碎的过程，应该采取少量多次的形式，单次不要添加多种食物。

在辅食的种类上，应该选取铁丰富的食物和优质蛋白，防止婴儿过敏，积极预防蛋白质—能量营养不良、维生素 D 缺乏性佝偻病、维生素 A 缺乏及中毒、缺铁性贫血、单纯性肥胖等营养性疾病。

婴儿在咀嚼的过程中，可加强口腔的咀嚼与舌体的搅拌动作的协调性，这一点会为其日后的口腔运用能力起到良好的促进作用。对于混合喂养的婴儿或者人工喂养的婴儿，更加要注重婴儿口腔功能的训练。

越是在生命的早期，婴儿营养物质摄取充足就越重要，这也意味着日后婴幼儿的生长发育可以得到充足的供给和滋养。大量研究表明，儿童早期严重的营养不良，对于体重、身高和智力发育会有明显的负向作用。

### （四）疾病因素

疾病对婴儿的生长发育影响非常大，小到普通的感冒、腹泻，大到一些器官系统发育与结构方面的问题，都会影响其生长发育，且这些问题对婴儿的危害远大于学龄期儿童的影响。因此，在照料婴儿时，要对疾病的危害程度进行分级处理，优先处理急症及其并发症，随后处理同儿童发育里程碑相关的问题，最后处理一般性问题，如正畸、矫形等。在这个过程中，照护者要听取发育行为科专业医生的建议，不可以偏概全，以次要矛盾充当主要矛盾，不可以家长意愿为核心。总之，照护者要时刻重视婴儿的综合发展，以促进婴儿的全面发育为核心。

### （五）意外伤害

婴儿时期是儿童生长发育的特殊时期，此时婴儿的探索能力逐渐增加，对待任何事物都抱有强烈的好奇心，但并不能完全区分安全与危险。婴儿对于距离、空间、温度、高度等方面的把控能力较弱，如坠床、锐器伤害、窒息、夹伤、高空坠物砸伤等都是极易出现的。特别是婴儿非常喜欢探索家中的各种事物，如带孔的插座、洗衣机等，这样也非常容易发生危险。因此，照护者要及时调整和改善家庭养育的物理环境，并积极营造家庭和睦的精神环境，以免婴儿受到意外伤害。

## 二、生命早期健康理论与儿童早期发展

体格发育和心理发展是婴儿成长发展的两条主线，也是照护者促进婴儿身心全面健康发展的共同基础。照护者只有正确地理解儿童早期发展的意义，才能真正成为婴儿身体和心理全面健康发展的促进者。

提起都哈理论，大家并不陌生，意指"健康和疾病的发育起源"学说。早在 1995 年，巴克就提出了"成人疾病的胎儿起源"假说，即著名的"巴克假说"。这一假说认为胎儿在孕晚期的营养不良，会影响到胎儿的生长发育，进而增加其成年后冠心病的罹患率。同时研究表明，胎儿的低出生体重同日后罹患代谢综合征的风险密切相关，因此渐渐过渡到"健康和疾病的发育起源"学说。

随后，生命最初的 1 000 天概念出现，即胎儿期和出生后的 2 年，是儿童早期不良干预的"窗口期"，这提醒人们不断地重视胎儿期的营养和出生后的养育问题。2010 年 4 月在纽约召开的儿童早期营养国际高层会议，一致认可母亲和儿童是改善全球营养的关键，提出了要在全球推动以改善婴幼儿为目的的"1 000 天行动"。

儿童早期发展是指儿童的早期学习和教育，目的是保护儿童生存、生长、发育的权利，包括认知、情感和社会潜能的发展。

目前，世界上很多国家都把儿童早期发展作为重点研究内容。早在 20 世纪 70 年代，各国便开始关注儿童早期发展。新西兰在 1972 年开始跟踪婴儿成长，1993 年启动 3 岁前婴幼

儿发展与教育的国家计划：美国自1981年提出教育从生命第一天开始，启动"父母即教师"项目，并在47个州普及推广；加纳开展"儿童不能等待"的早期发展项目，对0—3岁儿童进行系统教育，并且纳入国家行动计划。

对于儿童早期发展的评估，需要较为长期的儿童发育状况随访，包括体质和运动发育、社会和情绪发育、学习能力、语言能力、认知和一般知识能力等。因此在儿童的生命早期，需要依据儿童的生长发育规律，给予婴儿更多的关注和早期发育促进，这对于提升全社会的认知能力和认知水平、提高劳动生产力后续储备能力都具有重要作用。

## 第二节　0—1岁婴儿病理生理特点

### 一、体格生长常用指标

#### （一）体重

体重是身体各部重量的总和，是反映营养状况最常用的指标。临床输液量、给药量也常根据体重计算。

婴儿期的体重呈持续性增长，月龄越小增长越快。前半年每月平均增长700克，后半年平均增长400克。4—5个月时增至出生时的2倍，1周岁时增至出生时的3倍。故婴儿的体重可用以下公式推算。

前半年：体重（千克）＝出生体重（千克）＋月龄 ×7

后半年：体重（千克）＝出生体重（千克）＋6×0.7＋（月龄−6）×0.4

婴儿体重生长的个体差异较大，生长标准仅有参考价值。当体重增长过快或过慢时，均应注意有无肥胖或疾病所在。

#### （二）身长

婴儿的身高，称为身长，是指从头顶到足底的长度。身长的增长规律和体重一样，月龄越小增长越快，出生时平均为50厘米。出生后前半年每月平均长2.5厘米，后半年每月平均长1.5厘米。1周岁时达75厘米。

身长为身体的全长，包括头部、脊柱、下肢的长度。这三部分的发育进度并不相同，一般头部发育较早，下肢发育较晚。因此临床上有时候需要分别测量身体上、下部量，以检查其比例关系。

上、下部量：从头顶到耻骨联合上缘的长度称为上部量，表示头及脊椎的长度；自耻骨联合上缘至足底的长度为下部量，代表下肢长骨的生长。两者之间的比值与坐高占身高的百分比值有相同意义。

身长是反映骨骼发育的一个重要指标。影响身长的因素很多，如遗传、种族、内分泌、营养和疾病等。身长显著异常者大都由于先天性骨骼发育异常或内分泌疾病所致。一般来

表 13-1　婴儿体格生长增长情况[①]

| 月　龄 | | 中国 2005 年资料 | | | WHO 2006 年资料 | | |
|---|---|---|---|---|---|---|---|
| | | 体重（千克） | 身长（厘米） | 头围（厘米） | 体重（千克） | 身长（厘米） | 头围（厘米） |
| 0—1 | 男 | 1.78 | 6.4 | 3.5 | 1.12 | 4.8 | 2.8 |
| | 女 | 1.19 | 5.9 | 3.2 | 0.96 | 4.5 | 2.7 |
| 1—3 | 男 | 2.06 | 6.5 | 3.2 | 1.91 | 6.71 | 3.23 |
| | 女 | 1.83 | 6.4 | 3 | 1.66 | 6.11 | 2.98 |

表 13-2　0—12 月龄儿童体格生长情况

| 月龄 | 中国 2005 年资料（男童） | | | WHO 2006 年资料（男童） | | |
|---|---|---|---|---|---|---|
| | 体重（千克） | 身长（厘米） | 头围（厘米） | 体重（千克） | 身长（厘米） | 头围（厘米） |
| 出生 | 3.24 | 50.4 | 34.5 | 3.35 | 49.88 | 34.46 |
| 3—4 | 7.17—7.76 | 63.3—65.7 | 41.2—42.2 | 6.38—7.00 | 61.4—63.9 | 40.5—41.6 |
| 12 | 9.5—10.5 | 75—77 | 45—47 | 9.64 | 75.75 | 46.07 |

表 13-3　婴儿体重、身长（高）及头围增长

| 月　龄 | 中国 2005 年资料 | | | WHO 2006 年资料 | | |
|---|---|---|---|---|---|---|
| | 体重增长（千克/月） | 身长增长（厘米/月） | 头围增长（厘米/月） | 体重增长（千克/月） | 身长增长（厘米/月） | 头围增长（厘米/月） |
| 0—3 | 1.13 | 3.9 | 2.0 | 1.01 | 3.6 | 2.0 |
| 3—6 | 0.57 | 2.1 | 1.0 | 0.52 | 2.4 | 0.9 |
| 6—9 | 0.31 | 1.4 | 0.6 | 0.32 | 1.5 | 0.5 |
| 9—12 | 0.24 | 1.3 | 0.4 | 0.25 | 1.2 | 0.4 |

---

① 表 13-1、表 13-2、表 13-3 选自黎海芪主编：《实用儿童保健学》，人民卫生出版社 2016 年版，第 53 页。

说，身长低于正常身长的30%以上为异常。如身材矮小但比例匀称，多见于垂体侏儒症；下部量特短，应考虑呆小病或软骨发育不良；下部量过长，多见于生殖腺功能不全。

### （三）头围

头围反映脑和颅骨的发育程度。出生时平均为34厘米，前半年增长很快，约增加8厘米，后半年约增加4厘米。1岁时平均约为46厘米。大脑发育不全时头围常偏小；头围过大时应注意有无脑积水。

### （四）胸围

胸围反映胸廓、胸背肌肉、皮下脂肪及肺的发育程度。婴儿期头围大于胸围，1岁时胸围与头围大致相等。营养差者胸围小。显著的胸部畸形见于佝偻病、肺气肿和心脏病等。

## 二、与体格生长有关的其他系统的发育

### （一）颅骨的发育

在头颅生长过程中，尚需观察囟门的大小和骨缝闭合情况来衡量颅骨的骨化程度。后囟是两块顶骨和枕骨形成的三角形间隙，出生时有的已闭合或很小，一般生后6—8周即闭合。前囟为额骨和顶骨形成的菱形间隙，出生时1.5—2厘米（对边中点连线），前囟大小存在个体差异较大，其范围为0.6—3.6厘米。前囟在生后数月随头围增大而变大，6个月以后逐渐骨化而变小，直至1—1.5岁时闭合。骨缝在出生时可稍分开，至3—4个月时闭合。囟门和骨缝的闭合反映颅骨的骨化过程。早闭见于小头畸形，晚闭多见于佝偻病、呆小病或脑积水。前囟饱满见于各种颅内压增高者，是婴儿脑膜炎、脑炎的重要体征。囟门凹陷常见于脱水。

### （二）脊柱的发育

脊柱的变化反映椎骨的发育。在婴儿期，儿童脊柱生长比四肢快，以后则相反。新生儿的脊柱是直的，到3个月能抬头时，脊柱出现颈部前凸；到6个月会坐时，出现胸部脊柱后凸；到1岁后会行走时，出现腰部脊柱前凸，形成了脊柱的自然弯曲，以保持身体的平衡。

### （三）骨化中心的出现

足月婴儿出生时股骨远端和胫骨近端的骨骺已骨化（此为判断新生儿胎龄的指标之一）。正常儿童的骨化中心按年龄出现。通常用腕骨骨骼的X线片观察其发育程度。正常婴儿在出生4—6个月后出现头骨及钩骨，因此婴儿1岁时在腕部已有2—3个骨化中心。

### （四）牙齿的发育

儿童出生时无牙，乳牙牙胚隐在颌骨中，被牙龈遮盖，出生时已骨化。恒牙的牙胚此时在乳牙之下，除第一磨牙（即六龄牙），在新生儿期已开始钙化，其余都未钙化。人一生有

乳牙共 20 颗，出生后 4—10 个月乳牙开始萌出，13 个月后未萌出者为乳牙萌出延迟。乳牙萌出顺序一般为下颌先于上颌，自前向后。出牙为生理现象，出牙时个别儿童可有低热、唾液增多、发生流涎及睡眠不安、烦躁等症状。牙齿的健康生长与蛋白质、钙、磷、氟、维生素 A、维生素 C、维生素 D 等营养素和甲状腺激素有关。食物的咀嚼有利于牙齿生长。牙齿生长异常时，可见外胚层生长不良、钙和氟缺乏、甲状腺功能减退等疾病。

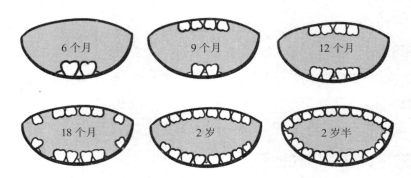

图 13-1　乳牙萌出的顺序

注：乳牙共 20 颗，第一颗乳牙多于 4—10 个月萌出，13 个月以后未出牙称为出牙延迟，2—3 岁乳牙就会出齐。

## 三、神经心理发育

在儿童成长过程中，神经心理的正常发育与体格生长具有同等重要的意义。神经心理发育包括感知、运动、语言、情感、思维、判断和意志性格等方面，以神经系统的发育和成熟为物质基础。和体格生长一样，神经心理发育的异常可能是某些系统疾病的早期表现，因此，了解儿童心理发育规律对疾病的早期诊断很有帮助。

婴儿的心理是在活动中形成和发展起来的，而活动是在神经系统特别是大脑的支配下，通过婴儿的动作来实现的。因此，婴儿的动作发展程度常作为评价其心理发展水平的一项指标。

### （一）神经系统和运动的发育

#### 1. 神经系统

婴儿动作的发展和神经系统的发展密切相关，遵循一定的先后顺序，主要表现为以下五个特点。

（1）头尾原则。婴儿的动作发展是自头端向足端进行的。例如，婴儿先会抬头，然后是会坐和爬，最后是能站和走。

（2）近远原则。婴儿动作的发展是从身体中部开始的，越接近躯干的部位，动作发展越早。例如婴儿最早出现的是头的动作和躯干的动作，然后是双臂和腿部有规律的动作，最后才是手的精细动作。婴幼儿通常是先会大臂动作，然后才是用手指捏东西。

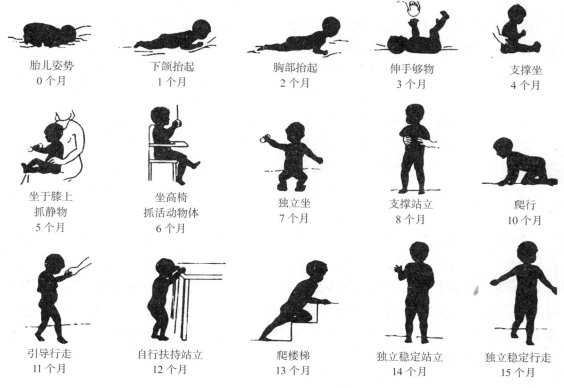

胎儿姿势
0个月

下颌抬起
1个月

胸部抬起
2个月

伸手够物
3个月

支撑坐
4个月

坐于膝上
抓静物
5个月

坐高椅
抓活动物体
6个月

独立坐
7个月

支撑站立
8个月

爬行
10个月

引导行走
11个月

自行扶持站立
12个月

爬楼梯
13个月

独立稳定站立
14个月

独立稳定行走
15个月

**图 13-2　婴儿动作发展**[①]

（3）大小原则。婴儿动作的发展是从大肌肉动作开始向小肌肉动作过渡的。首先出现的是躯体大肌肉动作，如头部动作、躯体动作、双臂动作、腿部动作等，然后才是灵巧的手部小肌肉动作，以及准确的视觉动作等。

（4）从泛化到分化。婴儿最初的动作是全身性的、笼统的、散漫的，以后婴儿的动作逐渐局部化、准确化。例如，新生儿收到疼痛刺激后，边哭边喊，全身乱动，而后婴儿收到同样的疼痛刺激后，会向相反的方向躲避。

（5）从无意动作到有意动作。婴儿动作的发展越来越多地受到心理、意识的支配，呈现从无意动作向有意动作发展的趋势。

2. 运动发育

运动发育可分为大运动（平衡）和细运动两大类。

（1）大运动（平衡），主要包括以下内容。

① 抬头：3个月时抬头较稳；4个月时抬头很稳。

---

① 黎海芪主编：《实用儿童保健学》，人民卫生出版社 2016 年版，第 4 页。

②坐：6个月时能双手向前撑住独坐；8个月时能坐稳。

③翻身：7个月时能有意识地从仰卧位翻身至俯卧位，然后从俯卧位翻至俯卧位。

④爬：应从3—4个月时开始训练，8—9个月可用双上肢向前爬。

⑤站、走：11个月拉着一只手能走，会独自站立片刻；12个月能走几步，会爬台阶。

（2）细运动，主要包括以下内容。

①3—4个月握持反射消失之后手指可以活动。

②6—7个月时出现换手与捏、敲等探索性动作。

③9—10个月时可用拇、示指拾物、喜撕纸。

④12个月一手能同时抓握2—3个小物品，会有控制地抛球，开始学会用匙、乱涂画。

虽然婴儿发育速度各有不同，但大部分婴儿都遵守同样的发育规律。早产婴儿一般会较正常婴儿发育慢几周或几个月。如有婴儿在发育中表现出以下行为特点，家长一定要引起警觉，除要进一步关注外，还要及时咨询相关医护人员和随诊就医。这些行为特点有：①四肢过于僵硬或柔软，并且身体姿势松软无力。②与同龄儿相比，身体协调性很差，或移动的动作笨拙。③更多地用身体的一侧来活动。④在活动时表现出痛苦等症状。⑤在1岁时，伸手够物或捡起身边的物品仍显困难。

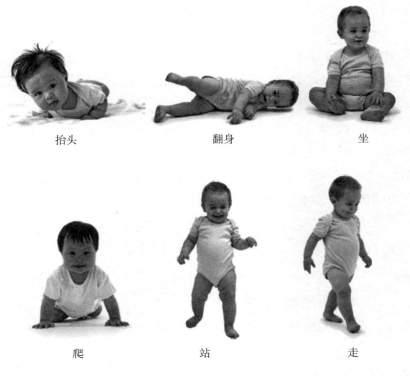

抬头              翻身              坐

爬              站              走

**图 13-3　大运动发展**

### （二）感知觉的发育

#### 1. 视觉

视觉与整个心理发育关系甚大，视觉缺陷可造成学习障碍，婴儿视觉的发育如下。

1 个月：开始出现头眼协调，眼在水平方向跟随物体在 90 度范围内移动。

3 个月：调节范围扩大，头眼协调好。仰卧位时水平位视线可跟随 180 度，能看见直径 0.8 厘米的物体，视觉集中时间可达 7—10 分钟。

6 个月：视线跟随在水平及垂直方向移动的物体转动，并改变体位以协调视觉，可以注视远距离的物体，如飞机、汽车，并能主动观察事物。

9 个月：较长时间地看相距 3—3.5 米以内人物的活动，能看到小物体，喜欢鲜艳的颜色。

12 个月：婴儿开始对各种颜色的分辨，并有意识地去区别大与小的概念。

#### 2. 听觉

近年来研究表明，1—2 个月的婴儿似乎表现出对有规律且和谐的音乐的偏好，不喜欢杂乱无章的噪声；喜欢听人说话的声音，尤其是母亲说话的声音。4—5 个月的婴儿已经能够从相似的词语中识别出自己的名字。7—8 个月的婴儿乐于合着音乐的节拍舞动双臂和身躯，且对大人说话的语气、语调也越来越敏感，会以欢愉的表情回报成人愉快、柔和的语调，而以不安甚至大哭来应对生硬、严厉的声音。9—12 个月的婴儿对有些来自其视野以外的声音也会努力寻找，并判断声音的来源。

#### 3. 味觉

新生儿对不同味觉物质已有不同反应，半个月左右时对甜味做吸吮动作，露出愉快表情，对苦、酸、咸的物质则表示不安、皱眉、闭眼、恶心。3—4 个月的婴儿，对事物的微小改变已能区分。与成人相比，婴儿更喜欢和享受食物的原味，成人不要过早给婴儿的食物添加调味品。

#### 4. 皮肤觉

皮肤觉包括温觉、痛觉、触觉，是最早出现的感觉。新生儿触觉已很发达，当身体不同部位受到刺激时就会作出不同的反应。新生儿眼、口周、手掌、足底等部位的触觉已很灵敏，而前臂、大腿、躯干的触觉则较迟钝。新生儿已有痛觉，但较迟钝，从第 2 个月起才逐渐改善。出生时新生儿的温度觉已很灵敏。

### （三）语言的发育

语言是人类所拥有的一种高级神经活动形式，是表达思维和意识的一种形式。儿童语言的发育除受语言中枢控制之外，还需要正常的听觉和发音器官。语言能力分理解和表达两方面。儿童学语言是先理解后表达，先会发语音而后会用词和句。在词的理解应用上，先是名词而后为动词、形容词、介词。儿童的语言能力发展程序如下。

1 个月：能发出小喉音。

2—3 个月：能发 a、o 等元音。

4 个月：在愉快的社交接触中能大声笑。

6—7 个月：发唇音，能听懂自己的名字，并能将元音和辅音相结合，如 ma、da 等。

8 个月：常重复某一个音节，如 ma—ma、da—da、ba—ba 等。

8—9 个月：能区别大人的语气，对大人的要求有反应，如拍手，能模仿发 ma、ba 等音。

12 个月：懂得某些物体的名称，如灯灯、鞋鞋、帽帽，并会用手指出；同时还知道自己的名字，约半数 12 个月的儿童能有意识地叫爸爸、妈妈，并能说简单的词，如再见、没了等。

### （四）心理活动的发展

#### 1. 早期的社会行为

早期的社会行为包括对周围人和物的反应和交往的能力以及独立生活能力。应人能力和应物能力是随年龄增长而逐渐发展的。其发展程序如下。

1 个月：喜欢看熟悉人的脸和颜色鲜艳的物体。

2 个月：双眼会追随移动的物体，会注意母亲的脸，开始微笑。

3 个月：认识母亲。

4 个月：逗引时能发出笑声，能主动以笑脸迎人，母亲离去或不在时会表现不愉快。

5—6 个月：能区别熟人和陌生人，喜欢做用手帕遮脸的游戏；会向镜中人微笑，能抚摸或抱着奶瓶。

7—8 个月：能注意周围人的行动与表情；能体会说话人的语调，如大人用斥责语调说"不许动"，儿童可出现恐惧表现或马上停止动作。

9—10 个月：能模仿成人动作，会招手表示再见，对外人表示疑惧。

12 个月：对人有爱憎之分，能配合大人穿衣服。

#### 2. 注意、记忆、思维、想象的发展

注意是心理活动对一定对象的指向和集中。注意可分为无意注意和有意注意。无意注意是自然发生的，事先没有预定目的，也不需要意志努力。婴儿的注意基本都是无意注意，而且很不稳定，很容易受到环境中各种刺激的影响而转移注意力。

记忆是将所学得的信息贮存和读出的神经活动过程，可分为感觉、短暂记忆和长久记忆这三个不同的系统。其中，长久记忆又分为再认和重现，再认是以前感知的事物在眼前重现

时能被认识；重现是以前感知的事物虽不在眼前出现，但可在脑中重现。婴儿只有再认而无重现，随年龄的增长，重现能力亦增强。

思维是人脑对客观现实间接的、概括的反映。人的思维亦非天生就有。1 岁以后的儿童开始产生思维。婴儿最初产生的思维与其动作发展相联系，被称为直觉行动思维。

想象是对头脑中已有的表象进行加工改造从而创造新形象的过程。想象并非与生俱来的。婴儿仅有想象的萌芽。

3. 情绪、情感的发展

情绪、情感是人对客观事物的态度体验及与之相应的行为反应。开心、焦虑、感兴趣、无聊、害怕、发脾气，凡此种种，每时每刻，各种情绪情感因婴儿的愿望或需要是否得到满足而产生。情绪情感影响着婴儿的心理活动和行为，婴儿年龄越小，情绪情感在他们的心理生活中就越占据着重要地位。婴儿情绪表现具有时间短暂、反应强烈、容易变化、外显而真实的特点。2—3 个月大的婴儿看到成人的面孔趋近时，会主动报以微笑。这种先天具有的情绪反应能力，成为人类婴儿与照顾者之间的沟通信号，使婴儿不是单纯被动地接受成人照护，而是能够主动地向成人传达生存需求的信息，从而得到最适宜的照护。

表 13-4　婴儿基本情绪发育[①]

| 情绪 | 最早出现年龄 | 诱因 | 常出现年龄 | 诱因 |
|---|---|---|---|---|
| 痛苦 | 1—2 日 | 体内生理刺激或痛刺激 | 1 周内 | 体内生理刺激或痛刺激 |
| 厌恶 | 1—2 日 | 不良（苦、酸）味刺激 | 1 周内 | 不良味觉刺激 |
| 微笑 | 1 日 | 睡眠中，体内节律反应 | 1—2 周 | 吃饱、柔和的音响和人的声音 |
| 社会性微笑 | 3—6 周 | 高频语声，人面孔出现 | 3 月 | 熟人面孔出现，面对玩耍 |
| 兴趣 | 1—2 日 | 随移动的灯泡转移视线 | 2—3 月 | 人面孔、清晰图像 |
| 愤怒 | 1—2 周 | 药物注射痛刺激 | 4—5 月 | 身体活动受限制 |
| 悲伤 | 3—4 月 | 疼痛刺激 | 7 月 | 与熟人分离 |
| 惧怕 | 7 月 | 陌生人出现 | 10 月 | 陌生人或陌生环境，异常物体出现 |
| 惊奇 | 8 月 | 新异物突然出现 | 12 月 | 新异物突然出现 |

---

① 黎海芪主编：《实用儿童保健学》，人民卫生出版社 2016 年版，第 203 页。

#### 4. 个性和性格的发展

人的个性和性格是在后天环境的影响下逐步形成的。婴儿时期是个性形成的奠基时期，婴儿经常受到特定环境刺激的影响，反复体验同一种情绪情感状态，会逐渐形成与之相应的稳定的情绪特征，并使其成为性格结构的重要组成部分。婴儿期由于一切生理需要依赖成人，逐渐建立起对亲人的依赖性和信任感。

表 13-5　儿童神经精神发育进程[①]

| 年　龄 | 粗、细动作 | 语　言 | 适应周围人物的能力和行为 |
|---|---|---|---|
| 新生儿 | 无规律、动作不协调 | 哭叫 | 铃声使全身活动减少 |
| 2 个月 | 直立位及俯卧位时能抬头片刻 | 发喉音 | 能微笑，有面部表情，眼随物动 |
| 3 个月 | 仰卧位变为侧卧位，用于摸东西 | 咿呀发音 | 头可随看到的物品或听到的声音转动 180 度，注意自己的手 |
| 4 个月 | 扶着髋部时能坐，俯卧位时可两手支持抬起胸部，抓握拨浪鼓 | 大笑出声 | 抓面前物件，玩手，见食物表示喜悦，有意识哭 |
| 5 个月 | 两手各握一玩具 | 发单音节 | 伸手取物，能辨别人声，喜照镜 |
| 6 个月 | 独坐不稳，摇玩具 | | 区别生、熟人，拉衣服、玩足 |
| 7 个月 | 自由翻身，独坐稳，玩具可换手 | 发出"baba" "mama"等唇音 | 听懂自己名字，自喂饼干 |
| 8 个月 | 会爬（或后退、打转），可卧位到坐位或坐位到卧位，可扶站，会拍手 | 重复大人所发出的简单音节 | 注意观察大人的行动，开始认识物体 |
| 9 个月 | 试独站，会从抽屉中取出玩具 | 能懂部分成人语言，如"再见"等 | 见妈妈会伸出手要抱，可玩简单游戏 |
| 10—11 个月 | 独站片刻，扶椅或推车能走几步，拇食指拾物 | 开始用单词 | 模仿成人动作，招手"再见"，抱瓶自喂 |
| 12 个月 | 独走，弯腰拾东西，会将圈圈套在木棍上 | 能叫出物品名字，如灯、碗，指出身体部位 | 有喜恶情绪区别，穿衣合作，用杯喝水 |
| 15 个月 | 走得好，能蹲着玩，能叠一块方木 | 能说出几个词和自己的名字 | 能表示同意或不同意 |

[①] 王卫平、孙锟、常立文主编：《儿科学（第 9 版）》，人民卫生出版社 2018 年版，第 17—18 页，略有改动。

续　表

| 年　龄 | 粗、细动作 | 语　言 | 适应周围人物的能力和行为 |
|---|---|---|---|
| 18个月 | 爬台阶，有目标地扔皮球 | 能认识和指出身体各部分 | 知二便，听懂成人部分吩咐，会自己进食 |
| 2岁 | 双脚跳，准备用勺子或筷子进食 | 说2—3字的短句 | 完成简单吩咐，如拾起地上的物品，能表达不同情感 |

## · 第三节　0—1岁婴儿发展水平和评价 ·

## 一、体格生长评价

儿童处于快速生长发育阶段，身体形态及各部分比例变化较大。充分了解儿童各阶段生长发育的规律、特点，正确评价儿童生长发育状况，及早发现问题，给予适当的指导与干预，这对促进儿童的健康生长十分重要。

### （一）评价原则

正确评价儿童的生长必须做到以下四个方面。

（1）选择适宜的体格生长指标。最重要和常用的形态指标为身高（长）体重，3岁以下儿童应常规测量头围，其他常用的形态指标有坐高（顶臀长）、胸围、上臂围、皮褶厚度等。

（2）采用准确的测量工具及规范的测量方法。

（3）选择恰当的生长标准或参照值。建议根据情况选择2006年世界卫生组织儿童生长标准或2015年中国9市儿童的体格发育数据制定的中国儿童生长参照值。

（4）定期评估儿童生长状况，即生长监测。

### （二）评价内容

儿童体格生长评价包括生长水平、生长速度以及匀称度三个方面。

（1）生长水平，是指将某一年龄时点所获得的某一项体格生长指标测量值（横断面测量）与生长标准或参照值比较，得到该儿童在同年龄、同性别人群中所处的位置，即为此儿童该项体格生长指标在此年龄的生长水平。所有单项体格生长指标，如体重、身高、头围、胸围、上臂围等均可进行生长水平评价。

（2）生长速度，是对某一单项体格生长指标定期连续测量（纵向观察），所获得的该项指标在某一年龄阶段的增长为该儿童该项体格生长指标的生长速度。以生长曲线表示生长速度最简单、直观，定期体格检查是评价生长速度的关键。这种动态纵向观察个体儿童的生长规律的方法，可发现每个儿童有自己稳定的生长轨道，体现个体差异。因此，生长速度的评价较生长水平评价更能真实反映儿童的生长状况。

（3）匀称度，是对体格生长指标之间关系的评价。体型匀称度表示体型（形态）生长的比例关系，常用的指标有身高的体重（W/H）以及年龄的体质指数。身高的体重表示一定身高的相应体重增长范围，间接反映身体的密度与充实度。其优点不依赖于年龄，是判断 2 岁以内儿童营养不良和超重肥胖最常用的指标之一。年龄的体质指数，BMI= 体重（千克）/ 身高（米）$^2$，其实际含义是单位面积中所含的体重数，表示一定身高的相应体重增长范围，间接反映体型和身材的匀称度。

### （三）生长曲线的应用

生长曲线图是儿科临床中使用最为广泛的体格生长评价工具。生长曲线图是将表格测量数值按离差法或百分位数的等级绘成不同年龄、不同体格指标测量数值的曲线图，较之表格更为方便、直观，不仅可以评出生长水平，还可看出生长趋势，并能算出生长速度，便于与家长交流。

正确解释生长曲线的关键，主要有以下六个方面。

（1）生长监测：定期、连续测量比一次数据更重要，可以获得个体生长轨道。

（2）生长的个体差异：受遗传及环境条件影响，体格生长存在个体差异，多数儿童体重和身高测量值应稳定地沿着自己的"轨道"进行，在 $P_3$ 和 $P_{97}$ 之间（或 2 个标准差）均属正常，故均值或 $P_{50}$ 不是个体儿童生长的目标。

（3）喂养方式：母乳喂养婴儿在初期生长可能会略低于配方奶粉喂养婴儿，因此评价纯母乳喂养婴儿的生长时应考虑喂养方式的影响，避免不必要的检查、过度使用配方奶粉补充、过早引进固体食物等。

（4）"回归"均值趋势：约 2/3 的儿童出生体重和身长在 2—3 岁前可出现百分位值趋向 $P_{50}$，但需首先复核确定测量无误。

（5）生长波动：持续生长监测中出现生长曲线偏离原稳定的生长轨道超过 1 条主百分位线者为生长波动（$P_{97}$、$P_{95}$、$P_{50}$、$P_{25}$、$P_3$ 为主百分位线，2 条邻近主百分位线相当于 1 个标准差），需要适当增加生长监测频率，并查明原因，必要时给予营养喂养指导。

（6）生长异常：当儿童生长水平或体型匀称度＜ $P_3$ 或＞ $P_{97}$，或系列测量过程中出现生长曲线偏离原稳定的生长轨道超过 2 条主百分位线者称为生长异常，需及时寻找可能的原因，必要时应该及时转至相应医疗机构进一步诊治。

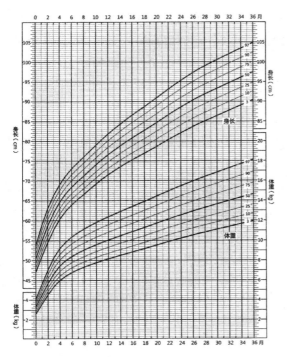

图 13-4 中国 0—3 岁男童身长、体重百分位曲线图①

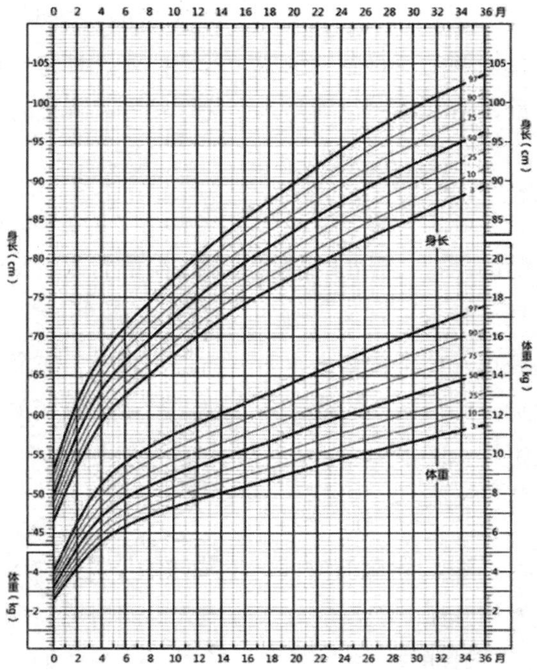

图 13-5 中国 0—3 岁女童身长、体重百分位曲线图

## 二、婴儿神经心理发育的评价

本阶段的婴儿已经开始表现出一些更为复杂的心理活动，包括感知觉、前言语、情绪情感交流、社会化和记忆等。

### （一）评价内容

#### 1. 感知觉

在感知觉方面，这一时期婴儿的主要特征为：视敏度和颜色视觉逐渐趋于成熟；能够辨别不同的声音，并对某些声音表现出明显的偏好，能够利用各种触觉进行探索；逐渐发展形状知觉、大小知觉和深度知觉。此外，1 岁以前也是婴儿健全前庭神经系统及良好本体感觉的关键时期，这个时期的发展状况将直接影响视觉、听觉等感官系统的发育，并对其今后的感觉统合起着至关重要的作用。

#### 2. 前言语

由于正处在前言语时期，婴儿在此阶段的主要发展任务是为正式的口头语言作准备，具体来说，他们主要进行发音、语音理解和言语交际能力三方面的准备。虽然在各方面的发展

---

① 图 13-4、图 13-5 选自黎海茛主编：《实用儿童保健学》，人民卫生出版社 2016 年版，第 686—687 页。

相对较为缓慢，但是他们在这一阶段末期已经能够开始模仿成人的语言进行学话了，能够把词语逐渐从符合的情境中分离出来，理解一些词语的意义；能理解言语的交际功能，并借助前语言和体态行为与人交往，发展起真正的言语交际能力。

### 3. 情绪情感交流

除了言语，情绪也是婴儿进行人际交流的重要手段，它比言语交流开始得更早。随着年龄的增长，婴儿的情绪开始从简单的原始反应迅速进入社会化进程中，能够表现出一些"心理—社会"含义。例如，4个月的婴儿会通过哭泣来吸引成人的关注。婴儿的情绪分化和体验也开始丰富起来，包括兴趣、快乐、愤怒、悲伤和恐惧等，出现的频率和程度都在逐渐增加。年龄稍长的婴儿开始建立起亲子依恋关系，他们通过与成人之间的情绪情感交流，能够进一步获得经验、发展认知能力及个性。

### 4. 社会化

在人际交流方面，本阶段的婴儿开始表现出一些亲社会行为，主要体现在对他人情绪及情感激起的反应和区分他人不同情感表现的能力。当他们看到熟悉的脸孔时，会开始出现"有选择的社会性微笑"；反之，对不熟悉脸孔则较少作出微笑反应。5—6个月时，婴儿会开始认生，即对陌生人的接近感到不安，只愿意接近熟悉的成人，这一现象既是社会性发展的表现，也是记忆过程中的再认。随着年龄的增长、经历的丰富和认知与社会技能的提高，婴儿的交往对象从父母和家人扩展到同伴等其他人，他们开始学着对同伴表现出注视、微笑等，但互动仍多以物体为中心。

### 5. 记忆

当然，婴儿除了喜欢熟悉的人之外，还喜欢熟悉的事物，更容易记住反复多次接触的事物，这也是记忆的早期表现。随着年龄的增长，他们对信息的保持时间逐步延长，对特定经验的"编码"越来越多，对周围环境中的精细特征也会越来越敏感。7个月后婴儿开始寻找从视野中消失的物体，9个月后能够在实验室条件下表现出延迟模仿，这些都标志着婴儿回忆的萌芽。

### （二）评价方法

对以上这些能力的评价称为神经心理发育测试。心理测试需由专门训练的专业人员根据实际需要选用，不可滥用。神经心理发育评估根据测试内容、目的、组织形式等有不同的分类方法。根据目的不同，神经心理发育工具最常见的可分为筛查和诊断两大类。

### 1. 筛查性评估

发育筛查有助于识别可能需要获得早期干预或康复服务的婴儿，并尽早接受专业医疗人员的诊断性评估及后续康复干预。评估过程是由家长或主要照护者参与较多，且花费较低的成本就能完成。

表 13-6 婴儿生长、发育的危险信号①

| 年龄 | 体格发育（包括植物性神经系统稳定性调节、睡眠、气质） | 大运动（强度、协调） | 精细运动（喂养、自我照顾能力） | 听力与语言 | 神经心理与情感 | 视觉与认知 |
|---|---|---|---|---|---|---|
| 新生儿 | 生后2周生理性体重下降后，体重仍未恢复；吸吮—吞咽协调差；喂养时呼吸急促或心动过缓；对外界刺激反应差；小阴茎、双侧或一侧睾丸未降；外生殖器性别分辨不清 | 肢体运动不对称；肌张力高或低；原始反射不对称或未能引出 | | 对声音反应差；语音不能使其安静；尖声哭叫 | 易激惹；状态转移差 | 玩偶样眼；对红色无反应；警觉状态差 |
| 3月龄 | 体重增长不足；头围增长>2SD或不增；难抚养：持续吸吮—吞咽问题；睡眠清醒周期紊乱 | 肢体运动不对称；肌张力高或低；抬头差 | 无手—口活动；进食时间>45秒；持续每小时觉醒喂养 | 不能转向声源；不能发声 | 无逗笑；孤癖或情绪低落；缺乏安全护理；缺乏对视 | 无视觉追踪；不能注视人脸或物 |
| 6月龄 | 体重增长<2倍出生体重；头围不增；持续喂养或睡眠问题；难以自我安定 | 原始反射仍存在；不能靠坐；拉坐头后仰 | 不能抓物、握物 | 无咿呀发音；对声音无反应 | 不笑或"庄重"样；对游戏无反应；缺乏对视 | 无视觉警觉；不看抚养人 |
| 9月龄 | 家长控制进食或睡眠；持续夜醒；睡眠状态喂养；难以自我安定与自我调节 | 不能坐（双下肢分开）；无侧面支持反射；非对称、用手或其他运动 | 不能自喂食物；不能抬物 | 无单、双辅音；对自己的名字或声音无反应 | 对陌生人过分紧张或无反应；不能从抚养人寻找安慰；缺乏对视 | 缺乏视觉警觉；缺乏用手或口接触玩具 |
| 12月龄 | L、Wt、HC＜P3rd或＞P97th；体重或身长向上或下跨2条主百分位线；睡眠—清醒周期紊乱；难以与家长分离 | 不能自己坐，不能拉到站；不能自己爬，不能扶走去拿物 | 不能自喂物或喝；不能一只手拿玩具或换手 | 不能辨别声源；不能模仿语音；不能用肢体语言 | 对游戏无反应；对读书或相互的活动无反应；孤癖或"庄重"样；缺乏对视 | 不能用眼跟随移动的物体 |

① 黎海芪主编：《实用儿童保健学》，人民卫生出版社2016年版，第22页。

（1）丹佛发育筛查法。该方法的实际应用是对 4、5 岁以下的儿童较为适用。测试内容分为大运动、细运动、语言、个人适应性行为四个能区。我国修订版的丹佛发育筛查量表样式，每个项目分别标上 4 个点，分别代表 25%、50%、75%、90% 的正常儿童通过该项目的月龄。测试结果有异常、可疑、正常及无法解释 4 种。如果第 1 次测试结果为异常、可疑或无法解释时，2—3 周应予以复查。如果复查结果仍为异常、可疑、无法解释时，而且家长认为该测试确实反映儿童日常表现时，则应该进一步用诊断性测试。

（2）年龄及发育进程问卷。它适用于 1 个月到 5 岁半的儿童。该问卷主要由父母报告，涉及五个发育能区，包括沟通能区、粗大动作能区、精细动作能区、问题解决能区、个人—社会能区。ASQ[①]目前在国际上适用广泛，经过多次修订已经发展到第 3 版，中文版于 2013 年正式出版。

### 2. 诊断性评估

诊断性评估工具，需要具有资质的专业人员使用，因此它不仅用于评估儿童符合接受早期干预、康复治疗的资格，也为进一步的康复干预服务提供指导。诊断性测试所包括的项目往往比较多，可反映儿童发育的综合能力，近 20 多年来，我国引进了一系列诊断测试，经过标准化，获得了我国的常模。儿科临床中最常用的诊断性测试如贝莉婴幼儿发育量表、盖塞尔发育量表等。如测试结果肯定智力低下，应将婴幼儿转至有关专业科室做进一步检查和治疗。

## 第四节　0—1 岁婴儿发展促进措施

## 一、婴儿保健重点

婴儿期的体格生长十分迅速，需大量各种营养素满足其生长的需要，但婴儿的消化功能尚未成熟，故易发生消化紊乱和营养缺乏性疾病。为此，做好婴儿的保健尤为重要。具体来说，对 0—1 岁婴儿有以下保健重点：

### （一）合理喂养

世界卫生组织目前推荐纯母乳喂养至 6 个月，母乳喂养可持续至 2 岁。母乳是最适合婴儿发育的天然食品，6 个月以后开始添加辅食，推荐以富含铁的米粉作为首次添加的食品，辅食的添加遵循由少至多、由薄至厚、由一种到多种循序渐进的原则。无论是母乳喂养还是人工喂养，婴儿出生数天后，即可给予 400 IU/d 的维生素 D 补充剂，并推荐长期补充，直至儿童和青少年期。足月正常出生体重的婴儿，在保证维生素 D 的前提下，母乳及配方奶中的

---

① 根据 1—66 个月的儿童最佳发育状态和社会情感发展，由美国俄勒冈大学人类发育中心、早期干预研究所研发的 1—66 个月儿童的发育筛查量表系列，即 ASQ 系统。

钙足以满足其需要，不必额外补充。

### （二）定期体检

6 个月以下婴儿建议每月一次体检，6 个月以后 2—3 个月一次体检。婴儿体检应坚持使用生长发育监测图，观察生长及营养状况，及时矫正偏离。婴儿在出生后 6 个月建议进行血红蛋白检查，同时增加婴儿户外活动，可增加皮肤合成维生素 D3。但考虑到紫外线对小婴儿皮肤的损伤，目前不建议 6 个月以下婴儿在阳光下直晒。

### （三）定期预防接种、预防感染

在婴儿一岁以内应完成基础免疫疫苗接种，增强对传染病的免疫力。坚持母乳喂养也是增强婴儿抵抗力的重要因素。

### （四）培养生活技能、促进各项技能发育

培养良好的进餐、睡眠技能。父母与婴儿面对面的交流以及皮肤与皮肤的接触，是最好的早期感知觉和情感发育的促进因素。父母可利用色彩鲜艳、有声的玩具促进婴儿的视听觉发育和各种运动能力的发展。在保证安全的前提下，需要尽可能多地让婴儿自己活动发展各项技能，而不要长期怀抱。根据婴儿不同阶段运动发育的特点，父母还可以有针对性地让婴儿进行一些身体活动训练，例如训练抬头、俯卧支撑、独坐、爬行等。

## 二、婴儿保健的具体措施

### （一）护理

对儿童的护理是儿童保健、医疗工作的基础内容，年龄越小的儿童越需要合理的护理。

（1）居室：应阳光充足，通气良好，冬季室内温度尽可能达到 18—20 度，湿度为 55%—60%。对哺乳期婴儿，主张母婴同室，便于母亲哺乳和料理婴儿。患病者不应进入婴儿居室。

（2）衣着（尿布）：应选择浅色、柔软的纯棉织物，宽松而少接缝，以避免摩擦皮肤和便于穿、脱。婴儿最好穿连衣裤或背带裤，不用松紧腰裤，以利于胸廓发育。

### （二）喂养

营养是保证婴儿生长发育及健康的先决条件，必须及时对家长及有关人员进行有关母乳喂养、断乳期婴儿辅食添加，以及正确的进食行为培养等内容的宣教和指导。

#### 1. 6 个月以内的婴儿

建议婴儿出生后至 6 个月纯乳喂养；母乳量不足时，可采用婴儿配方奶补充；足月新生儿出生后数日（分娩出院后）即开始补充维生素 D，约 400 IU（10 μg）/d。无需补充钙剂。家长识别婴儿饥饿及饱腹信号，以及及时应答是早期建立良好进食习惯的关键。家长还应正确使用生长曲线，定期评价婴儿营养状况。

### 2. 6—8 个月的婴儿

母乳仍然是这一阶段婴儿最主要营养来源；坚持母乳喂养，引入富含铁的固体食物，如铁强化米粉或富含铁和锌的红肉类食物；固体食物质地逐渐过渡到碎末状，帮助婴儿学习吞

**表 13-7　基础食物供能排序（E%）[①]**

| 食物排序 | 5—6 个月 | 7—8 个月 | 9—11 个月 |
|---|---|---|---|
| 1. 乳类 | 85—95 | 75—80 | 65—70 |
| 2. 谷类 | 5—15 | 15—20 | 30 |
| 3. 蔬菜 | | 3 | 3 |
| 4. 其他食物 | | 2 | 2 |

**表 13-8　乳类食物喂养安排**

| 月　龄 | 喂养餐次 | 每次摄入量 |
|---|---|---|
| ＜ 1 | 7—8 | 2—4 盎司（60—120 毫升） |
| 1—3 | 5—7 | 4—6 盎司（120—180 毫升） |
| 3—6 | 4—5 | 6—7 盎司（180—210 毫升） |
| 6—9 | 3—4 | 7—8 盎司（210—240 毫升） |
| 9—12 | 3 | 7—8 盎司（210—240 毫升） |

**表 13-9　过渡期食物的引入**

| 月龄 | 食　物 | | 餐　次 | | 进食技能 | 备注 |
|---|---|---|---|---|---|---|
| | 性状 | 种类 | 主要基础食物 | 其他基础食物 | | |
| 4—6 | 泥状食物 | 第一阶段食物 | 5—6 次奶 800—900 毫升 | 逐渐加至 1 餐 | 用勺喂 | 断夜奶定时 |
| 7—9 | 末状食物 | 第二阶段食物 | 4—5 次奶 700—800 毫升 | 1—2 餐 | 学用杯抓食 | |
| 10—12 | 碎状食物 指状食物 | | 4 次奶 600—800 毫升 | 2 餐 | 断奶瓶自用勺 | |

---

① 表 13-7、表 13-8、表 13-9 选自黎海芪主编：《实用儿童保健学》，人民卫生出版社 2016 年版，第 416—417 页。

咽、咀嚼的同时确保食物能量密度；婴儿仍需补充维生素 D，约 400 IU（10 μg）/d，在奶量保证的条件下无需补充钙剂。家长应正确使用生长曲线对婴儿营养状况进行评价；6 月龄进行血常规检查以筛查缺铁性贫血。

### 3. 9—11 个月的婴儿

乳类仍然是婴儿营养的主要来源，摄入富含铁和锌的食物，食物品种应逐步多样化，逐渐过渡到成人食物。9—11 个月是食物质地转换、婴儿学习咀嚼以及自我喂哺的关键时期，如果喂养不当易导致幼儿阶段各种进食行为问题。婴儿仍需补充维生素 D，400 IU（10 μg）/d，在奶量保证的条件下无需补充钙剂。家长应正确使用生长曲线对婴儿营养状况进行定期评价；12 个月筛查缺铁性贫血。

### （三）计划免疫

计划免疫是根据儿童的免疫特点和传染病发生的情况而制定的免疫程序，通过有计划地使用生物制品进行预防接种，以提高人群的免疫水平、达到控制和消灭传染病的目的。儿童计划免疫的具体内容，见本书第十章第四节"儿童计划免疫程序。"

### （四）儿童心理卫生

世界卫生组织关于健康的定义：不仅是没有疾病和病痛，而且是个体在身体上、精神上、社会上的完满状态。由此可知，心理健康和身体健康同等重要。

#### 1. 习惯的培养

（1）睡眠习惯。从小培养婴儿有规律的睡眠习惯，居室应安静，光线应柔和，睡前避免过度兴奋；可利用固定乐曲催眠婴儿入睡，不拍、不摇、不抱，不可用喂哺催眠。保证婴儿有充足的睡眠时间。

表 13-10　婴幼儿睡眠时间参考

| 阶　段 | 年　龄 | 睡眠时间 | 不推荐睡眠时间 |
|---|---|---|---|
| 新生儿 | 0—3 个月 | 14—17 小时 | 不足 11 小时<br>超过 19 小时 |
| 婴儿 | 4—11 个月 | 12—15 小时 | 不足 10 小时<br>超过 18 小时 |
| 幼儿 | 1—2 岁 | 11—14 小时 | 不足 9 小时<br>超过 16 小时 |

（2）进食习惯。按时添加辅食，进食量根据婴儿的自愿，尽量让婴儿主动参与进食，如7—9 个月的婴儿可抓食，1 岁后可自己用勺进食，这样既可增加婴儿进食兴趣，又有利于手

眼动作协调和培养独立能力。不宜使用强迫、粗暴的被动喂养方式，以免导致婴儿产生厌倦和恐惧进食的心理反应。培养定时、定位、自己用餐，不偏食、不挑食、不吃零食，饭前洗手，培养用餐礼貌。

（3）排便习惯。东西方文化及传统的差异，对待大小便的训练意见也不同。我国多数的家长习惯于及早训练大小便，而西方的家长主张一切均顺其自然。用尿布不会影响控制大小便能力的培养。此外，要注意婴儿的营养与饮食，使其要保证婴儿排出的大便不干、不硬、不粗。

（4）卫生习惯。从婴儿期就应培养良好的卫生习惯，勤洗手、定时洗澡、勤剪指甲、勤换衣裤，不随地大小便。

### 2. 社会适应性的培养

从小培养婴儿良好的适应社会的能力，是促进儿童健康成长的重要内容之一。儿童的社会适应性行为是各年龄阶段相应神经心理发展的综合表现，与家庭环境、育儿方式、儿童性别、年龄、性格密切相关。

### 3. 促进婴儿认知发展

婴儿认识世界离不开各种认知活动，成人应重视其认知发展，并根据不同年龄阶段的特点提供有适宜刺激的环境。婴儿的学习是无处不在的。成人应丰富婴儿的感官体验，在婴儿可接受的范围内，提供多种类型的刺激和多样化的活动，充分调动婴儿的眼、耳、鼻、舌、皮肤等多种感觉器官及手等参与认知活动；鼓励婴儿以自己喜欢的方式去探索和玩耍，用自己的感官获取认知经验，给他们提供自己解决问题的机会。成人可给予婴儿言语提示，启发他们解决问题。

### 4. 促进婴儿语言发展

婴儿是在说活、回应和倾听等日常生活的自然环境里习得母语的，与成人的积极有效互动是婴儿语言发展的关键。成人在与婴儿一起进行语言互动时，应提供良好的语言示范，同时鼓励婴儿发音或参与到对话中。成人要聆听、关注和积极回应他们的表达；提供多种有趣的事物和活动让婴儿倾听和讨论。成人应注意不断增加婴儿的认知经验、文化生活经验，扩展他们可以用于学习和交际的语言素材，在促进他们言语发展的同时提高其社会适应能力。

### 5. 促进婴儿情绪和情感发展

给予婴儿足够的关心和爱。即使在满足婴儿生理需要时也要兼顾其心理需要的满足，使婴儿在身体舒适、心情愉快中健康发展。尊重婴儿的情绪感受，无论是积极情绪还是消极情绪，婴儿的情绪感受都是真实的，尤其应理解婴儿的痛苦、恐惧、愤怒等消极情绪，帮助他们去化解和应对。例如，成人可帮助婴儿处理好陌生人焦虑、分离焦虑等；帮助婴儿发展情绪的自我调节能力，学习适度表达情绪；创设愉悦的生活环境，发展婴儿积极的情绪情感；

引发婴儿对事物的好奇心和兴趣，引导他们爱父母家人、爱其他小朋友等。

### （五）定期健康检查

成人应按照婴儿各年龄段的保健需要，定期到固定的社区卫生服务中心儿童保健科进行健康检查。通过健康检查，可实现对婴儿连续的纵向观察，并获得其体格生长和社会心理发育的趋势。了解这些趋势，有助于对婴儿进行科学的健康指导。

定期检查的频度：6 个月以内婴儿每月 1 次检查；7—12 个月婴儿每 2—3 个月检查 1 次；高危儿、体弱儿宜适当增加检查次数。

定期检查的内容：① 体格测量及评价；② 全身各系统体格检查；③ 常见病的定期实验室检查如缺铁性贫血、寄生虫病等，对临床可疑的疾病如佝偻病、微量元素缺乏、发育迟缓等应进行相应的进一步检查。

### （六）体格锻炼

#### 1. 户外活动

一年四季均可进行户外活动。户外活动可增加婴儿对冷空气的适应能力，提高机体免疫力，活动中的日光直接照射还能预防佝偻病。父母应带婴儿到人少、空气新鲜的地方户外活动，活动的时间可由每日 1—2 次、每次 10—15 分钟，逐渐延长到 1—2 小时。在冬季进行户外活动时，仅暴露婴儿的面、手部，注意身体保暖。

#### 2. 皮肤锻炼

（1）婴儿皮肤按摩。按摩时可用少量婴儿润肤霜使之润滑，在婴儿面部、胸部、腹部、背部及四肢有规律地轻柔捏握，每日早晚进行，每次 15 分钟以上。按摩可刺激皮肤，有益于婴儿循环、呼吸、消化功能及肢体肌肉的放松与活动；同时也是父母与婴儿之间最好的情感交流方式之一。

（2）温水浴。温水浴不仅可提高皮肤适应冷热变化的能力，还可促进新陈代谢，增加食欲。冬季应注意室温、水温，做好温水浴前的准备工作，减少婴儿体表热能散发。

（3）擦浴。7—8 个月以后的婴儿可进行身体擦浴。擦浴时的水温先以 32—33 度为宜，待婴儿适应后，水温可逐渐降至 26 度，先用毛巾浸入温水，拧至半干，然后在婴儿四肢做向心性擦浴，擦毕再用干毛巾擦至皮肤微红。

#### 3. 身体活动

（1）婴儿被动操。被动操是指由成人给婴儿做四肢伸展运动，可促进婴儿大运动的发育、改善全身血液循环。被动操适用于 2—6 个月的婴儿，每日 1—2 次为宜。

（2）婴儿主动操。7—12 个月婴儿大运动开始发育，成人可训练婴儿爬、坐、仰卧起身、扶站、扶走、双手取物等动作。

### （七）意外事故预防

#### 1. 窒息与异物吸入

3 个月以内的婴儿应注意防止因被褥、母亲的身体、吐出的奶液等造成的窒息；较大婴儿应防止食物、果核、果冻、纽扣、硬币等异物吸入气管。

#### 2. 中毒

婴儿的食物一定要清洁卫生，防止食物在制作、储备、出售过程中处理不当所致的细菌性食物中毒，避免使用有毒的事物，如毒蘑菇、含氰果仁（苦杏仁、桃仁、李子仁等）。药物应放置婴儿拿不到的地方；婴儿内服、外用药应分开放置，防止误服外用药造成的伤害。

#### 3. 外伤

婴儿的居室窗户、楼梯、阳台、睡床等都应置有栏杆，防止从高处跌落。妥善放置沸水、高温的油和汤等，以免造成烫伤。室内电器、电源应有防触电的安全装置，以免危险的发生。

### 本章总结

婴儿的生长发育是一个动态变化发展的过程，受遗传、环境、营养等多方面的影响。了解婴儿各个系统及器官的发育都具有独特的规律。了解评价婴儿生长发育的基本方法和步骤。在综合评价婴儿的生长发育时，要把婴儿作为一个独立的个体，尊重其自身特点和客观的发育水平。婴儿的心理发展遵循从简单、具体、被动、无意、零散等方面逐渐向着复杂、抽象、主动、有意、系统等方面发展的规律。掌握婴儿的保健重点及具体措施。在婴儿生长发育过程中，经过有效的生长评价，可通过预警征象对婴儿的生长发育进行便捷、高效的筛查，并对婴儿发育问题做到早识别、早干预、早治疗。

本章的重点在于掌握衡量婴儿生长发育的基本指标的测量和评价方法，了解婴儿生长发育的保健措施。本章的难点是如何运用这些基本指标测量的结果对婴儿进行评价。

### 思考与练习

1. 出生后 28 天至 1 岁婴儿的生长发育的基本指标有哪些？其发展水平的评价方法有哪些？

2. 出生后 28 天至 1 岁婴儿的心理发展有哪些基本特点？

3. 促进婴儿生长发育的保健措施有哪些？

# 第十四章
# 1—3 岁幼儿发展和评价

**本章导语**

　　1—3 岁为幼儿期，是儿童生长发育过程中的一个重要阶段。了解这个阶段幼儿的生理特点，掌握其生长发育规律及生长发育评估方法，从而更好地评价幼儿的发展水平。针对不同的幼儿采取有针对性的发展促进措施，这对于父母和教师来说是极为重要的。幼儿期亦是神经发育的"黄金时期"，其动作、语言、感知觉、认知功能和社会适应能力的发展都非常迅速。幼儿期的儿童已能自由行动，各种动作迅速发育，防范意外伤害也是这一时期的重要任务。幼儿期的儿童还因活动范围增大，接触病原体机会多，呼吸系统疾病相对增多，急性传染病发病率较高。了解幼儿期儿童的体格神经心理发育特点，采取相应的锻炼方式，增强体质，提高免疫力，防范感染与意外伤害，可促进体格、神经、心理的全面发展。

**学习目标**

　　（1）知晓幼儿体液平衡和呼吸、消化、免疫及心血管系统的特点。
　　（2）能够正确评估幼儿生长发育水平，识别出发育异常的幼儿。
　　（3）掌握幼儿期常见疾病的预防措施。

**本章导览**

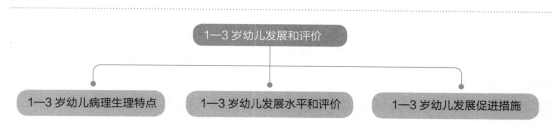

**案例导入**

　　9 月份新生入园的热闹刚刚结束，很快到了金秋十月。随着季节的转变，班上很多小朋友都感冒了，有些小朋友感冒好后刚上幼儿园没几天，又开始发热咳嗽了。新来的班主任佳佳老师看到这种情况很是着急！年长的陈老师告诉她：托班的幼儿因为年龄小、抵抗力弱，易在换季的时候生病，而且容易交叉感染，到了中、大班情况就会好很多。佳佳老师有点疑惑，真的是这样的吗？她在空余时间去一个中班看了看，果然比托班出勤率高很多。

想一想：面对托班幼儿易交叉感染的这种情况，保教人员可以采取哪些措施，避免幼儿反复交叉感染，增加幼儿的出勤率呢？

## 第一节　1—3 岁幼儿病理生理特点

幼儿期有着自己独特的生理特点，部分脏器功能较婴儿期成熟，但较成人仍不完善。随着幼儿活动增加、活动范围增大、饮食结构改变等，患病概率也较婴儿期大大增加。

### 一、体液平衡特点

体液是人体重要组成部分，保持体液平衡是维持生命所必需的条件。体液平衡包括维持水、电解质、酸碱度和渗透压的正常。体液分布于血浆、组织间隙和细胞内，前两者合称为细胞外液。年龄越小，体液总量相对愈多，主要是间质液的比例较高，而血浆和细胞内液的比例与成人相近，幼儿体液内电解质组成与成人相近。幼儿由于新陈代谢旺盛、体表面积大、呼吸频率快，水的需要量较成人相对较大，每日需 100—140 毫升 / 千克。幼儿期肾脏浓缩功能仍不完善，对体液平衡的调节功能不成熟，易导致机体水的排泄增多。同时，幼儿期排钠、排酸、产氨的能力亦不完善，容易发生高钠血症和酸中毒。

幼儿期的体液代谢特点，使儿童极易出现体液平衡紊乱。婴幼儿生长发育快，体液代谢也较成人快，婴幼儿每日水的出入量约为其细胞外液的 1/2，而成人仅 1/7。这一方面有利于婴幼儿养料的输送和代谢产物的清除，但也有其不利的一面。因为体液代谢迅速，故一旦有吐泻而不能进食，体液即迅速减少，同时因婴幼儿体液调节功能不够成熟，极易发生水、电解质及酸碱平衡紊乱。

### 二、呼吸系统特点

#### 1. 幼儿期呼吸道解剖结构与成人的差异

（1）鼻腔较成人短，无鼻毛，后鼻道狭窄，黏膜柔嫩，血管丰富，易于感染。

（2）炎症时，后鼻道易堵塞而引起呼吸困难。

（3）鼻窦发育不完善，上呼吸道感染时较少引起鼻窦炎。

（4）咽鼓管较宽、短、直，呈水平位，因而鼻咽炎易波及中耳，引起中耳炎。

（5）幼儿的气管、支气管较成人狭窄，软骨柔软，缺乏弹力组织，支撑作用薄弱，易引起呼吸困难、喘息等症状。

（6）右支气管短粗，异物较易坠入右支气管。

（7）幼儿胸廓短、呈桶状，肋骨水平位、肋间肌欠发达，呼吸储备能力差，较易引起呼吸衰竭。

### 2. 幼儿期的生理特点

（1）呼吸频率快，约 25—30 次 / 分。

（2）为腹式呼吸，呼吸肌易疲劳。

（3）肺活量小，约 50—70 毫升 / 千克。

（4）潮气量小，约 6—10 毫升 / 千克。

（5）气道阻力大。

（6）呼吸道非特异性和特异性免疫功能均较差。幼儿咳嗽反射弱，纤毛运动功能差，肺泡巨噬细胞功能欠佳，幼儿的 SIgA、IgA、IgG 和 IgG 亚类含量均低，乳铁蛋白、溶菌酶、干扰素、补体等的数量和活性不足。

幼儿期的儿童因特殊的解剖及生理特点，以及活动范围的扩大，其接触病原体机会大，呼吸道感染的概率大大增加。感染后儿童易出现喘息、呼吸困难等症状，痰液往往难以排出，且呼吸代偿功能低下，还易出现呼吸衰竭、心力衰竭等严重并发症。

## 三、消化系统特点

幼儿期儿童的饮食内容和形式较婴儿期发生了很大变化，逐渐过渡到半固体、固体饮食，食物种类多样化，但其咀嚼和胃肠消化能力还不健全，如果喂养不当易发生消化紊乱。幼儿期肠黏膜肌层发育差，肠系膜柔软而长，结肠无明显结肠带与脂肪垂，升结肠与后壁固定差，易发生肠扭转和肠套叠。肠壁薄故通透性高，屏障功能差，加之口服耐受机制尚不完善，肠内毒素、消化不全产物等过敏原可经肠黏膜进入体内，引起全身感染和变态反应性疾病。幼儿期胰液及其消化酶的分泌易受炎热天气和各种疾病的影响而被抑制，容易发生消化不良。幼儿期肠道正常菌群脆弱，易受许多内外界因素影响而菌群失调，导致消化功能紊乱。

## 四、免疫系统特点

幼儿免疫系统属于从婴儿向学龄儿童过渡且不断成熟的阶段。幼儿随着活动范围的扩大，逐渐接触抗原，建立免疫记忆。抗体依赖细胞介导的细胞毒性作用于 1 岁时达成人水平。分泌 IgG 的 B 细胞于 2 岁时达成人水平。IgA 于 2—4 岁时达成人水平。小于胎龄儿在 1 岁以后 T 细胞数量才赶上同龄正常儿。约 2 岁后 CD4$^+$/CD8$^+$ 比值和 Th1、Th2 分泌的细胞因子水平才接近成人水平。

## 五、心血管系统特点

年龄越小，心率越快，且易加速。体力活动、哭闹时或精神紧张，心率也明显增加。儿童心率测定需在安静时进行。通常 1—3 岁儿童的心率约 120 次 / 分，常波动于 85—187 次 / 分。不同年龄儿童的血压不同，儿童年龄越小，血压越低。正常情况下，1 岁以上儿童下肢血压比上肢血压约高 20—40 毫米汞柱。1 岁平均收缩压 96±30 毫米汞柱，平均舒张压 66±25 毫米汞柱。2 岁平均收缩压 99±25 毫米汞柱，平均舒张压 64±25 毫米汞柱。3 岁平均收缩压 100±25 毫米汞柱，平均舒张压 67±23 毫米汞柱。

## 第二节　1—3 岁幼儿发展水平和评价

## 一、体格生长发育

幼儿期体格生长发育速度较婴儿期减慢，但仍是生长发育的重要时期，了解此期儿童的体格生长发育特点，正确评估其生长发育水平，能让我们更加有效地促进其健康成长。

### （一）体格生长的总规律

#### 1. 生长的连续性

从受精卵到长大成人，儿童的生长不断进行，即体格生长是一个连续的过程。幼儿期是这个生长过程中的一个重要时期。

#### 2. 生长的非匀速性、阶段性

在整个连续生长过程中，呈非匀速性生长，在经过婴儿期这第一生长高峰后，幼儿期的生长速度减慢且趋于稳定；青春期生长速度又加快，为第二个生长高峰。因此，幼儿期体格的生长速度是趋于稳定的。

#### 3. 生长的程序性

控制生长发育的基因在人类进化中起重要作用，使生长按一定的程序进行。儿童时期各器官系统发育虽然先后、快慢不一，即发育不平衡，但也遵循生长程序性的规律。例如，神经系统发育较早，生后 2 年内发育最快，3 岁时脑重已达成人脑重的 75% 左右。儿童的动作发育也有其程序性：从上到下（先抬头，后抬胸，再会坐、立、行）、由近到远（从臂到手，从腿到脚）、由粗到细（从全掌抓握到手指拾取）、由简单到复杂（先画直线，再画圆、图形）。认识事物的过程遵循从低级到高级的程序，如儿童先会看、听、感觉事物，再到有记忆、思维、分析、判断。

### 4. 生长的个体差异

生长发育虽然按照一定的总规律发展，但在一定范围内受遗传与环境的影响，不同儿童间有着各自的个体差异。因此，在评价时，应避免将"正常值"作为依据，应考虑儿童个体的不同影响因素，才能作出正确的判断。

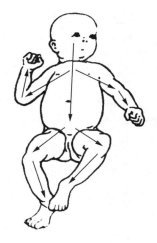

**图 14-1  生长发育的顺序性**

### （二）衡量体格生长的常用指标

衡量体格生长的指标通常选择有代表性、易于测量、可用数值表示、便于统计分析处理的计量指标。体格生长的常用指标为连续变量，通常呈正态或偏正态分布。其中，体重、身长（高）是最为常用衡量指标。

### 1. 体重的增长

体重是身体各组织、器官、系统、体液的综合重量，其中骨骼、内脏、体脂、体液为主要成分。体脂和体液重量易受疾病影响，故体重易于波动。与其他体格生长指标相比，体重是最易获得的，是反应儿童生长与近期营养状况的最为重要的指标之一。儿童在出生后第二年体重增加约 2.5—3 千克，即 2 岁时体重约达出生体重的 4 倍（12—13 千克）。2 岁至青春前期儿童体重增长缓慢但较恒定，年增长值约为 2—3 千克左右。1—6 岁体重粗略估计可用以下公式：体重（千克）= 年龄（岁）× 2 + 8。

### 2. 身长的增长

身长即头顶至足底的垂直距离，它可反应全身的生长水平和速度。因幼儿站立不稳测量不易准确，故应仰卧位测量。幼儿出生后第二年身长增长逐渐减慢，全年约增 12 厘米，即 2 岁时身长 85—87 厘米左右；2 岁后到青春期前每年增长速度较稳定，约 5—8 厘米。2 岁后估计身长（高）公式：身长（高）（厘米）= 年龄（岁）× 7 + 77。

顶臀长（坐高）是指头顶到坐骨结节的垂直距离，代表头颅和脊柱的发育。幼儿体位同身长测量，取仰卧位。

指距是指两上肢左右平伸时两中指间的距离，反映上肢长骨的增长。正常儿童指距小于身长（高）1—2 厘米。

### 3. 头围

头围是指眉弓上缘最突出处经枕后结节绕头一周的长度，代表头颅的大小和脑的发育程度，是评估婴幼儿生长发育的重要指标。1岁时的头围约为45—47厘米，第二年头围增长约2厘米；2岁时头围约为47—49厘米；5岁时头围约为50—51厘米。

### 4. 胸围

胸围为平乳头下缘经肩胛下角绕胸一周的长度，表示胸廓的容积以及胸部骨骼、胸肌、背肌和脂肪层的发育情况，并在一定程度上表明身体形态及肺的发育情况。幼儿应采取卧位或立位测量，取平静呼、吸时的中间读数。1岁时胸围约等于头围；1岁后胸围发育超过头围；1岁至青春期前胸围应大于头围（约为头围＋年龄−1）。

### 5. 上臂围

上臂围是绕儿童左侧肩峰与尺骨鹰嘴连线中点一圈的长度，反映上臂肌肉、骨骼、皮下脂肪和皮肤的发育情况。1—5岁儿童上臂围增长速度较婴儿期减慢，约1—2厘米。在无条件测量体重和身长的情况下，可用上臂围值筛查5岁以下儿童的营养状况，如上臂围值＞13.5厘米为营养良好；12.5—13.5厘米为营养中等；＜12.5厘米为营养不良。

### 6. 皮下脂肪

通过测量皮脂厚度，可反映皮下脂肪的情况。常用的测量部位有：① 腹壁皮下脂肪；② 背部皮下脂肪，要用皮下脂肪测量工具（皮褶卡钳）测量才能得出正确的数据。

### 7. 身体比例和匀称性

（1）头与身长（高）的比例。该比例与神经系统发育一致，胎儿、婴幼儿头颅生长领先，脊柱、四肢生长较晚，即头、躯干、下肢长度的比例在生长过程中发生变化。各项比例依年龄而不同，2周岁时身长约为头长的5倍。

（2）体型匀称。它反映体型（形态）发育状态，常以两个体格指标间关系表示。2岁以内的儿童常采用身长的体重（W/H）来表示一定身长的相应体重范围；2岁后的儿童采用体质指数（BMI/年龄）来间接反映身高的密度与充实度。

（3）身材匀称度。它以身高上部（顶臀长、坐高）与身长（高）的比值来表示，反映下肢的生长情况。身体上部占身高的比例随年龄增长逐渐降低，由出生时的0.67下降到14岁时的0.53。正常2岁儿童的顶臀长/身长应≤0.60。任何影响下肢生长的疾病，会使顶臀长（坐高）与身长（高）的比例停留在幼年状态，如甲状腺功能减退与软骨营养不良等。

（4）指距与身高。当儿童发育正常时，指距应略小于身高，若指距大于身长（高）1—2厘米，对诊断长骨发育异常有参考价值。

### （三）与体格生长有关的其他系统的发育

### 1. 骨骼

（1）颅骨。除头围外，还可根据骨缝闭合、前囟大小及前后囟闭合时间来评价颅骨的生长及发育情况。前囟出生时约 1.5—2 厘米，一般不超过 2 厘米 ×2 厘米，以后随头围的增大生长而变大，6 月龄以后逐渐骨化变小，正常健康儿童约半数在 12—18 个月闭合，最迟于 2 岁闭合。

（2）脊柱。脊柱的增长反映脊椎骨的生长。脊柱生理性弯曲多与大动作的发育相关，例如抬头、坐、行走等。幼儿期脊椎的自然弯曲多已形成，但至 6—7 岁才为韧带所固定。成人应注意儿童坐、立、走姿势，选择适宜的桌椅，这对保证儿童脊柱正常形态很重要。

（3）长骨。长骨是从胎儿到成人期逐渐完成的，长骨的生长主要由长骨干骺端的软骨骨化，骨膜下成骨，使长骨增长、增粗，当骨骺与骨干融合时，标志着长骨停止生长。随着年龄的增加，长骨干骺端的软骨次级骨化中心按一定顺序及骨解剖部位有规律地出现。骨化中心的出现可反映长骨的生长成熟程度。用 X 线检查测定不同年龄儿童长骨干骺端骨化中心的出现时间、数目、形态的变化，并将其标准化，即为骨龄。骨龄是反映人体成熟程度的最有用指标。出生时腕部尚无骨化中心，股骨远端及胫骨近端已出现骨化中心，因此，要判断长骨的生长，婴儿早期应拍摄膝部 X 线骨片，年长儿（包括幼儿期）拍摄左手及腕部 X 线骨片，以了解其腕骨、掌骨、指骨发育。幼儿期可出现以下骨化中心：桡骨远端（约 1 岁）、三角骨（2—2.5 岁）、月骨（3 岁左右），1—9 岁腕骨骨化中心的数目大约为其岁数加 1。

### 2. 牙齿

牙齿的生长与骨骼有一定的关系，但因胚胎来源不完全相同，牙齿与骨骼的生长不完全平行。人一生有乳牙（共 20 个）和恒牙（共 28—32 个）两副牙齿。出生后 4—10 个月乳牙开始萌出，13 个月未萌出者为乳牙萌出延迟，乳牙萌出顺序一般为下颌先于上颌、自前向后，大多于 3 岁前出齐。但乳牙萌出时间及顺序个体差异较大，与其遗传、内分泌、食物性状有关。乳牙萌出的早晚虽然不能直接反映婴儿发育的情况，但通常认为出牙早比出牙晚的孩子发育得好。6 岁左右乳牙开始脱离被恒牙代替，换牙顺序与出牙顺序大致相同。出牙为生理现象，出牙时个别儿童可有低热、唾液增多、发生流涎及睡眠不安、烦躁等症状。牙齿的健康生长与蛋白质、钙、磷、氟、维生素 A、维生素 C、维生素 D 等营养素和甲状腺激素有关，咀嚼运动有利于牙齿的生长与坚固。

### （四）体格生长评价

评价儿童体格生长的目的是了解个体或群体儿童体格生长发育现状及今后发展趋势，并对部分体格生长发生偏离的儿童采取干预措施，以促进其健康成长。对于幼儿期的儿童来说，需要每 3 个月测量一次身高、体重、头围，并做好记录。全面的生长评价，应包括生长水平、生长速度和生长趋势。

#### 1. 评价原则

正确评价儿童的体格生长必须做到以下几点：① 选择适宜的体格生长指标：最重要和

常用的形态指标为身高（长）和体重，3 岁以下儿童应常规测量头围，其他常用的形态指标有坐高、胸围、上臂围等。② 采用准确的测量工具，即规范的测量方法。③ 选择恰当的生长标准或参照值。④ 定期评估儿童生长情况，即生长监测。

### 2. 评价内容

儿童体格生长评价包括生长水平、生长速度以及匀称度三个方面。

（1）生长水平。将某一年龄时点所获得的某一项体格生长指标测量值（横断面测量）与生长标准或参照值比较，得到该儿童在同年龄、同性别人群中所处的位置，即为此儿童该项体格生长指标在此年龄的生长水平。

（2）生长速度。它是对某一单项体格生长指标定期连续测量（纵向观察），所获得的该项指标在一定时间内的增长即为该儿童该项体格生长指标的生长速度。某一年龄阶段的增长即为该儿童该项体格生长指标的生长速度，通常用百分位数图和曲线图表示。此种纵向动态观察个体儿童的生长规律的方法，可发现每个儿童有自己稳定的生长轨道，体现个体差异。

（3）匀称度。它是对体格生长指标之间关系的评价。体型匀称度：表示体型（形态）生长的比例关系，常用的指标与身高的体重（W/H）以及年龄的体质指数（BMI/ 年龄）。身材匀称：以坐高（顶臀长）/ 身高（长）的比值反映下肢生长情况，按实际测量计算结果与参照人群计算结果比较，结果以匀称、不匀称表示。

### 3. 数据统计学表示方法

体格生长数据常用的统计学表示方法如下：

（1）均值离差法。正常儿童生长发育状况多呈正态分布，常用均值离差法，以平均值加减标准差（SD）来表示，通常均值 ±2SD（包括总体的 95%）为正常范围。

（2）百分位数法。它是将变量值（如身高、体重等）按从小到大的顺序排列，将最小值与最大值分为 100 个等份，每一等份为一个百分位。当测量值呈偏正态分布时，百分位数法能更准确地反映所测数值的分布情况。当变量呈正态分布时，百分位数法与均值离差法两者相应数值相当接近。通常 $P_3$—$P_{97}$（包括总体的 94%）为正常范围。参考《中华儿科杂志》发表的 2005 年九市儿童体格发育调查数据，2 周岁的女孩身高处于 81—93.5 厘米之间为正常范围。需要提醒的是，不能强求所有孩子的身高都达到 87 厘米（$P_{50}$）的水平，但具体身高还要参考父母的遗传身高、营养状态、疾病状态等因素。

（3）标准差的离差法（Z 评分）。可进行不同质（即不同性别、不同年龄、不同指标）数据间比较，用偏离该年龄组标准差的程度来反映生长情况，结果表示也较精确。$Z = (X - \overline{X})/SD$。其中 X 为测得值，$\overline{X}$ 为均值，SD 为标准差。Z 评分可为正值，也可为负值，标准差的离差值在 ±2 以内为正常范围。

（4）中位数法。当样本变量为正态分布时，中位数等于均数或第 50 百分数。当样本量不完全正态时，选用中位数而不是算术平均数作为中间值，因为此时样本中少数变量分布在一端，用算数平均数表示则对个别变量值影响大，故用中位数表示变量的平均水平较妥。

无论用上述哪种方法进行体格生长的评价时，都应该注意到，儿童的体格生长存在差异，评价的标准比较宽泛，不应该将中间值（如均值、$P_{50}$或者中位数等）作为评价个体或者托幼机构中群体的体格生长是否正常的标准值，追求所谓的"达标"。

### 4. 生长曲线的应用

生长曲线图是儿科临床中使用最为广泛的体格生长评价工具。生长曲线是将不同年龄儿童的体格生长标准值（参照值）按百分位数法或标准差单位的等级绘成曲线图。其优点是能直观、快速地了解儿童的生长情况，通过连续追踪观察可以清楚地看到儿童生长趋势和变化情况，能够及时发现生长偏离的现象，以便早发现、早干预，促进儿童的健康成长。同时，它还可供家长使用，使他们对自己孩子的生长情况有所了解，有利于提高他们的科学育儿水平和自我监测营养和健康状况的能力。

## 二、神经心理发育

### （一）感知觉发育

#### 1. 感觉发育

感觉是脑对客观事物个别属性的直接反应，即对客观事物最简单的物理属性（如颜色、形状、大小等）和化学属性（如气味、味道等），以及机体最简单的生理变化（如疼痛、舒适、冷、热等）的直接反应。

（1）视觉发育。幼儿18个月时对图画有兴趣，可以区别各种形状，如正方形、圆形、三角形；2岁时视力达到0.5，能区别垂直线和水平线，逐渐学会辨别红、白、黄、绿等颜色；3岁左右开始说出颜色名称，认识圆形、方形和三角形。儿童双眼视觉发育的关键期是从出生后几个月开始，一直延续到6—8岁，但最关键的时期是在1—3岁。

（2）听觉发育。13—16个月幼儿可寻找不同响度的声源；18个月幼儿开始区别不同声音，如犬吠声与汽车喇叭声；24个月则对声响度区别较精确；3岁的幼儿对声音的区别则更精细，如能辨别"er"与"e"。

（3）味觉与嗅觉。人类的味觉系统在婴幼儿期和儿童期最发达，以后逐渐衰退。新生儿嗅觉中枢与末梢已基本发育成熟，生后第二年能识别各种气味。

（4）皮肤感觉。2—3岁的幼儿可辨别物体的属性，如软、硬、冷、热等。

#### 2. 知觉发育

知觉是人脑对直接作用于感觉器官的各种客观事物属性的整体反映。

（1）空间知觉是个体对物体空间特性的反映，包括大小、形状、距离、体位和方位等。研究显示，在 2.5 岁的幼儿中，有 80% 以上的幼儿能判断物体的大小，并用语言表达出来。

（2）深度知觉是客观事物在三维空间中提供的信息，它能使人脑感知物体厚度和物体与我们的距离。研究表明，6 月的婴儿已经初步具备了深度知觉，随着年龄的增长而不断发展，在出生后一年内发育最快，3 岁的幼儿已能辨别上、下方位。

（3）时间知觉是个体对时间的延续性和顺序性的感知能力。幼儿因缺乏感应时间的感觉器官，故时间知觉仍处于萌芽状态，如天黑了要睡觉、天亮了要起床等。

### （二）运动发育

运动发育包括大运动和精细运动。运动发育与脑的形态、功能发育部位、神经髓鞘化的时间和程度有关。运动发育遵循自上而下、由近至远，从不协调到协调，先正向的动作、后反向的动作的生长发育规律。运动发育是行为发育的重要评估指标。

#### 1. 大运动

大运动是身体对大动作的控制，使儿童能够在周围环境中活动，如抬头、坐、爬、站、走、跑、跳等。幼儿期站立和行走功能迅速发育，1 岁时可两足贴地独站数秒；13—15 个月能独走，也有早在 1 岁前或晚到 17 个月者；1 岁或稍晚能稳步拖着玩车或抱玩偶走，在搀扶下两脚一级的登楼梯；18—24 个月会跑和倒退走；2 岁时独脚站；24—30 个月可原地并足跳；3 岁时可 1 步 1 级登楼梯，并足跳远，单足跳。

#### 2. 精细运动

精细运动是指较小的动作活动，如伸手抓物、抓握物品、涂画、叠方积木、翻书、写字等。测试幼儿精细运动发育的传统方法是观察他们捡葡萄干（应大小适中、安全）、玩 2.5 厘米立方块和用蜡笔涂绘等行为。幼儿 12—15 个月学会用匙，乱涂画；18—23 个月学样叠 2—3 块方积木，拉脱手套或袜子；2 岁可叠 6—7 块积木，一页一页地翻书；3 岁会使用一些"工具性"玩具，可穿算盘珠。但幼儿易发生意外伤害，需成人全程看管，尤其谨防葡萄干、算盘珠等误服误吸。接下来，我们来看不同月龄幼儿的运动能力（如表 14-1 所示）。

表 14-1　不同月龄的幼儿运动能力

| 月　龄 | 精细运动发育 |
|---|---|
| 12 | 有意识地放开物品 |
| 15 | 叠 2 块立方块，捏画笔在纸上乱涂 |
| 16 | 模仿涂鸦 |

续　表

| 月　龄 | 精细运动发育 |
| --- | --- |
| 18 | 自主涂鸦 |
| 21 | 可以用 3 块立方体叠高 |
| 24 | 可以用 4 块立方体水平面排火车 |
| 30 | 给 4 块立方体火车加烟囱 |
| 36 | 模仿画圆，可以画出人的头及另外某一部分 |

### （三）语言发育

语言是人类在充分的语言环境刺激的作用下特有的一种高级神经活动，是学习、社会交往、个性发展中一个重要的能力。儿童语言发育是儿童全面发展的标志。儿童语言发育受气质、活动度和母亲育儿能力的影响。听力的完善是语言发育的前提。语言发育中理解先于表达，早期词汇名词先于动词。词汇量随着年龄的增长逐渐增加，词汇积累的速度，理解为表达语言的 2 倍。幼儿 1.5 岁以后词汇量迅速发展，2—3 岁增加更快，5—6 岁减慢。2 岁时能理解约 400 个字，3 岁时约 1 000 个字。如果幼儿存在着 1.5 岁时不会说，或 2 岁时词汇量少于 30 个，或 3 岁时词汇少于 50 个，或构音不清等情况，均属语言、言语发育迟缓。儿童语言发育经历三个时期：

#### 1. 语言前期（发音与学语，0—12 个月）

婴儿理解与表达语言分别开始于 9 个月和 12 个月。表达语言继理解语言而发展，一般须经过 3—4 个月。3—4 个月婴儿反复咿呀作声。8 个月时，婴儿发声已有辅音和元音的组合。12 个月时会使用 1 个字，同时用姿势表示意思，如挥手表示再见、用手指指点图片等，能听懂"给""再见"，有意识地叫爸妈。

#### 2. 初语言期

幼儿使用词语表示已经知道的事物，可用简单词语与他人交流，但体现了以自我为中心的特点。12—18 个月幼儿能听懂眼、鼻、口、手等最少 2 个身体部位和 1 种物品的名称（能指出），能用"自己的语言"加手势表示需要。18—24 个月时词汇量骤增进入词语爆发期，能听懂更多的名词，能说：碗、鞋、袜（或教过的其他物品）3 件中的 1 件。2 岁开始说有主语及谓语的 2 字（或 2 字以上）句。24—30 个月幼儿词汇量继续增加，能听懂大和小，看图讲故事，能说"我""我的"和自己的名字，能说碗、鞋、袜、帽、剪刀、车（或其他教过的物品）6 件中的 3 件。3 岁时能听懂"里面""上面""旁边"等介词和较复杂的句子，能简短叙说发生过的事，问"为什么""在哪里"等。

### 3. 语言期

学龄前儿童开始出现更复杂的语言形式，出现介词、代词、条件句、连接词。幼儿语言发育进程，具体情况见表14-2。

表14-2　幼儿语言发育进程

| 月 龄 | 接受语言发育 | 表达语言发育 |
|---|---|---|
| 12 | 家庭成员及熟悉物品名称<br>简单词组，如"再见""没了"<br>简单需要，如"给我……" | 用手势，如指物、摇头<br>两个字，如"妈妈""爸爸" |
| 15 | 家庭成员和熟悉物品名称<br>身体部分，简单词组，如"不要"、简单指示<br>（不用手势） | 用手势<br>除"妈妈""爸爸"外的2个字 |
| 18 | 人名、物名、部分身体、不用手势简单指示 | 用手势<br>知家庭成员 |
| 24 | 人名、物名、至少七个身体部位、不用手势简单指示 | 用手势、词汇量扩大、2—3个字、25%的语言能使人听懂 |
| 36 | 几乎所有物品、方位、"2"的概念、性别、2—3个指示 | 正确单复数、介词、短语、2—4个字的句子、75%的语言能使人听懂 |

### （四）个人—社会能力发育

个人—社会能力，又称社会适应性技能，是儿童在生长发育过程中获得的自理能力和人际交往能力，包括自我服务、认识自己、适应环境、学会与他人交流等。12—18个月幼儿会指或说出要的东西，受挫折时发脾气，模仿扫地或擦桌子。18个月幼儿逐渐有自我控制的能力，成人在附近时可独自玩耍。2岁幼儿可初步建立自我照顾能力如自我进食、如厕训练，学习收拾玩具，喜欢听故事、看图画和看电视，喜欢奔跑、推拉等大运动的游戏。3岁时幼儿逐步建立自己的生活规律、学习遵循游戏规则，发脾气减少，且能和小朋友一起玩简单的游戏，如扮演"做家长"，学妈妈做家务、爸爸修理家具等。

### 1. 进食能力

不同月龄幼儿的进食能力具体表现为：5个月可抱奶瓶；10个月抓食入口；15个月使用勺子及用杯子喝水；30个月用筷子进食。

### 2. 穿衣能力

不同月龄幼儿的穿衣能力具体表现为：10个月成人帮助穿衣；24个月穿或脱部分衣服。

### 3. 如厕能力

不同月龄幼儿的如厕能力具体表现为：31—33 个月的女童白天不遗尿；34—37 个月的男童白天不遗尿；34 个月的女童解便时使用卫生间或便盆；39 个月的男童解便时使用卫生间或便盆。

### 4. 社会 / 游戏能力

不同月龄幼儿的社会 / 游戏能力具体表现为：1.5 个月社会式微笑；4 个月会大笑；10 个月躲猫猫或玩拍手游戏；12 个月自己玩耍的单人游戏；24 个月与其他幼儿一起游戏，但各玩各的；36 个月参加互动游戏。

### （五）认知发育

幼儿在提高够、抓、放及移动灵活度的同时，对环境的探索能力也在提升。刚刚学会走路的幼儿在家里以新颖方法控制物体创造乐趣，如堆垒大块积木或装卸饮料瓶等。幼儿还很有可能将玩具用于他们的预期用途，如用梳子梳头、用酒杯喝水等。此时的幼儿还善于模仿父母、兄弟姐妹或其他幼儿的行为。这种模仿学习对幼儿来说是十分重要的学习方式。此外，此时的装扮游戏或象征性游戏，是以幼儿自身为中心的。

认知是人获得知识和使用知识的过程，属行为发育范畴。认知发育从感知开始到理解，以后涉及思维、记忆。皮亚杰的认知发展阶段论对儿童认知发展做了阶段划分，具体表现为：感知运动阶段（0—2 岁）、前运算阶段（2—7 岁）、具体运算阶段（7—12 岁）和形式运算阶段（12—15 岁）。

婴幼儿的思维具有直觉行动性，即思维与对事物的感知和婴幼儿自身的行动分不开，缺乏计划性和预见性。婴幼儿在感知运动阶段依靠感知动作适应外部世界，构筑动作格式，开始认识客体永存性，幼儿后期出现智慧结构。客体永存性的建立是婴幼儿认知活动发展的基础。12—18 个月婴儿学习有目的地通过调节手段来解决新问题，如尝试拖动毯子取得玩具。想象是随着语言的发展而产生的，1.5—2 岁的幼儿出现了想象的萌芽，主要是通过动作和口头语言表达出来的。2—3 岁是想象发展的最初阶段，但想象是没有目的地即兴发挥，比较零散，内容简单、贫乏。2 岁左右的幼儿象征性思维开始，即幼儿能处理简单的新问题，在心理内部将几个动作联合起来以产生所期望的结果，而不再是仅仅依靠外在的行为尝试，如幼儿取毯子上的物体不再是靠反复地尝试错误，而是可以运用内在的思维活动，想象物体的位置以及动作和动作结果，最终形成解决问题的方法。2—4 岁属于前概念或象征性思维阶段，即凭借象征格式在进行思维，如进行各种象征性游戏。2—3 岁的幼儿可以进行象征性游戏，如游戏中把一根细长棍想象成牙刷，或拿空杯子假装饮水等。

到了前运算阶段，儿童的认知主要是出现了符号功能或象征性功能。所谓符号，即事物的代表。语言（儿童用语言表达需求，传递信息）、心理表象（属于个人头脑中的，如儿童想起"猫",头脑中立即浮现"猫"的表象)、动作姿势(如儿童两手掌合放头的一侧示意睡觉)均是一种符号。符号功能的产生代表儿童认知功能到了新的发展水平。符号功能的出现使儿童有了新的行为模式,儿童可以凭借各种符号进行各种象征性游戏,用词语表示某个人或某物,用一种事物代表另一种事物,在头脑中进行想象。模仿、语言、扮演游戏角色、理解图片、绘画、搭模型等活动和技能都体现学龄前儿童认知功能的发展特点。事实上,学龄前儿童并非完全以自我为中心,如3岁儿童已能认识到他人有自己的内心想法。

### (六)注意发展

注意是人的心理活动集中于一定的人或物,起维持某种心理活动指向性和集中性的作用。注意分无意注意和有意注意。无意注意是自然发生的,不需要任何努力;有意注意是自觉的、有目的的注意,需要一定的努力。以上两者在一定的条件下可以相互转化。

1—3岁的幼儿注意时间在逐渐延长,如1.5岁的幼儿对有兴趣的事物只能集中注意5—8分钟;1岁9个月的幼儿已能集中注意8—10分钟,2岁的幼儿能集中注意10—12分钟,2.5岁的幼儿能集中注意10—20分钟。幼儿期注意稳定性差,不仅容易分散和转移,而且注意的事物和时间都很有限。而注意对于幼儿认知的发展是十分重要的,可通过玩具、游戏和有趣味及适合年龄特点的活动等来促进其有意注意的发展。

### (七)情绪、情感发展

情绪是个体的生理或心理需要是否得到满足的心理体验和表现,其表现程度的个体差异是由遗传和早期环境质量所共同决定的。情绪的构成有主观体验、外部表情和生理唤醒三部分,如喜怒哀乐、同情、愧疚、焦虑等各种表现。情感是人的内在体验,是人所特有的一种高级复杂的情绪,它在情绪发展的基础上产生,与社会需要相联系。情绪、情感统称为感情。

幼儿的情绪情感具体发展过程如下:1岁时见到新奇事物可表现出惊奇;1.5岁左右的幼儿可表现出不安、内疚、自豪、嫉妒等情绪;2岁左右能清楚地表达骄傲和同情;2—3岁的幼儿开始认识到情绪与愿望满足的关系。

儿童的情绪情感发展与早期经历密切相关。在依恋关系中,婴儿寻求、保持与母亲或抚养者间身体与感情亲密联系的倾向,主要表现为微笑、啼哭、追随等。依恋的发展主要分为4个阶段:前依恋阶段(出生至6周)、依恋开始形成阶段(6周至6—8个月)、依恋形成阶段(6—8个月至18个月)以及互惠关系形成阶段(>18个月)。6—8个月婴儿出现的分离焦虑是一种心理现象,15个月时达到高峰,即婴儿对父母或家人依恋,离开依恋者时表情痛苦或哭闹,表现出的分离恐惧。互惠关系形成阶段随言语功能发展,2岁幼儿逐渐理解母亲离开的原因,分离的恐惧减少,开始使用"谈判"策略,如提要求"回来给我买棒棒糖"而不再追随母亲;3岁前的幼儿感到有依恋者在时愉快、安全,能安心玩耍,即使在陌生的环境中也能克服焦虑和恐惧情绪。儿童依恋类型可分为：安全型、回避型、反抗型、紊乱型。

### （八）个性和性格发展

个性是个人处理环境关系与他人不同的习惯行为方式和倾向性，是比较稳定的各种心理特征的总和，包括思维方式、情绪反应和行为风格等。个性中最重要的心理特征是性格，其次是能力。性格是人后天生活环境中形成的心理特征，一旦形成就具有相对稳定性。埃里克森认为性格是人在解决内在动力与外在环境冲突时的牢固行为方式，其"心理社会发展"学说认为儿童性格发育经历五个阶段（同年龄分期），每一阶段都有一对待解决的心理—社会矛盾。这对矛盾在幼儿期表现为自主与困惑。即幼儿具有一定的生活自理能力，能听懂部分成人语言，当幼儿自我实现得到满足和鼓励时，扩展了认识范围，培养了独立能力，幼儿自主性得到发展；若自主性受到限制，幼儿则产生困惑。

教师可以利用多元化的游戏项目对幼儿实施个性化的教育，引导他们在成长中凸显个性风格。例如，当一些幼儿在参加游戏哭泣时，若教师置之不理或是单纯让幼儿别哭，将难以引导幼儿在参与活动的过程中获得进步和发展。反之，若教师多引导幼儿，鼓励他们多与小朋友交流、沟通，引导他们通过自身的方式来解决问题。这样，当幼儿再次碰到类似问题的时候，就会主动解决困难，进而形成刚毅、坚强、独立的个性品质，也能够学会如何与他人进行交流与合作。

每个幼儿的个性都是不一样的，他们有着不一样的认识和想法，教师需要为幼儿营造自由、宽松、活跃的学习氛围，并时刻留意幼儿的个性喜好，据此制定个性化的教育模式，使不同个性的幼儿获得细心的呵护和关怀，确保其个性能够充分展示出来。例如，在面对害羞、胆小、内向的幼儿时，教师需要与其多沟通交流，鼓励其表达内心想法，利用专业的训练和引导，使内向的幼儿变得愈发自信和勇敢；在面对性格外向、活泼开朗的幼儿时，教师需要灵活地利用他们爱表达的性格特点，使其关注自己的过程中，也多关注周围的人，培养他们关心他人、理解他人的品质，有利于他们在今后的学习和生活中更好地与他人相处。

### （九）气质

气质是个体对体内、外刺激以情绪反应为基础的行为方式，是个性心理特征之一。气质是人格发展的基础，与生俱来，受遗传控制，不易随环境改变。气质主要表现在心理活动的强度（情绪、意志）、速度（操作、适应）、稳定性（情绪、注意）、灵活性（反应性）和指向性（内向、外向、兴趣）等方面，包括活动水平、节律性、趋避性、适应性、反应强度、心境、注意广度与坚持度、注意分散度、反应阈等 9 个气质特征。儿童气质可分为以下几类：

（1）容易型。这种类型的儿童生物功能的规律性强，易接受新的事物和陌生人，情绪多为积极，情绪反应的强度适中，适应快为特点。该类型儿童易于抚养，占儿童的40%。

（2）困难型。这种类型的儿童生物功能不规律，对新的事物和陌生人退缩，适应较慢，经常表现出消极的情绪且情绪反应强烈为特点。该类型儿童难以抚养，约占儿童的10%。

（3）启动缓慢性。这种类型的儿童对新事物和陌生人的最初反应退缩，适应慢，反应强度低，消极情绪较多为特点。该类型儿童，约占儿童的15%。

（4）中间型。这种类型的儿童分为：中间近易型和中间近难型。

评定儿童气质，可采用不同年龄儿童气质评定量表或问卷。我国已引进全套Carey（凯里）儿童气质量表，并建立了地区和全国常模。

"三岁看大，七岁看老"这句俗语，说的就是孩子一生的气质、性格和智力水平在幼儿期就已经基本确定。那么，如何在幼儿期对孩子进行良好的培养十分重要，这是一项艰难复杂的工作，应该引起全社会的重视，尤其是家庭和幼儿园，更应该扎实地做好这一项工作，使孩子们能扬长避短，全面发展。幼儿因气质的不同，常常会影响他与家人、教师、同伴之间的人际互动。在师幼交往中，有的幼儿因为好动、易吵闹、难以控制等行为特点而让教师感到头疼；有的幼儿因为乖巧、灵活而受到教师的喜爱；有的幼儿因为过于安静、迟缓而被教师所忽视；有的幼儿因为过于敏感、孤僻而让教师难以理解和不知如何应对。因此，常常会出现教师有意无意地对幼儿进行差别对待的现象。实际上，每种气质的幼儿都希望得到教师的关注、表扬和喜爱。合格的教师应该克服偏爱，给予不同气质幼儿平等的关注，特别是对那些容易忽视的和不太招人喜欢的幼儿，应有意识地给予更多的关照。不同气质的幼儿对教育教学活动的需求不同。为更好地适应不同气质类型幼儿的发展需求，教师对教育教学活动的设计应该具有多样性。比如，运动量大的和运动量小的活动穿插进行，同时考虑幼儿的休息需要；再如，在户外滑滑梯时，应该有角落或空间，这样需要较多运动的幼儿可以尽心活动，需要休息的幼儿可以从事静态活动。虽然气质无好坏之分，但是极端的气质特征及其行为表现常常会影响幼儿的亲子交往、师幼互动以及同伴关系。因此，对于不同气质的幼儿，我们应该扬长避短，对其进行适当的干预和引导。

## 三、神经心理发育评估

儿童神经心理发育的水平表现为儿童在感知、运动、语言和心理等过程中的各种能力，对这些能力的评价称为神经心理发育评估。心理测试需由经专门训练的专业人员根据实际需要选用，不可滥用。神经心理发育评估根据测试内容、目的、组织形式等有不同的分类方法。其中，根据目的不同，神经心理发育评估工具最常见的可分为筛查性评估和诊断性评估。

### （一）筛查性评估

筛查/评估问卷需要能够符合儿童发育的动态变化特点，主要是针对大规模人群进行定期监测和筛查，在社区基层儿科广泛使用。发育筛查有助于识别可能需要获得早期干预或康复服务的婴幼儿，并尽早接受专业医疗人员的诊断性评估及后续康复干预。评估过程中，需要家长或主要照护者参与较多，需要花费的成本较低。常见的适用于幼儿的筛查性评估工具有以下两种：

### 1. 丹佛发育筛查法

丹佛发育筛查法主要用于 6 岁以下儿童的发育筛查，实际应用时对 4.5 岁以下的儿童较为适用。该测试的内容分为大运动、精细运动、语言、个人适应性行为四个能区，国内有地区性的修订常模。测试结果有异常、可疑、正常、无法解释 4 种，如果第一次为异常、可疑或无法解释时，可 2—3 周后复查一次；如果复查结果仍为异常、可疑、无法解释，且家长认为该测试确实能反映儿童日常表现时，则应该进一步用诊断测试。

### 2. 年龄及发育进程问卷

年龄及发育进程问卷适用于 1 个月到 5 岁半的儿童，该问卷主要是由父母报告，涉及五个发育能区：沟通能区、粗大动作能区、精细动作能区、问题解决能区、个人—社会能区。

### （二）诊断性评估

诊断性评估工具，需要具有资质的专业人员使用，因此它不仅用于评估儿童是否需要接受早期干预及康复治疗，也为儿童进一步的康复干预提供指导。诊断性测试所包含的项目往往比较多，反映儿童发育综合能力，相对费时费力，其强调对个体儿童的评价，其结果以具体数值表示。目前，我国具有多种经过标准化后的诊断性测试常模，常用的适于幼儿的量表有以下几种：

### 1. 贝莉婴幼儿发育量表

贝莉婴幼儿发育量表用于评估 2—30 个月婴幼儿的心理发展水平，相对较全面、精确。评估主要包括 3 个方面：心理量表（测查感知觉准确性、言语功能、记忆和简单解决问题的能力）、运动量表（测查粗大和精细运动能力）、婴幼儿行为记录（观察记录儿童在测查过程中表现出的社会化、协作性、胆怯、紧张和注意等行为）。

### 2. 格赛尔发育量表

格赛尔发育量表适用于 0—3 岁婴幼儿，来评价和诊断婴幼儿神经系统发育的完善及功能成熟情况。该量表的测验内容包括适应性行为、大运动、精细运动、语言和个人社会行为 5 个方面。

### 3. 斯坦福—比奈量表

斯坦福-比奈量表用于评价 2 岁幼儿至 18 岁青少年的一般智力水平，主要由 4 个分量表、15 个分测验组成。4 个分量表分别是：言事推理（测查词汇、理解、言语关系等能力）、抽象 / 视觉推理（测查临摹和图案分析推理等能力）、数量推理（测查计数、心算和逻辑运算等能力）、短时记忆（测查数字记忆、句子记忆和物体记忆等记忆功能）。根据不同年龄组，设计相对应难度的测验项目。

## · 第三节　1—3岁幼儿发展促进措施 ·

## 一、体格生长的促进措施

### （一）合理膳食

此部分具体内容详见第十章表述。

幼儿膳食需要遵循的原则有以下五个方面。

#### 1. 平衡膳食

膳食所供给的营养素不仅需要满足幼儿活动及生长发育的需求，且营养素的比例也要合适。例如，三种供能营养素——蛋白质、脂肪和碳水化合物的供给量的比例最好保持在1∶1.2∶4。除了三大营养素之间的比例均衡外，摄入蛋白质种类也应合理搭配，应保证必需氨基酸的比例合适，从而有利于人体的吸收利用。

#### 2. 选择适宜的食物品种

幼儿的胃容量有限，须为他们选择质优、量少、易消化的食物，如优质蛋白。奶、肉、蛋和大豆等制品应占总蛋白摄入量的1/3—1/2，含不饱和脂肪酸的油脂应占总脂肪量的10%—15%以上。食物种类应多样化，合理搭配可起互补作用，提高营养效果。

#### 3. 注意合理烹饪

保证食品新鲜无污染，注意色、香、味和形态有童趣，以吸引幼儿兴趣，增进食欲。幼儿因咀嚼能力差，应将食物切碎、煮烂、柔软，便于进食。口味以清淡为宜，不宜太咸、太甜、太油腻，更不宜食刺激性过强食物，如葱、姜、蒜、辣椒、甜椒等。食品中避免放味精、色素、糖精等。

幼儿膳食中应注意主辅食合理，荤素搭配、干湿配合、粗细粮交替、食物多样，切忌食品单调无变化、造成挑食、偏食等不良影响。有关进餐次数，一般幼儿为4—5次，正餐早、中、晚三次，上、下午餐间可安排一次点心；2—3岁幼儿可取消上午一次，晚餐后一般除水果外不再进食，尤忌睡前吃甜食，以防龋齿。常见的幼儿膳食，仅供参考。

主食：软饭、稠粥、烂面、麦糊、面包、馒头、馄饨、饺子等。

牛乳、豆浆：也是幼儿重要的营养食物，约450—600毫升/天。

辅食：蔬菜和肉搭配，如菜肉小肉圆、青菜、豌豆、炒虾仁或肉丁、鱼丁、肉糜蒸蛋、鱼片菜花等。

点心：藕粉、红枣、赤绿豆粥，加饼干、蛋糕、面包及糕点配豆浆或牛奶。

### 4. 重视饮食卫生

幼儿尽量少食生冷食物，不食隔夜饭菜和不清洁污染食品，如偶尔进食熟食或半成品应煮透蒸熟方可进食。幼儿餐具应为专用，并保持清洁无污染。幼儿及喂食者重视餐前便后用肥皂、流水清洗双手，餐后用温开水漱口，保持口腔卫生。

### 5. 培养良好的饮食行为习惯

自幼养成定点、定时、定场所进食习惯，形成良好的进食规律，保证食欲旺盛。为幼儿创造安静温馨的进食环境，避免一切外来干扰，如看电视、讲故事、玩玩具等，保持愉悦的情绪进餐十分必要。从小控制零食的摄入，尤其是在正餐前半至一小时内不宜吃水果、点心等食物，以防幼儿在进餐时没有了饥饿感，拒绝进食。膳食品种要多样，培养幼儿喜欢各类食物，而不偏爱 1—2 种。养成幼儿自己进食的好习惯，多鼓励而不强迫幼儿进食。幼儿对周围充满好奇，常表现出自主挑选食物的欲望，应允许幼儿参与进食，逐渐培养独立进食。

## （二）体格锻炼

正确利用自然界的各种因素如空气、日光和水进行体格锻炼，能有效地促进儿童生长发育，增强体质、提高抵抗力、获得适应气候变化的能力，还能减少疾病，培养良好品格，提高健康水平。常用的体格锻炼及注意事项如下。

### 1. 穿衣要适宜，避免过多

幼儿穿衣要随气候的变化而变化，经常少穿一些衣服也是一种锻炼方法，可以从小开始养成一种习惯，使皮肤更好地适应外界温度的变化。

### 2. 户外活动

根据幼儿的年龄和不同的气候环境，选择不同的户外活动方式，户外活动的时间和次数可以逐渐增加。只要气候和温度适宜，就可以让幼儿经常在户外活动，每次至少两个小时以上。

### 3. 开窗睡眠和户外睡眠

一般先养成开窗睡眠的习惯，待气候温暖后，可户外睡眠。养成习惯后，到户外新鲜空气中幼儿就能入睡。夏季白天户外睡眠，可在树荫下，冬季注意保暖。

### 4. 日光浴

日光对幼儿的生长发育、代谢和其功能均起良好作用，如紫外线可促进内源性维生素 $D_3$ 的生成，从而促进钙的吸收，预防佝偻病的发生。同时，光照射还可使周围血管扩张，血液循环加快，长期适当的日光浴可促进心肺功能。但是，应该掌握适当的方法和刺激剂量，才能发挥日光浴的最大效力。幼儿在锻炼时可采用定量日光照射或全身日光浴。幼儿在日光浴的同时需注意保护眼睛，可戴宽边帽或有色眼镜；在日光浴开始前应进行一段时间的空气浴。

### 5. 体操

体操是有益于全身的锻炼，可促进幼儿的肌肉、骨骼生长，增强呼吸、心血管功能和新陈代谢，起到增强体质、预防疾病的目的。同时，还可促进幼儿动作能力的发展。适用于幼儿的体操有：① 竹竿操：适用于 12—18 个月幼儿，各节操虽然均为主动性动作，但仍需在成人的带动下进行。对不会走路或刚走还不稳的幼儿，主要锻炼幼儿的走、前进、后退、平衡、扶物过障碍等动作，培养幼儿平稳行走的能力；对走路较稳、有一定自主活动能力的幼儿，重点锻炼跑、攀登和跳跃等动作。② 幼儿模仿操：适用于 1 岁半—3 岁的幼儿，可在晨间锻炼配合儿歌或音乐进行，采用活动性游戏方式如跑步、扔手榴弹或沙包、滚球、立定跳远等；还可由教师组织跑、跳、投掷、平衡、攀登、钻爬等训练。

## 二、神经心理发育的促进措施

婴幼儿时期，神经心理发育大量反映在日常的行为中，它是儿童健康成长的一个极为重要的方面。婴幼儿处于儿童早期发展阶段，儿童早期发展的促进措施在此阶段尤其重要。

### （一）儿童早期发展

儿童早期发展，是针对处于生长发育快速阶段的婴幼儿身心特点，因地制宜创造适宜的环境，开展科学的综合性干预活动，使儿童的体格、心理、认知、情感和社会适应性达到健康完美状态。早期发展的年龄主要是在 3 岁以前，目的是发挥幼儿的潜力，提高智力，增进与人交往和沟通的能力。幼儿智力发育水平是由生物学因素和环境质量相互作用决定的，而早期发展的生物学基础是人类大脑的发育。因此，婴幼儿的智力发育是由其中枢神经系统的发育特点和大脑的可塑性决定的。国内外研究资料表明，是否开展儿童早期发展，儿童乃至其成人期的智商、个性和行为会出现较大差别。对于接受儿童早期发展教育的儿童，表现为智商水平提高，学习能力更好，接受教育程度增加，并且较少出现打架或其他严重暴力行为。

### （二）促进儿童早期发展的原则

#### 1. 按照儿童的年龄特点和生理心理发展规律

随着年龄的增长，儿童生理和心理也在不断地发展，而这种发展遵循着一定的规律。早期发展，应按照儿童的年龄特点及这种生理心理发展的规律来实施。例如，幼儿先会走再学习跑和跳，在理解语言的基础上再训练其表达。

## 2. 循序渐进和经常性

早期良好环境的刺激是提供脑细胞趋于发育成熟的条件。环境刺激的提供应该是经常性的，如果环境刺激的提供是偶然的，脑细胞则不能很好地发育，儿童潜力的开发也会受到影响。早期发展是按照大脑发育的规律而进行的一项开发性的活动，这种开发应该是循序渐进的，拔苗助长并不利于儿童的生长发育，过于强烈的刺激（如强烈的阳光、频繁的噪声等）有时反而会损伤儿童的身体。因此，应为儿童提供一个经常的、适宜的环境，促进其健康发展。

## 3. 因地制宜采取措施

良好的环境并不取决于家庭经济情况，对于孩子来说，能引起他们的兴趣，并使他们乐此不疲的往往是家中的一些日常用品，如小勺、筷子等。家长可为孩子寻找新鲜、有趣、安全的东西，充分利用家中的物品让孩子玩耍，并且可以因地制宜地制作一些玩具，如缝制一个布包、捏一个泥娃娃等。当然，家长要避免孩子接触一些危险物品，如小刀等利器，弹珠、硬币等易引起窒息的小物品。

## 4. 家长参与，全面促进

早期发展应该是对儿童身体健康、体格生长、社会心理发育的全面促进。家长是儿童最早的照顾者和教育者，因此家长的主动参与对儿童的早期发展是极为重要的。家长在保证孩子营养、睡眠的基础上，对孩子微笑、说话、拥抱，亲自给孩子制作玩具，与孩子玩耍，给他们讲故事、做游戏等，都能给孩子良好的环境刺激和训练。随着社会的发展和孩子年龄的增长，家长这一角色的部分责任转移到了教师身上，由教师和家长一起共同担负孩子发展的责任。

## 5. 尊重儿童的个性，注意趣味性和灵活性

由于儿童的个性特点不同，他们的兴趣也就不同，为儿童提供良好的环境刺激时要注意因材施教，因此在早期发展时要灵活掌握这一点，尊重儿童的个性特点。另外，儿童在学习过程中缺乏目的，主要凭兴趣进行，随着他们的探索而行动，感兴趣的就记住了，不感兴趣的就不屑一顾。所以，家长和教师要为儿童创造一个良好、轻松的情绪环境，通过游戏、生动的玩具、朗朗上口易于理解的儿歌及讲故事，培养儿童的兴趣，发展其智力潜力。

## （三）儿童早期发展的内容和方法

儿童早期发展可分为大运动、精细运动、语言、认知、社会交往等几个领域。

## 1. 大运动训练

动作发展贯穿于人的整个一生，近年来国家对幼儿动作的发展关注度较高。2—3岁幼

儿正处于快速生长的阶段，如果忽视幼儿动作发展的差异，那么在今后的运动发展方面出现的缺陷和不足将会影响幼儿对参与体育活动的积极性，从而导致幼儿体质方面的下降。

要锻炼幼儿的动作，首先应给幼儿提供安全的活动场所。在安全的活动场所中，12—18个月的幼儿可学习独自走路、扔球、踢球、拉着玩具走等活动；18—24个月的幼儿学习扶着栏杆上下楼梯、踢皮球、踮着脚尖走和跑；2—3岁的幼儿练习双脚交替上楼梯、双脚跳、单腿站等技巧。

### 2. 精细运动训练

精细运动多为小肌肉的运动。儿童的手在精细运动方面有着极其重要的位置。随着儿童年龄的增长，越来越多地需要其双侧肢体的配合性动作，在家长和教师的看护下，可让1岁内的婴儿拿两块积木对敲，2—3岁的幼儿穿珠子、折纸、系纽扣等。随着儿童精细运动水平的提高，手眼协调能力愈来愈占重要的地位，贯穿于精细动作之中。在精细运动的训练中，家长和教师应注意全程看护，避免儿童误服、误吸细小物品。

### 3. 语言训练

训练1—1.5岁的幼儿学习指家中的物品、身体部位、有意识地称呼"爸爸""妈妈"等家庭成员；训练1.5—2岁的幼儿练习说出词语；训练2—3岁的幼儿将几个词组合起来组成简单的句子，学习用人称代词"我""你"，说短小的歌谣。

### 4. 认知训练

小婴儿早期认知活动主要是建立在感知和运动的基础上，早期对周围环境的认识和适应性将对智力产生影响。1岁以后随着幼儿手的精细动作快速发展，其认知水平将在不断摆弄物品的过程中得以提高。2—3岁的幼儿，随着其口语能力的发展，其认知发展开始进入最初的思维阶段。

### 5. 社会交往训练

儿童早期是在与抚养者的互动中建立了最初的感情依赖和交往关系，这就是最初的社会行为。儿童在成长过程中，除了母子交往外，还要进行同伴交往、与其他成人交往，这是儿童参与社会活动不可缺少的基本能力之一。社会交往的训练内容应按照儿童的发展阶段来进行，最好以游戏的方式，从认识家庭内外的成员和环境到学习社会礼仪、与人合作、分享、轮流、遵守规则等。

### 6. 数概念发展训练

2—3岁幼儿数概念的发展对整个学前期，甚至儿童日后的认知发展产生一定影响。数概念作为融入幼儿日常生活中的教学内容，对幼儿认知能力的影响也是巨大的。如果在幼儿3岁前将数学活动有意或无意地融入幼儿教育中，能更好地建立幼儿对数和数学的好奇心，促使他们认知能力更好的发展。

一般来说，大部分 2 岁幼儿都能从 1 顺数到 5，个别幼儿最高能够唱数到 10。唱数和幼儿的数数能力及其对数的理解相关，2 岁左右的幼儿还不能意识到唱数过程中数序颠倒与缺漏数字的问题。2 岁幼儿还不会认数，而有极少数 2 岁半幼儿能认数 2 个或 3 个物体，3 岁儿童能认数 3 以内的物体。2.5 岁幼儿对于"一"和"多个"已有了深刻的理解。随着幼儿年龄的增长，他们逐渐理解点数和数量之间的关系，即逐渐形成了基数概念。2.5 岁幼儿仅能完成"1"的按数取物任务，而 3 岁幼儿已经完成 3 个数量以下的按数取物。对于 3 岁幼儿而言，通过点数完成"说出总数"比"按数取物"更容易。

研究表明，家长运用多种方式与幼儿展开和数学有关的互动，如使用球、玩偶、乐高积木等，有利于幼儿日后对复杂观点和概念较好的理解。由于幼儿还无风险意识，在使用这些玩具时需要严格看护，避免误服与吸入的风险，对玩具的直径大小选择亦应严格按照相关规定。在幼儿早期，有意识地进行数学知识的指导与幼儿今后的数学学业成就存在相关性。在数学学习的具体方法上，家长应当尊重幼儿的兴趣，运用实物进行教育，为幼儿提供一个宽松民主的学习环境。国内外相关研究显示，家庭亲子数学互动与 2—3 岁幼儿数学能力发展之间有着密不可分的关系。此外，成人与幼儿间的互动能为幼儿的认知发展提供关键性条件，并且这种互动能帮助幼儿对更成熟的思维方式和问题解决策略进行内化，进而为今后的入学准备提供了有支撑性的学习经验。因此，我们强调教师在幼儿园进行数学教育的同时，指导家长开展合适的亲子数学游戏也同样具有重要意义。

## 三、幼儿图书的选择

1—3 岁幼儿仍主要以感知运动方式来进行认知，从 2 岁开始，幼儿的认知活动由感知运动阶段向前运算阶段过渡。1—3 岁幼儿的大运动发展逐渐完善，精细动作也逐渐发展，在 1 岁时可以掌握拇指和食指捏拿物体，1 岁半左右在成人帮助下可翻页看书。随着年龄的增长，幼儿的注意时间增长，观察力和思维能力有所提升。幼儿在 2 岁左右进入语言爆发期，能够用语言与人交流，可以说出完整的短语和简单的句子。幼儿的自我意识开始萌发，其中一个重要的标志便是"我"的使用，出现了"第一反抗期"，喜欢把"不"挂在嘴边。幼儿的探索活动明显增多，强烈的自主愿望使幼儿什么都想去试，什么都想去做。1—3 岁幼儿处于"自主对羞怯和怀疑"阶段，这个时期的主要任务是培养幼儿的自主感，克服羞耻感。选择幼儿图书时，应根据此阶段幼儿的特征来选择。

### （一）从选材来看

适合 1—3 岁幼儿的书内容应具体生动，以幼儿为中心，主题贴近幼儿的真实生活，使得幼儿能够对书的内容有亲切感，对角色有认同感，从而和故事中角色发生心灵的共鸣。有关刷牙、吃饭、睡觉、洗澡、上厕所、去医院等日常生活相关的书籍适合此年龄段的幼儿。

此阶段幼儿对于成人依然有着强烈的依恋和依赖，有关亲情温暖的图画书依然是一大主题。幼儿开始独立行走，认知范围扩大，通过自身感知觉来接触大自然。此外，幼儿的数数、分类能力也得以发展，所以此阶段的幼儿，还可继续阅读认知类图画书，包括植物、动物、交通工具等。另外，还可以为幼儿提供一些韵律操为主题的图画书。

### （二）从形式上看

对于低幼儿童而言，图画书中的插画是最重要的。幼儿处于辨别色彩的初级阶段，喜欢艳丽明快的颜色，尽量选择搭配协调、明度和纯度都比较高的图画书。对于不识字的幼儿来说，图画还能很好地讲述故事。立体图画书、洞洞书、粘贴书等能增加幼儿阅读的趣味性和互动性。幼儿期书面语言没有发展，但口头语言处于爆发期，富有韵律性的语言很适合幼儿阅读。反复出现的语言对于低幼儿童来说是一种强化，可使他们在阅读图画书的过程中掌握故事词句、积累语言经验，从而促进儿童语言潜能的开发。

### （三）从方式上看

亲子阅读的重要性，近年来受到了人们的高度关注。亲子阅读可以作为课堂教育非常有益的补充。父母与幼儿在家庭中，通过各种适龄的相关阅读材料，使幼儿在与父母的亲子互动中理解并运用象征符号进行自我建构。近年研究显示，在亲子阅读中，父亲的参与度并不高。有学者指出，父亲深度参与亲子阅读对培养幼儿语言能力和早期读写能力有显著的效果，甚至会影响幼儿未来的学业成绩。此外，父亲参与亲子阅读还可帮助幼儿提升情感调节能力和情感控制能力。站在幼儿的视角，亲子阅读中父亲情感的有效投入将直接影响幼儿身心健康的发展。因此，对1—3岁的幼儿来说，需加强亲子阅读，尤其强调其父亲的参与。

### 本章小结

幼儿期是生长发育的重要阶段，此时幼儿的身心得到了进一步的发展。幼儿期也是幼儿各种疾病易发的阶段。本章结合幼儿生长发育规律、生长发育评估、神经心理发育评估及如何促进生长发育及神经心理发育措施的学习，重点介绍了幼儿体液平衡特点、呼吸、消化、免疫及心血管系统的生理特点；体格生长的规律及评价指标；感知觉、运动语言、社会适应能力、认知、情感、性格气质等发育特点及促进措施。

通过本章的学习，可以正确为幼儿测量身高、体重、头围、胸围等指标；正确评估幼儿发育水平是否处于正常；熟悉如何合理膳食；熟悉如何促进运动语言发育，掌握针对不同气质幼儿的教育方法；掌握如何避免幼儿发生气道异物及其急救处理措施。

本章的重点在于如何评价幼儿的生长发育水平，发现其中的异常以便采取措施早期干预。本章的难点在于结合本章节理论知识，提高保教人员针对不同性格气质类型的幼儿开展不同的教育方法，促进每个幼儿的全面发展。

**思考与练习**

1. 小明是个胆子非常小的孩子，在游戏中不敢参加，即使参加游戏也常常哭，遇到这种孩子，教师应该如何做？

2. 幼儿膳食需要遵循怎样的原则？

3. 如何为幼儿选择图书？

# 第十五章
# 3—6 岁学龄前儿童发展和评价

**本章导语**

　　学龄前期（preschool child），是大多数儿童在幼儿期结束后进行三年幼儿园学习生活的时期，通常是指 3—6 岁。学龄前期是儿童从家这个相对单一生活环境走向集体生活的重要的过渡阶段。无论在体格体能、机体免疫还是神经心理上，儿童的发展都将进入一个新的时期。

　　这一时期儿童的体格生长较以前缓慢，但语言、思维、动作、神经系统发育仍较快。随着与外界环境的接触日益增多，儿童在这个阶段开始形成个性的基础，独立性、自信心、自尊心、道德意识等人类高级的情感和行为特征发展起来。儿童在学龄前期的生活经历对其长大后乃至一生的个性特点，具有举足轻重的影响。这一时期更应该加强儿童教育工作，特别要防止儿童意外伤害的发生。托幼机构应对儿童定期进行体格检查，做好预防保健工作。

**学习目标**

（1）了解学龄前儿童的病理生理特点。

（2）掌握学龄前儿童体格、行为能力、神经心理发育及熟悉相关评价措施。

（3）熟悉促进学龄前儿童发展的相关措施。

**本章导览**

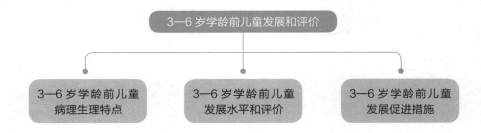

　　当上幼儿园小班的儿子回家后，妈妈发现儿子小胳膊上有一块很小的瘀青块。敏感的妈妈当即就问儿子瘀青块是怎么回事，儿子想了想说是被小朋友从楼梯上推下来摔的，而且还补充说是从很高很高的楼梯上摔下来的。妈妈觉得不太可能，就询问老师，最后证实是儿子撒谎了。

　　在这个时候，大多数家长会很紧张儿童的"撒谎"行为，会想尽各种办法纠正儿童这种不良行为。那么，孩子到底是真的在撒谎吗？通过本章的学习，你将会有所了解。你不仅可以了解到有关儿童认知方面的发展，了解儿童是如何思考的，还能了解到儿童体格、躯体等各方面的发展特点和评价方法。

　　学龄前期，是幼儿期结束后至上学前的一段时期。儿童在这一时期中，各方面的能力发展迅速，为以后进入小学系统化地学习知识奠定了重要基础：一是在体格发育方面，这一阶段的儿童身高每年平均增长 5 厘米，体重每年平均增加 2 千克；二是在运动发育方面，开始有较好的平衡，两足交替步登楼梯，能模仿绘画或临摹横、直线和基本的几何图形，行为控制能力大大增强；三是在语言方面，4 岁时已掌握生活常用语言。这时期儿童的认知能力迅速发展，好奇多问，模仿性强，渐渐地能参加小范围的集体游戏。从 3 岁开始，儿童开始形成个性的基础，其独立性、自信心、自尊心、道德意识等人类高级的情感和行为特征发展起来，学龄前期的生活经历对儿童长大后乃至一生的个性特点，具有举足轻重的影响。同时，这时期的儿童开始意识到性别的差异，此时培养他们对性角色的认同是十分重要的。

　　儿童的行为特点受生物遗传学特点、环境因素以及两者相互作用的影响。尤其处于学龄前期的儿童，具有很强的顺应性，这不仅与该阶段儿童的神经系统发育的可塑性较大有关，还与其控制力和能力发展的强烈内动力有关。随着社会的影响日渐增多，儿童的人际关系已不再局限于家庭成员中，而是越来越多地触及社会。他们开始面临应激事件。从没有多少行为制约的家庭进入了有各种规章制度的幼儿园，这对大多数的儿童来说是出生后面临的第一个应激，其适应性的强弱必然会影响他们的饮食、情绪、同伴交往和学习效果。

　　游戏是学龄前期儿童的主要活动。寓教于乐是学龄前期的重要教育方式，为了儿童训练基本的生活和学习技能，培养学习兴趣，打下良好的个性基础，应积极开展各种形式的游戏。

## 第一节　3—6 岁学龄前儿童病理生理特点

> **案例与分析**
>
> ### 弯腰驼背的东东
>
> 　　中班的王老师经常提到自己班有位叫东东的小朋友，坐没坐相，站没站相。佳佳去王老师班帮忙时观察了一下，发现东东不论是站着还是坐着总是弯腰驼背的，每次老师提醒后，他才会挺直身体，但一不注意他又恢复原形。家长怕东东以后驼背，所以和王老师尝试了各种方法，如坐得直有奖励、让小朋友监督、利用背带等，希望他早日改掉这个坏习惯。
>
> 　　分析：学龄前期儿童骨的弹性大而硬度小，不易骨折但压迫时较易发生变形。儿童 1 岁左右开始行走，出现腰椎前凸，这样的脊椎自然弯曲至 6—7 岁才为韧带所固定。因此，在学龄前期儿童不正确的坐、立、走的姿势，或者桌椅选择不当，极易导致骨的变形。为此，幼儿园在组织学龄前期儿童活动时形式宜多样化，并选择适宜的运动项目和运动量，防止学龄前期儿童胸廓和脊柱畸形，保证骨骼、肌肉的正常发育和内脏器官的正常生理活动。

## 一、体格和躯体的病理生理特点

### （一）运动系统

#### 1. 骨与骨骼

　　学龄前期儿童的骨盆尚未定型，构成骨盆的髋骨还不是一块整体，而是由髂骨、坐骨和耻骨靠软骨相连而成，随着年龄增长，软骨逐渐骨化，到 16 岁左右时 3 块骨闭合成一块髋骨。在完成骨化以前，组成髋骨的三块骨之间的联结还不很牢固，容易在外力作用下产生位移，发生不正常的接合，影响骨盆的发育。因此，学龄前期儿童在运动时要避免从高处往硬的地面上跳，防止髋骨出现不正常的愈合。特别是女孩，应尤为注意，以免影响日后的分娩。

　　由于学龄前期儿童腕骨、指骨和掌骨的骨化没有完成，儿童腕部的力量不足、手的精细动作比较困难，不宜长时间做作业。同时，足骨、肌肉和韧带没有发育完善，如果足弓负荷超出它的负担能力，可引起足弓塌陷，成为扁平足。

　　对于多数佝偻病患儿，在会走以后（约 1—3 岁）会出现下肢内向或外向弯曲（O 形或 X 形腿）。2—7 岁儿童如有轻度膝外翻，属正常生理范围，大多数会在生长过程中自行纠正。

但是，如果两下肢靠拢后膝关节间或踝关节间距离超过 10 厘米的变形时，需及时治疗。

### 2. 关节

学龄前期儿童的关节面软骨相对较厚，关节囊、韧带的伸展性大，所以关节的运动范围较成年人大。但是，儿童的关节囊、韧带较松弛，关节的牢固性较差，在外力的作用下，较成人容易发生脱臼。适当的体育活动和劳动，可以增强儿童关节的牢固性、柔韧性和灵活性。

### 3. 肌肉

学龄前期儿童的肌肉柔软，肌纤维较细，间质组织相对较多，肌腱宽而短，肌肉中所含的水分较成人多，蛋白质、脂肪、糖和无机盐较成人少。能量储备差，年龄越小这一特点越明显。因此，学龄前期儿童的肌肉收缩力较差，容易疲劳。但是，由于儿童的新陈代谢旺盛，疲劳后肌肉机能的恢复也比较快。

学龄前期儿童各肌肉群的发育是不平衡的。支配上下肢的大肌肉群发育较早，而小肌肉群如手指和腕部的肌肉群则发育较晚。到儿童 5—6 岁，手部肌肉才开始发育，所以能做一些较精细的工作，但是时间不能过久，否则容易产生疲劳。

此外，需要注意学龄前期儿童的进行性肌营养不良。进行性肌营养不良，是指因 X 染色体连锁遗传，以近端骨骼肌进行性无力、肌萎缩、假性肌肥大，最终导致完全性丧失运动功能，多在学龄前期开始发病。

### （二）呼吸系统

#### 1. 上呼吸道

腭扁桃体在儿童出生时很小，至 1 岁末才逐渐发育，于 4—10 岁发育达高峰，因此，扁桃体炎高发于学龄前期儿童。学龄前期儿童喉腔相对较成人狭长，黏膜柔嫩，富有血管和淋巴组织，软骨又较软弱，因此，一旦发生炎症，易导致喉梗阻。

学龄前期儿童出现阻塞性睡眠呼吸暂停，多数是因为腺样体、扁桃体肥大引起上气道解剖上的狭窄，需注意并发症的发生。

#### 2. 下呼吸道

下呼吸道包括气管、支气管和肺。学龄前期儿童的气管和支气管的管腔比成人相对狭窄，软骨柔软，肌肉发育不完善、缺乏弹性组织，黏膜柔嫩且富有血管，黏液腺分泌不足，纤毛运动差，所以不仅容易受感染，而且容易发生阻塞，导致呼吸困难。

学龄前期儿童肺的弹性组织发育较差，肺的间质发育旺盛，血管丰富，充血较多而含气较少，肺泡数量少且易被黏液堵塞，所以容易发生肺不张、肺气肿和肺瘀血等。

对于 2—5 岁儿童，反复上呼吸道感染 ≥ 6 次／年或反复气管支气管炎、反复肺炎 ≥ 2

次/年，需考虑反复呼吸道感染诊断，多数可能是因为存在基础疾病，应进行详细检查。

### 3. 呼吸运动

学龄前期儿童呼吸肌较薄弱，肌张力差，呼吸时胸廓的活动度小，故吸气时肺不能充分扩张而使得换气不足，使每次呼吸量的绝对值远比成人要小。然而，这与该年龄期代谢旺盛、需消耗较多氧气的特征相矛盾，因此只能通过加快呼吸频率来满足生理需要。学龄前期儿童新陈代谢旺盛，呼吸浅、频率快，肺换气功能差，因而更需要充足的新鲜空气。为此，需要注意室内的通风换气，并尽量多让儿童在户外活动。

### （三）心血管系统

学龄前期儿童心脏发育还不完善，但新陈代谢旺盛，故只有增加搏动频率才能适应机体需求。儿童年龄越小，心率就越快。1—6岁时，儿童的心率为80—120次/分，可根据心脏听诊及脉搏节律及频率作出初步判断。但儿童心率易受情绪、运动、进食等各种内外因素的影响，故需结合症状做进一步判断。学龄前儿童心律失常的症状有心悸、乏力、头昏，严重时，会发生晕厥、休克、心力衰竭。

### （四）消化系统

#### 1. 食道

学龄前期儿童的食道比成人显著短且窄，黏膜细嫩，管壁较薄，管壁弹力组织发育较差，容易受损伤。

#### 2. 胃

学龄前期儿童的胃容量较小，随着年龄的增长，胃容量也逐渐增大。3岁时约700毫升，6岁时约900毫升。学龄前期儿童胃黏膜柔软而富有血管，胃壁较薄，弹性组织、肌肉层及神经组织发育较差，因而胃的蠕动机能差。胃所分泌的消化液酸度低，消化酶的含量比成人少，因此消化能力弱。

#### 3. 肠

学龄前期儿童的肠管相对长度比成人长，3岁以后增长速度变小。肠黏膜发育较好，有丰富的血管网和淋巴管网，容易把已分解的营养物质吸收到血管和淋巴管中去。同时当消化道发生感染时，肠内的毒素或病原体也容易通过肠壁进入血液。因此，托幼机构对于刚进入集体生活的儿童，采取肠道病菌的控制及预防显得尤为重要。

学龄前期儿童肠道肌肉组织和弹力纤维还没发育完善，肠的蠕动能力比成人弱，肠内容物通过肠道的速度较慢，容易发生便秘。此时期儿童的结肠壁薄，无明显的结肠带和脂肪垂，升结肠和直肠与腹后壁的固定较差，因此较易发生肠套叠（如图15-1所示）和肠扭转。

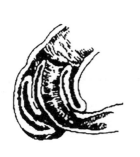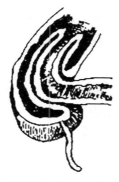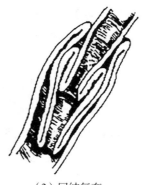

（1）回结套叠（回盲瓣为顶点，阑尾套入）　　（2）回结套叠（回肠末端为顶点，阑尾未套入）　　（3）回结复套

**图 15-1　肠套叠纵剖面图解**[①]

### 4. 肝脏

学龄前期儿童的肝脏相对地比成人大，5 岁时重约 650 克，占体重的 3.3%，而成人的肝脏只占体重的 2.8%—3.0% 左右。正常儿童的肝脏常可在右侧锁骨中线肋缘下约 2 厘米处触及，4 岁以后逐渐缩入肋下。

学龄前期儿童的肝脏分泌胆汁少，胆汁内含有较多的水分、黏液素和色素，促进胰液、肠液消化作用的物质较少，因而消化脂肪的能力较差。

学龄前期儿童肝细胞分化不全，组织软弱，肝脏容易充血，对感染的抵抗力较弱，解毒功能较差。但是，学龄前期儿童肝脏血液丰富，肝内结缔组织发育较差，肝细胞再生能力强，在患肝炎后治疗和恢复较快，不易发生肝硬化。

肝脏的主要作用是维持血糖浓度的恒定，把肠道吸收进入血浆的葡萄糖转化为肝糖原存储在肝内。学龄前期儿童肝糖原储存量相对较少，但活动量较幼儿期明显增大，饥饿时容易发生低血糖症，严重时出现"低血糖休克"。

### （五）泌尿生殖系统

#### 1. 泌尿系统

学龄前期儿童新陈代谢旺盛，需要的水分多，而膀胱容量小，肌肉层及弹性组织不发达，贮尿功能差，所以年龄越小，每天排尿次数越多。随着年龄增长，每次尿量逐渐增多。尿量在个体间差异很大，并受气温、饮水量等因素影响。一般来说，3 岁儿童已能控制排尿，如果大于 4 岁儿童入睡后仍有不自主的排尿，且遗尿频数大于每周 1—3 次，应警惕"遗尿症"。

---

[①] 胡亚美、江载芳编著：《诸福棠实用儿科学（第 7 版）》，人民卫生出版社 2002 年版，第 1337 页。

　　学龄前期儿童的尿道较短，女童的尿道更短，易被细菌污染，上行感染。据报道，女孩第一次诊断泌尿道感染时的平均年龄为 3 岁。男童尿道较长，但有包茎者，可因积垢而引起上行感染。

　　中华儿科学会肾脏组对我国 21 省市的 3—14 岁健康儿童尿筛查的结果显示，确诊为无症状性血尿者为 0.42%，可见血尿在儿童中存在一定的发生率。胡桃夹现象，又称左肾静脉受压综合征（如图 15-2 所示），发病分布在儿童 4—7 岁，这是由于儿童身长速增、体型急剧变化等情况，走行于腹主动脉和肠系膜上动脉所形成的夹角变窄，左肾静脉受压，引起血流动力学变化。其最重要的症状之一表现为血尿。儿童可诉腹痛并常喜俯卧位。

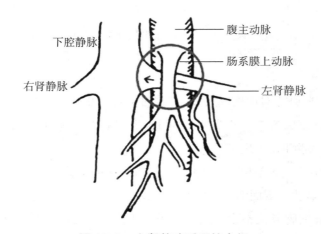

**图 15-2　左肾静脉受压综合征**

### 2. 生殖系统

　　学龄前期儿童的生殖系统发育十分缓慢。男孩 1—10 岁时睾丸长得很慢，其附属物相对较大，阴茎的海绵体腔较小，包皮包住龟头，包皮口狭窄，包皮系带粘连。出生时女孩的卵巢滤泡处于原始状态，只在性成熟后才开始正规排卵。

### （六）内分泌系统

#### 1. 脑垂体

　　脑垂体的功能是分泌生长激素。学龄前期儿童如果生长激素分泌不足，可引起侏儒症；如果生长激素分泌过多，则可致巨人症。在一天之中，生长激素白天分泌少，夜间分泌多，且与睡眠深度有关，所以应保证学龄前期儿童每天有足够时间和深度的睡眠，促使生长激素正常分泌。

#### 2. 甲状腺

　　甲状腺分泌甲状腺素，能调节新陈代谢，兴奋神经系统，促进骨的生长发育。

　　学龄前期儿童如果甲状腺机能不足，可发生甲状腺肿大，甚至发生呆小症（克汀病），主要表现为骨髓生长停止，四肢骨变粗，骨龄低，身体矮小，身体下部量明显短于上部量，有不同程度的听力和言语障碍，智能发育低下，基础代谢过低。

学龄前期儿童如果甲状腺亢进，甲状腺素分泌过多，又会使中枢神经系统的兴奋性及感受性增高；影响植物神经系统时，即可出现心跳和呼吸加快，出汗过多，情绪易于激动；基础代谢过于旺盛，虽然大量进食，身体却逐步消瘦、乏力。

### （七）皮肤

学龄前期儿童皮肤中毛细血管丰富，血管管腔相对较大，每单位面积皮肤上的血流量较成人多，容易散热；且皮肤的表面积相对地大于成人，散热多；加上汗腺的发育不完善，神经对血管运动的调节不灵活。所以，学龄前期儿童对外界环境温度的变化往往不能适应，环境温度过低，易受凉；环境温度过高，又易受热。学龄前儿童常见的皮肤病痱子又称汗疹、粟粒疹，是由于汗腺排泄不畅潴留于皮内，使汗腺导管堵塞，内压增高而后破裂，汗液外溢刺激周围组织引起的汗腺周围发炎。这种皮肤病大都发生在湿热地区或在温度高、闷热的夏季。

学龄前期儿童皮肤表皮薄嫩，血管丰富，有较高的吸收和通透能力。所以，应避免让儿童接触有毒物品或涂抹超浓度超量的药物，防止儿童机体受到损害。

### （八）感觉器官

#### 1. 眼

学龄前期儿童可因眼球前后轴较短而产生生理性远视，随着眼的发育，远视逐渐成为正视。

学龄前期儿童眼的晶状体弹性较大，调节能力强，当物体距眼球很近，甚至只有 5 厘米的情况下仍能看清。但是，如果视物距离过近，睫状肌紧张收缩，晶状体调节过度，久而久之，会发生调节性近视（假性近视）。所以，应从小培养儿童良好的读写习惯，讲究用眼卫生，预防近视的发生。

3 岁以上的儿童，经过训练可以进行视力检查。检查时，可选用儿童视力表。在检查时，应注意耐心仔细，分辨清儿童是否真看不见或是不会认，另眼是否被严格遮盖，避免由于漏看而漏诊视力低下的眼。

#### 2. 耳

学龄前期儿童外耳道的骨部和软骨部发育尚未完成，外耳道皮下组织少，皮肤与软骨膜或骨膜相贴甚紧，外耳道炎性肿胀会引起剧痛。外耳道内的耵聍腺分泌耵聍（俗称耳屎），具有一定的保护外耳道皮肤的作用，但是耵聍分泌过多，凝结成块，阻塞外耳道，会影响听力。

学龄前期儿童咽鼓管短、管径大，咽鼓管的两个开口（鼓室口和咽口）几乎在同一平面上，咽部感染后，病原体容易自鼻咽部沿咽鼓管浸入鼓室，引起中耳炎。

此外，如链霉素、卡那霉素、庆大霉素等耳素性抗生素会损害内耳的耳蜗，可致感音性耳聋。因此，对学龄前儿童应慎用这类药物。

## 二、神经心理行为的发育

3 岁儿童的脑约重 1 010 克，相当于成人脑重的 75%。学龄前期，神经细胞仍继续进行树突和突触数量的增加以及"修剪"，神经纤维的髓鞘化速度有些放慢，但是在逐渐地完成，神经兴奋的传导比婴幼儿期更加精确、迅速。由于运动和感觉区域神经元的髓鞘化一直到儿童 6 岁才完成，因此学龄前儿童仍然显得眼手协调能力较低和动作较笨拙。学龄前期儿童大脑半球的偏侧化也仍在继续，左右大脑的优势得到进一步加强，如 3 岁踢球或拿东西时可能左右都常用，到 6 岁时则基本定型。

学龄前期儿童脑电图的特点：3 岁出现 α 波活动，4—7 岁时 θ 波减少，6 岁时两侧枕部出现 α 节律并逐渐增多。清醒时，顶枕区常有慢活动插进 α 节律中。

热性惊厥是学龄前儿童时期发热所诱发的常见的一种急症。它是由于神经元功能紊乱引起的脑细胞突然异常放电导致的不自主全身或局部肌肉抽搐，有明显的年龄依赖性和自限性。绝大多数儿童 6 岁后不再发作，该急症病程呈良性经过。

学龄前期儿童的平均每日睡眠时间随年龄而逐渐减少，3 岁时睡 12—13 个小时，5 岁时睡 11 个小时，6 岁时每日睡 10 个小时。有些学龄前期儿童会出现一些睡眠问题，如不愿睡觉、梦魇、夜惊和尿床。不愿睡觉是很常见的现象，很多儿童晚上会以种种理由拖延上床睡觉，解决这个问题的重点在于重视从小建立规律的睡眠时间，养成良好的作息习惯。例如，每晚的活动内容大致相同，睡前至少半小时开始做睡觉的准备（洗澡、刷牙、去厕所等），调暗灯光，上床后听故事或听音乐等。儿童在睡觉时要抱一个宠物玩具或被子等柔软织物的现象十分普遍，这是学龄前期儿童进行自我安慰的常见方式。研究表明，4 岁儿童中至少有 70% 曾有过这种现象，至少一半是经常有；6 岁儿童中也至少有 1/4 的孩子经常有。国外报道学龄前儿童中 25%—50% 有过梦魇或夜惊，4—5 岁的儿童中有 40% 发生过梦魇，并有少数儿童 5 岁左右始出现睡行（梦游）。但经常性的失眠、噩梦或睡行在学龄前期儿童中并不常见，如果经常出现则要引起重视，应寻找原因，诊断是否为精神受到刺激。

## ·　第二节　3—6 岁学龄前儿童发展水平和评价　·

一个人的健康是指身体、心理和社会适应等方面的健全。学龄前期儿童身体的生长发育是衡量其健康状况的一个重要指标。研究表明，学龄前期儿童身体的生长发育受到遗传、环境、营养、锻炼、疾病等因素的影响，且学龄前期儿童身体的生长发育是一个复杂的过程，既存在一个共同模式，同时又存在明显的个体差异。教育工作者要了解儿童生长发育的共同模式和个体差异，掌握正确的测量方法，通过与发育正常标准数的分析比较，能对学龄前期儿童的身体生长发育状况作出正确的评价，并以此作为改善儿童健康的依据。教育工作者还在创设各种有利条件，增进学龄前期儿童的健康。儿童心理发育包括感知、运动、语言、认知、情绪、个性和社会等方面，儿童心理和行为的发育与体格发育相互影响、相互促进。

# 一、体格生长常用指标

## （一）体重的增长

3—6岁学龄前期儿童体重增长较前减慢，每年增长值约2千克。儿童体重的增长为非匀速的增加，观察体重的变化，时间不可过短。我们建议对3—6岁儿童每半年测量一次，每次测得的数据要记录下来，并与正常儿童的参照标准作比较进行评估，当然也要以个体儿童自己体重的变化为依据。

肥胖多见于婴儿期、5—6岁及青春前期，而评价肥胖首选指标国际上推荐体质指数（BMI），BMI＝体重（千克）/身高（米）$^2$，其实际含义是单位面积中所含的体重，表示一定身高的相应体重增长范围，间接反映体型和身材的匀称度。儿童的BMI随年龄而变，需要采用根据不同年龄和性别制定的BMI参照标准。BMI对≥2岁儿童超重肥胖的判断，要优于身高与体重。

## （二）身高的增长

3岁以上儿童可以立位时测量称为身高。立位测量值比仰卧位少1—2厘米。3—6岁儿童身高每年增长约6—7厘米。如果学龄前儿童每年身高增长低于5厘米，可视为生长速度下降。需要注意的是，身高方面的个体差异比体重要大，而且儿童身高与父母平均身高相关。但是短期的疾病与营养波动不易影响身高的生长。

影响身高的内、外因素很多，如营养、生活环境、遗传、体力劳动和精神活动等，也要考虑内分泌激素和骨、软骨发育不全的影响。例如，甲状腺功能减退引起的克汀病身材矮小且智力低下，软骨发育不全的小儿既矮又有四肢畸形，垂体性巨人症是由于垂体分泌异常所致。对于学龄前儿童来说，特发性矮身材身高低于同性别、同年龄、同种族正常健康儿童平均身高的2个标准差，排除内分泌疾病、心理情感障碍等导致的矮身材，建议一般开始治疗年龄为5岁。对于宫内生长落后的儿童，如果年龄≥4岁身高仍低于同性别、同年龄、同种族正常健康儿童平均身高的2个标准差时，可考虑用生长激素治疗（参照标准，如图15-3所示）。

中国2-18岁男童身高、体重百分位曲线图

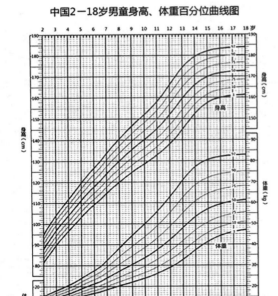

中国2-18岁女童身高、体重百分位曲线图

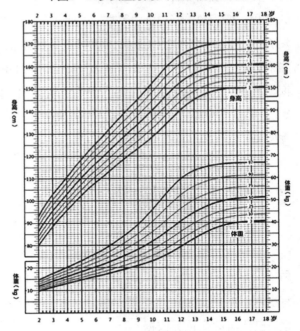

图 15-3　2015 年九市儿童采用根据不同年龄和性别制定的身高、体重参照标准

## （三）牙齿

对于学龄前期儿童到了 6 周岁，在牙列的最后面即在第二乳磨牙的后面萌出的牙，就是第一恒磨牙。胚胎 3—4 个月左右第一恒磨牙牙胚开始形成，出生时开始钙化，2—3 岁左右牙冠钙化完成，6—7 岁萌出于口腔内，上下左右各一颗，因其在 6 岁左右萌出，所以习惯称为"六龄齿"（如图 15-4 所示）。

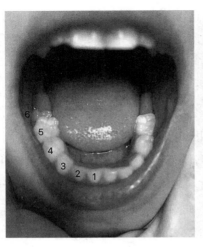

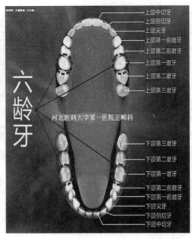

图 15-4　六龄牙

学龄前儿童易患龋齿。据调查，5岁儿童乳牙龋患率66%，而未治疗率97.1%。乳牙的牙釉质、牙本质较薄，食物残屑（主要是糖类）黏附在牙齿表面，与细菌、唾液混合，发生发酵反应生成酸，造成牙釉质表面脱钙，溶解，形成龋洞。钙化不良、排列不整齐的牙齿，易患龋齿。龋洞易达到牙本质深层，遇冷、热、酸甜等刺激，则有酸痛不适感。龋洞深入牙髓，可致牙髓炎；脓液积聚在髓腔内，压迫神经末梢，可引起剧烈牙痛（如图15-5所示）。

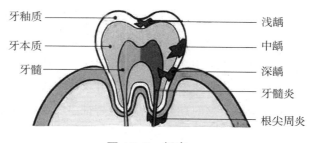

图15-5　龋齿

如果超过3周岁儿童乳牙还未完全萌出，为乳牙迟萌。个别乳牙迟萌，常是由于牙瘤或萌出间隙不足，妨碍牙齿萌出。全口或多数乳牙萌出过迟或萌出困难，则应考虑有无全身性疾病，如佝偻病、甲状腺功能减退、极度营养缺乏等。

## 二、能力发育

### （一）感知觉能力发育

视力在出生后逐渐发育，3岁儿童的视力为0.60，到5—6岁时视力达到1.00，并建立完好的立体视觉功能。对于学龄前儿童，强调要用动态的理念去观察儿童视力发展的进程。

儿童在2—3岁时已出现了最初的空间知觉，可分辨物体的近远，对一些物体的空间关系有了一定了解，如改变玩具的存放地点则会到原来的地方去找。形状知觉的发育很快，一般儿童3岁时已能辨别圆形、方形和三角形，4—5岁时能分辨椭圆形、菱形、五角形等。

在方位知觉方面，对方位的识别，3岁儿童已能辨别上、下方位，4岁儿童能辨别前、后方向，5岁开始能以自身为中心辨别左、右方位，到6岁时虽然能完全正确地辨别上、下、前、后四个方位，但以自身为中心的左、右方位辨别能力尚不准确。由于左、右方位本身具有相对性，准确的识别需经过较长一段时间，因此学龄前期儿童经常分不清"d"与"b"、"p"与"q"、"9"与"6"的情况，正常儿童9岁后就不会再常有这些错误。

时间知觉发育得比较晚。3岁儿童虽然知道"现在"和"等一会儿"、"马上"和"很久"等的区别，但是这种时间知觉是很不准确的，如分明很久以前的事情也会说成"昨天"和"刚才"。4岁儿童开始发展起时间概念，但也很不准确，需要依靠具体事例进行说明，如早晨起床、晚上睡觉。我国学者的研究显示，对一日之内较大的时间概念的掌握，如早、中、晚，4岁以前儿童的掌握水平较差，很多儿童还不能正确区分；而4—5岁则有较大的发展，对此要有正确的认识；5—6岁时逐渐开始对一周内的时序、一年内四个季节和相对时间的概念的认知。

### （二）认知能力发育

皮亚杰认为2—7岁是前运算阶段，随着信号功能或象征性功能的出现，儿童可以凭借象征格式在头脑里进行"表征性思维"。例如，进行各种象征性游戏，用词语表示某个人或某物，用一种事物代表另一种事物，在头脑中进行想象。延迟模仿、语言、扮演游戏角色、理解图片、绘画、搭模型等，这些活动和技能都体现出该阶段认知功能的发展特点。4—7岁属于前运算阶段的直觉思维时期，这时期儿童的思维特征主要是直接受知觉的事物的显著特征所左右，感知对儿童行为的影响要比事实的影响大。儿童思维的另一特征是"自我中心"，即看待事物完全是从自己的角度出发。但实际上，这时期儿童并非像皮亚杰认为的那样以自我为中心。3岁的儿童能认识到别人有内心想法，别人的需要和情绪与自己的不一样；4—5岁时，儿童能意识到内心世界的愿望和信念；5—6岁时，儿童开始理解别人在想什么，意识到错误信念等，能进行很简单的抽象和推理。

#### 1. 想象

想象能力在3—4岁时开始迅速发展，但这时的想象基本是自由联想，缺乏明确的目的，内容贫乏、简单，数量少，多数是片段、零散的，容易与现实混淆脱离现实。5—6岁的儿童有意想象和创造想象的内容进一步丰富，有情节，新颖程度增加，更符合客观逻辑。总之，儿童的想象在学龄前期最为活跃，几乎贯穿于儿童的各种活动中，如在游戏时儿童常常沉湎于想象的情景中，把自己当成游戏中的角色。在这时期，想象的突出特点是喜欢夸张，表现在夸大和混淆假想与真实两个方面，儿童常把自己想象的事情或自己的强烈愿望当成真实的事情，常被成人误认为是在"说谎"。总的来说，6岁前儿童在游戏时的有意想象水平较高，而在非游戏时的想象水平就很低。

培养儿童想象能力发展的要点：① 通过实物、图片、体验和观察来丰富儿童的表象；② 通过游戏和生活培养想象的基本技能，如绘画、手工、朗诵、唱歌等；③ 通过一些方法，如讲故事、补画面、提出问题，培养儿童的有意想象能力；④ 通过听音乐等丰富儿童的想象力。

#### 2. 观察力

学龄前儿童初步形成了观察力，其特点是观察的时间较短，只注意事物表面的，明显的、面积较大的部分。在教育的作用下，儿童的观察时间逐渐延长并细致化，开始发现事物内部之间的关系发展。

### 3. 求知欲

儿童的求知欲在幼儿期迅速发展起来，表现为好奇、好问，这种特点将持续整个儿童阶段，在学龄前期最为突出。年幼儿童的好奇感还会表现出"破坏"行为，如喜欢拆卸东西、用剪刀剪东西、反复开关电灯和电视等。

### 4. 注意力

学龄前期儿童一般是无意注意占优势，注意时间短、容易分散，注意的范围小。注意容易转移，并经常带有情绪色彩，任何新奇的刺激都会引起他们的兴奋，分散他们的注意。但如果重视学前教育和培养，儿童的有意注意可提前迅速发展起来。5 岁左右时儿童开始能独立控制自己的注意力；5—6 岁时能集中注意的平均时间为 15 分钟左右。一般来说，3 岁儿童一般只注意事物的外部较鲜明的特征；4 岁时开始注意到事物不明显的特征、事物间的关系；5 岁后能够注意事物的内部状况、因果关系等。

培养儿童注意力发展的要点：① 加强目的性的教育；② 排除外来干扰；③ 有意注意和无意注意两者交替进行。

如果学龄前儿童有出现注意障碍、活动过度、冲动及伴有学习困难、情绪和行为方面障碍，应考虑存在注意缺陷多动障碍的可能。

### 5. 记忆力

3 岁儿童可再现几周前的事情，4 岁儿童可再现几个月前的事情，一般情况下人们的回忆最早只能追溯到 3—4 岁。3 岁前的记忆主要是无意性发展，凡是儿童感兴趣的、能给人带来鲜明强烈印象的事物就容易记住。一般来说，在儿童 3—4 岁时有意的记忆会在外部的要求下出现并逐渐发展起来，如要求背诵儿歌、记住简单的委托。5 岁以后儿童能运用简单的记忆方法来帮助记忆，如重复、联想。对于学龄前期儿童，机械记忆占主要地位，无意记忆的效果优于有意记忆的效果，而且是以无意的形象记忆为主。学龄前儿童的暗示性比大龄儿童和成人都高，容易受成人语言暗示的影响，即使一件没有发生的事情，在被多次问过以后，许多儿童都会说发生过。如果家长给了儿童错误的信息，儿童更容易将其融合进自己的记忆中，而且保持相当长的时间。因此，家长要重视给儿童正确的信息，避免误导。学龄前期儿童记忆的特点是记得快、忘得快，记忆精准性差，但在这时给儿童一些记忆训练，入学后面对大量需要记忆的东西则不会感到十分困难。例如，学习背诵一些儿歌、诗词，背诵时要注意形象化和发挥儿童的想象。尽管儿童不能完全领会意思，但这种训练对提高记忆能力并奠定今后的知识基础有一定的益处。儿童在积极的情绪状态下记忆能收到良好效果，因此，家长要重视激发儿童的学习兴趣和积极性。

注意和记忆两者关系密切。培养儿童记忆发展的要点：① 明确识记的目的性和培养儿童有意记忆的能力；② 培养儿童在积极的思维过程中识记材料，丰富知识经验，培养儿童意义识记的能力；③ 帮助儿童采用多种方法进行识记，应用直观教学，加深记忆；④ 通过游戏或活动，在良好的情绪下提高儿童记忆的积极性。

### 6. 思维能力

学龄前期的思维特点是具体形象思维，表现为具体形象性和进行初步抽象概括的可能性。此时的思维主要依赖事物的具体形象或表象以及它们的彼此联系来进行，并不依靠对事物内部或本质之间的理解。如儿童看到比他年龄小的叔叔，他不肯叫，因为在头脑中比他年龄小的是弟弟，而叔叔总要年龄比他大。儿童在 5—6 岁时，逐渐出现抽象概念思维，儿童渐渐学会分析、综合、比较、抽象、概括来掌握各种概念，使思维具有一定的目的性、方向性、灵活性、批判性，并在以后的年龄段不断发展提高，逐步形成独立思考的能力。

思维的发展总是经过直觉行动思维、具体形象思维和抽象逻辑思维的过程。培养儿童思维发展的要点如下：① 开展丰富的游戏活动和形象化的教育；② 在方法上要采取启发式，要结合儿童当时的知识水平，引导儿童自己去思考问题，鼓励儿童发现问题与提出问题，并耐心回答他们的各式问题；③ 通过游戏活动或直观体验积极调动儿童思维的积极性，发展儿童分析问题和解决问题的能力；④ 鼓励儿童看幻想性书籍；⑤ 培养思维的灵活性，引导儿童从不同角度去思考问题，培养儿童思维的灵活性和发散性，鼓励逆向思维等。

### 7. 学习能力

学龄前儿童乐意参与共同学习活动，通过模仿、社会支持和他人引导来获得学习技能。当给学龄前儿童新的或复杂的任务时，提供结构化的方法可以帮助他们学得更好，比如将任务分解成小的容易完成的片段，并且给予充分的鼓励和表扬。这些策略与促进儿童认知发展的理论一样，是帮助儿童学习处理问题的基本模式，便于儿童将这类模式应用到将来类似的情景中。

### （三）动作能力发育

儿童的肌肉发育到 3 岁时，大肌肉已有较大的发育，且比小肌肉的发育快。肌肉的发育，为运动和耐力的发展打下了基础。

### 1. 大动作方面

儿童在 3 岁时能单脚站立数秒，会单脚上楼梯；能从 40 厘米高处跳下；会向上跳；会用脚尖走路。3 岁半时儿童能准确地将球扔向目标，投掷时能扭转身体但仍然只会用手臂，不会用双腿协助发力作出协调的投掷姿势；能双脚跳跃；也能足跟对着足尖走直线。4—5 岁时儿童能单脚下楼梯，可用脚尖站立。5 岁时儿童能在平衡木上走，从 3—4 级台阶上跳下。

### 2. 精细动作方面

3 岁儿童能模仿画圆形和"十"字，会使用一些"工具性"玩具，如用小锤子敲打小柱子，开始用筷子进餐，会使用剪刀，能搭 9—10 层积木，在别人帮助下会穿衣等。4 岁儿童模仿画方形，画人至少能画出 3 个部位。4—5 岁能基本自己穿衣服，并能穿鞋带、剪纸。5 岁儿童能用笔学习写字，临摹自己名字，画一个开放的方形和相切的圆，可以折纸、剪复杂图形。

学龄前儿童在动作发展的快慢上存在一定的个体差异，而教育和训练对儿童的动作发展有很大的促进作用，但这种作用也有局限性，而不是无限的。因为动作发展取决于机体的生长发育的情况。需要注意的是，教育和训练必须遵循儿童的发展规律，要求太低固然不能促使儿童的发展，但要求太高不仅无益，反而有害。

### （四）语言能力发育

学龄前阶段是儿童言语能力迅速发展的时期。评估学龄前儿童语言的发展，主要从语音、语义、句法和语法几方面进行，具体体现在对词汇和语句的掌握和应用中。中国儿童对词汇的掌握，3 岁时为 1 000 个，4 岁时为 1 600 多个，5 岁时 2 500 多个，6 岁为 3 500 多个，其中，4—5 岁的儿童年增长最快为 73%。儿童从 3 岁开始已基本掌握母语的口头语言，但常有病句出现，言语开始连贯但连贯语句的比例还较少。3 岁儿童经历了简单句向复杂句发展的过程，会话性言语开始发展，但主要是对话言语，回答简单的提问较多，有时也自己提问。4 岁时儿童已经会说较多复杂的语句，出现介词（"上面""下面"等）、代词（"你""我""他"等）、条件句（"如果……，那么……"）、连接词（"因为……""所以……"）等。4—5 岁时，儿童的语言发展较快，表达的内容也较丰富，基本掌握了各类词汇和各种语法结构，词义逐渐明确并有一定的概括性，言语越来越连贯，会讲故事、复述简单事情，表达自己的思想和愿望，可自由地与他人交谈、争辩、评论事件甚至"说谎"。

自言自语是儿童语言发展过程中的必经阶段，是儿童学龄前时期中最常见的语言现象，一般有游戏言语和问题言语两种形式。游戏言语是指边活动边自言自语，在儿童 3—4 岁时出现。问题言语是指儿童在遇到困难、产生怀疑时的自言自语，在儿童 4—5 岁时出现。

一般到 4—5 岁，儿童可以获得基本语音的正确发音。由于发育尚未成熟，学龄前儿童的言语中常出现口齿不清、发音含糊和口吃，这些现象往往越紧张越严重，甚至持续到上小学。口吃一般是由于发声器官紧张或言语功能不成熟造成的，随着词汇量增多、语句复杂，儿童很想用语言来表达自己，有时急于表达自己的想法，但因发育不够成熟，表达能力跟不上思维发展的速度，于是出现口吃。学龄前儿童在语言发育过程中的口吃现象可间断出现或持续几个月，一般来说，男孩多于女孩。2—3 岁和 5—7 岁是儿童口吃发生的两个年龄高峰，一般不需特殊矫治，但应适当关注、避免指责、耐心引导，经过恰当的处理，绝大多数口吃会逐渐转为正常。对于发音含糊、口齿不清的情况，如果在儿童 4 岁时还经常明显地出现，应及时检查原因并进行治疗，否则会对儿童的社会交往和自尊产生不利的影响。研究发现，4 岁以后的语音缺陷与发育性阅读障碍高度相关。

语言的发育既与先天的大脑皮质语言中枢的发育有关，也与后天的环境有密切关系。经济水平高、儿童读物和成人的交流互动对儿童的语言发育均有促进作用。语言发育的不成熟或迟缓，常会引起儿童的一些行为问题，如发脾气、社交退缩等。在语言迅速发育的时期，教育者应重视为儿童提供良好的语言环境和表达机会，如多给儿童听故事、讲故事，以丰富其词汇量和言语内容；再如，多给儿童提供轻松的发言机会，以促进其句子结构的完善、发展言语的惯性。

## 三、情绪、自我调控及个性和社会性等的发育

调控和互惠性交往是学龄前期儿童情绪和社会发展的主要任务。儿童必须学会调控自己的冲动、情感和行为。例如，在与其他人的交往中，儿童需学会不要打人、咬人、抓人或扔玩具等，会控制自己的情绪。学习与别人交流的能力在学龄前期也很重要。例如，如何在游戏中与同伴协商、合作，以共同完成游戏任务。儿童逐渐产生和理解内部心理表征的能力，如愿意交朋友并与朋友玩，赞成别人，并表示出同情和怜悯，在解决与同伴和家人的问题时会用简单的谈判技术等。

### （一）情绪

学龄前期儿童的情绪体验已相当丰富，一般成人体验到的情绪、情感大都已被体验，经历过发怒、焦虑、羞怯、嫉妒、兴奋、愉快、挫折、悲伤和快乐等情绪，还逐渐发展出信任、同情、美感、道德等较高级的情感。儿童的情绪控制能力得到发展，情绪保持的时间比幼儿期要长，但仍以不稳定、易多变为主要特点。由于认知发展的不完善，从3岁开始儿童想象发展迅速，常见的害怕和焦虑内容为对想象中的事物，对动物、黑暗、嘲笑、有伤害性的威胁等害怕增加。由于儿童的语言尚未发育得很好，3—4岁儿童有时为了表达感受、发泄不满和被激怒时，常常要发脾气，但随着语言的发育和控制力的提高逐渐减少，一般儿童到5—6岁时就很少发脾气了。由于很多学龄前期的儿童倾向用行为表达情感，所以家长和教师很有必要从儿童的行动中寻找真正的动机。

儿童的社会关系主要是家庭成员和同伴。在亲子关系中，儿童尽管对父母仍然很依恋，在一般的环境中，分离的焦虑减轻了很多，依恋形式发生了变化。3—4岁的儿童与家长分离时，能与家长达成协议，尤其对于安全依恋型的儿童，与他们讨论"何时回来""回来后一起做什么"，等家长离开后他们能通过想象这种临别协议来克服焦虑，想象妈妈走时说的"你睡醒后我就回来""我回来后给你讲故事"这类的话。然而，不安全依恋的儿童很难与家长协商，也不能表达出自己的真实感受，他们或是出于对家长的畏惧，十分在意家长的情绪和要求，显得十分顺从；或是通过哭闹、发脾气令家长妥协，学会了"操纵"家长。儿童与家长的依恋关系，在一定程度上影响其与同伴的关系，安全依恋型的儿童更容易与同伴

发展起相互合作的关系。随着年龄的增长，儿童逐渐从自我中心化，逐渐发展到对他人的责任感。

培养儿童良好情绪发展的要点：① 生活上给予关爱、爱护，提供营养丰富的食物，保证充足的睡眠、有规律的生活制度；② 除了满足生理上的需要外，还应当经常和儿童交往，并提供必要的玩具；③ 创设愉快的家庭生活、融洽的家庭氛围，避免情绪高度紧张；④ 提供多样化的活动和适当的社交机会。

### （二）自我调控

学龄前期儿童的行为冲动性仍占主要地位，但对外部行动的自我控制和调节的能力迅速发展，如 6 岁儿童的自我控制力就比 3 岁儿童有很大提高。3—4 岁的儿童很喜欢简单地说"不"来违抗大人的要求；而 5—6 岁的儿童不愿服从大人的要求时，会以更复杂的语言与大人协商。绝大多数儿童满 3 岁后进入幼儿园，由于在新的集体环境中必须要遵从集体的各种规章制度，遵守各种游戏规则，与其他小朋友和睦相处、建立平等的伙伴关系，因此控制和调节自己情绪的能力迅速得到发展，逐渐获得了忍耐、自制、坚持等品质。此外，随着独立生活能力的提高，学龄前期儿童能在成人的要求下做一些并非自愿和有兴趣的事情。随着自我的控制和独立感发展，儿童能建设性地参与同伴的活动，将一部分对家长的依恋转向了同伴。

自我调控可表现为抗拒诱惑和延迟满足，即有意识地抑制不符合客观要求的愿望或受大人禁止的行动，能根据某种要求等待或延搁一种行为，或延缓满足当前的某种需求。3 岁以后，儿童开始能抗拒引诱和延迟满足。在等待满足的过程中，学龄前期儿童耐心等候满足的时间短暂，难以超过 15 分钟，他们很少能主动采取分散注意的方法，需要在成人的帮助下用唱歌、做游戏等分散注意的方法才可以延长等候时间。5—6 岁时，儿童对强烈情绪的控制能力有很大的进步，遇到挫折时，很少动辄大哭或生气时打人、摔东西。自我调控能力是一个较稳定的属性，与以后的社会适应和行为有很大关系，缺乏调控力的儿童在上学后容易适应不良，出现冲动控制、攻击、反社会等问题。家长的行为影响着儿童的自我控制能力的发展，对儿童控制太多会影响他们的探索性，控制太少则容易导致儿童缺乏管理，不能获得交往所需要的社会技能。实践证明，家长如果能对儿童解释为什么应该做或不应该做，儿童的自我调节控制力就比较好；如果家长不解释，而是对儿童发怒、进行限制，那么儿童就会更加对立、具有攻击性。

### （三）个性和社会性

#### 1. 个性的发展

弗洛伊德认为 3—7 岁属于生殖器期，儿童在行为上开始出现性别之分，出现了对异性父母的偏爱。即恋母情结或恋父情结，它使本我和自我产生冲突，冲突的结果往往是儿童去模仿同性父母，并使之内化为自己人格的一部分，如男孩将来形成男子气的人格、女孩形成女子气的人格。

艾里克森认为4—6岁是主动性对内疚的时期，如果父母鼓励儿童的独创性行为和想象力，积极支持儿童的游戏和智力活动，那么儿童会以一种健康的独创性意识度过这个阶段；相反，若父母讥笑儿童的独创性行为和想象力，认为儿童的活动是笨拙的，那么儿童就会对自己的活动缺乏信心和自主性，容易产生内疚感。3—6岁的儿童在与成人和同伴的交往中，开始对自己形成一定的看法，一直受到周围人积极评价的儿童往往会形成自信感和良好的自尊，而经常受到否定评价的儿童则易产生自卑感和孤独感，这个时期形成的个性倾向性常常是一个人个性的核心部分。艾里克森认为游戏是儿童自我形成的一个重要手段，游戏具有学会自我控制、自我教育和自我治疗等作用，利用游戏可以补偿失败、挫折带来的痛苦。

学龄前儿童的性格尚未定型，应及早培养良好的性格，要点如下：① 发扬儿童积极的性格特征，消除消极的性格特征；② 父母的养育态度对儿童性格形成有重要影响（如表 15-1 所示），父母要注意自己的榜样作用；③ 创造良好的生活环境，培养儿童良好的情绪和积极主动的生活态度；④ 从小给予儿童良好的道德教育。

**表 15-1　父母的养育态度与孩子的性格**

| 父 母 态 度 | 孩 子 的 性 格 |
| --- | --- |
| 民主 | 独立，大胆，机灵，善与人交往、协作，有分析思考能力 |
| 过于严厉，经常打骂 | 顽固，冷酷无情，倔强或缺乏自信心及自尊心 |
| 溺爱 | 任性，缺乏独立性，情绪不稳定，骄傲 |
| 过于保护 | 被动，依赖，沉默，缺乏交际能力 |
| 父母意见分歧 | 警惕性高，两面讨好，易说谎，投机取巧 |
| 支配性 | 服从，依赖，缺乏独立性 |

### 2. 气质

学龄前期儿童在人际关系、社会行为和个性方面的个体差异比幼儿期更明显。有的儿童顺从、易管教，有的儿童则具有高度攻击性、对立、难管教；有的儿童羞怯、退缩，而有的儿童则对人友好、喜欢交往，这些差异不仅与天生的气质有关，还与幼儿期形成的依恋类型、父母对儿童的养育方式有关。研究发现，在学习自我控制阶段，3—4岁的难养型儿童的问题较多，他们在上学后的攻击、违纪等问题也更多。但是，如果家长对儿童关爱、支持性好，养育方法恰当，难养型的儿童也可能不会出现这些问题。

### 3. 交往能力

随着认知能力和语言能力的加强，学龄前儿童与他人的交往能力较前有了明显的发展。3岁时儿童能和小朋友一起玩简单的游戏；逐步建立自己的生活规律，开始懂得区分安全和危险。4岁时儿童能和年龄较大的小朋友一起玩有想象力的游戏，开始意识到自己的责任，愿意帮助别人，承认错误。5岁时儿童喜欢和幼儿园的朋友交往，能有效建立相互的游戏主题，在一个精心策划的游戏中，创造并玩扮演很多角色的游戏，同时对故事线索也有了准确的理解，也喜欢玩有比赛性质的游戏；开始懂礼貌，帮助成人做简单的家务。

### 4. 自我意识

自我概念、积极情感以及人格效能的发展是儿童能力不可缺少的条件。2.5—4岁的儿童能理解并能应付日益复杂的自己或他人的意图、愿望和情绪。思维和更复杂的交流能力支持着儿童的情绪和社会发展。

儿童自我意识表现在能够独立意识到自己的外部行为和内心活动，并能恰当地评价和支配自己的认识活动、情感态度和动作行为，由此逐渐形成自我满足、自尊、自信等性格特征。儿童良好的自我意识受多方面的影响。如果家长尊重自己的孩子，对他们采取鼓励、支持的态度就能助长孩子的自信心，而对孩子过分保护、严加控制或忽视、冷漠则会促成他们形成不好的自我意识，如消极和自卑。儿童自我表现的积极性很高，他们会为了满足自己的需要而努力采取行动改变周围环境。

4岁左右的儿童已经建立起有意义的自尊感，也就是自我的评价，如"我是个好（坏）孩子"。家长的教育方式在孩子自尊的形成中至关重要，如果家长对孩子是温暖、支持、民主的，则孩子的自尊比较高，也更有利于自尊的形成。儿童5—6岁时能有意识地把自己同其他儿童做比较，进行独立的自我评价，并评价他人。但是，这个阶段儿童的自我评价往往从情绪出发。儿童对自身的评价随年龄的增长越来越敏感，并且逐渐发展到较客观的评价，如"我跑得比某某快"。如果大人经常将孩子与其他人比较并说别人好，孩子则会形成自己不如别人的感觉。为此，对学龄前儿童来说，家长和教师应注意独立性、主动性和自主性的发展和培养。

### （四）性别角色

学龄前期儿童最有特点的一个方面是性别感的发展，包括对性别概念的理解和性别角色的认同。尽管2岁多的幼儿已能从外表识别男、女，但4—5岁时才能比较准确地理解性别的概念，知道性别是固定的，如即使男孩穿了女孩的衣服也仍然是男孩、女孩长大了做妈妈，开始将性别与人格特点联系起来，如女孩听话、男孩淘气。

性别角色的发育在大多数民族中基本相似，儿童在完全认同性别概念之前就出现了行为上的性别倾向。3—4岁的儿童在玩具选择、活动特点上明显地表现出了性别倾向，如喜欢与同性别的小朋友玩，女孩喜欢娃娃、喜欢玩"过家家"游戏；男孩喜欢玩具汽车、喜欢搭积木和打斗的活动。5—6 岁的儿童更加领会了性别的永恒性，遵循对性别的要求去做男孩应做的事情或女孩应做的事情，如男孩遇事不哭，女孩应文静。6 岁开始儿童知道性别是天生的，而不是后天教育的。在儿童的相互关系中，也存在着性别上差异，学龄前期儿童多数喜欢与同性伙伴在一起，而且男孩之间和女孩之间的相处方式也有差异，如女孩之间比较相互支持、容易达成一致意见，喜欢提建议；而男孩之间更喜欢限制别人，让别人服从自己，喜欢命令。

学龄前期是儿童性别认同的关键时期，不能有性别歧视，但也不能忽视性别差异。如果儿童经常被打扮成异性的样子或长时间生活在缺乏同性别的环境中，则不能形成正确的性别认同，还可能会产生性角色混乱，甚至对长大后的心理状态会造成影响，如异性化。

### （五）道德和精神发育

儿童社会化的核心内容就是成为一个有道德的人，能遵守社会规定的道德规范和行为准则。道德行为规范主要包括两个方面：一是不做社会规定不允许做的事情，二是去做社会规定应该做的事情，即避免反社会行为和提倡亲社会行为。

学龄前期儿童道德产生的基本前提是学习自我控制和分享。家长需要教孩子学习行为规范和价值标准。对孩子的态度和养育方式、家长的人格特征都会影响孩子的行为规范和价值标准的形成。孩子的模仿性游戏和象征性行为都可以反映出家长或其他人对孩子的影响。人际之间的相互关系是道德产生的关键因素，如果家长尊重别人，那么孩子对他人的态度也很可能是尊重的；如果家长的要求是自私、苛刻、武断、缺乏合作性，那么孩子就体会不到人与人之间的相互关系，不能从自我中心提升到与人分享。学龄前期儿童容易接受一致性的东西，且容易受到家长反馈的影响，如果家长说的和做的不一致，或者社会所提倡的与家里发生的有分歧，儿童就会感到茫然，不知道哪个是应该遵守的，会出现"不被接受的行为"。

道德包括道德认知、道德情感和道德行为三部分。儿童的道德认知主要是指儿童对是非、善恶行为准则及其执行意义的认识，皮亚杰把儿童道德认知发展分为无律（0—5 岁）、他律（5—8 岁）和自律（8—11 岁）三个阶段。从出生到 5 岁，这时期儿童的道德价值十分混乱，无道德标准，他们的行为没有涉及道德意识，也称"前道德期"。但 3 岁的儿童经常会对规则感兴趣，并越来越遵守规则，对伤害到他人或明显引起他人不满的行为比较敏感，并觉得内疚。随着儿童自我概念的发展，他们明显地感到自己应受到尊重。如果体验到过多的内疚和羞愧，就会感到自己是道德的失败者；如果没有体验到内疚和羞愧，也不能发展起对他人的责任感，不会关心他人的权利和感受。在道德产生的初期，儿童会用语言来调节自己的行为，如当想要打人时，会说"不能打人"，并逐渐将这些语言内化为道德意识。皮亚杰的关于儿童道德认识的发展阶段具有一定的普遍意义，但事实上，儿童实际的发展有时比皮亚杰所发现的更为复杂。家长和社会的价值观会对儿童产生明显的影响，因此，在学龄前期儿童的游戏中经常折射出家长言行的作用。

在对道德的判断方面，儿童道德认识的发展是从具体到一般，从以自我为中心、只关心直接的后果到逐渐关心别人的利益、愿望与要求。学龄前期儿童的道德价值受外界支配，主要来自事物的外部特征或权威。例如，他们对教师的绝对服从，为避免惩罚而服从，会根据行为后果判断好坏。同时，他们又比较以自我为中心，以什么事情都应满足自己、符合自己的意愿，认为满足需要的动机就是正确的，当事与愿违时就经常出现为争取独立而进行的"战争"。为此，家长和教师利用表扬—奖励、表扬—说明的方法，能有效地促进儿童道德认识的成熟过程。

儿童在觉察他人的情绪反应时，具有理解和共享别人感情的能力，如看到别人痛苦的表情也会表示出关心，这种情感共鸣是道德情感发展的基础。道德情感是人的道德需要是否满足所引起的一种内心体验，它渗透在人的道德认识和道德行为之中，但学龄前期儿童尚未形成明显的主动道德体验。

儿童受认知发展所限，难以接受抽象的道理，道德的培养常采用以下几种方法：① 榜样示范：利用儿童具有很强的模仿学习的能力，家长、教师应当以身作则，提供学习道德的榜样。② 坚持说服教育的方法：避免简单粗暴的惩罚，采取儿童易接受的方式（故事、儿歌、游戏等）耐心说服教育。③ 行为训练：不断地强化儿童的道德行为，使儿童养成各种符合道德规范的习惯，如热爱劳动、遵守纪律。

## 四、神经心理发育评价

### （一）常用发育筛查方法

常用的发育筛查方法，除了上一章介绍的丹佛发育筛查法、年龄及发育进程问卷之外，还有以下三种方法。

#### 1. 儿童智能筛查测验量表

儿童智能筛查测验量表适用于6岁以下儿童。该测试表由一般情况和正式测验两部分组成。其中，正式测验部分包括运动能区、社会适应能区和智力能区3个能区，共120个项目。根据正式测验3个能区的得分计算出发育商（development quotient，简称DQ），根据智力能区得分计算出智力商数（mental index，简称MI）。

#### 2. 入学合格测验

入学合格测验又称学前儿童能力筛查，简称"50项"。该测试简单易行，评分标准容易掌握，并具有较好的信度和效度，可供儿童保健医师和幼教工作者使用。该测试适用于4—7岁儿童，目的是了解儿童的一般智力发育水平，可以作为儿童能否入学的参考。

该测试的内容包括问题和操作两大类，共50项测试：① 自我认识能力13项，如说出自己的姓名、家庭住址，指出身体部位等；② 常识5项，如辨别颜色、指出食物来源等；

③ 运动能力 13 项，如单足站、穿衣裤、使用筷子等；④ 记忆能力 4 项，如复述数字、故事等；⑤ 观察能力 6 项，如指出图画缺损部分；⑥ 思维能力 9 项，如日期、左右概念等。

结果判读：每答对一题得 1 分，总共 50 分。根据所得的总分查表得智商，以此评估儿童的智力是否正常、异常还是可疑。

### 3. 图片词汇测验

图片词汇测验是美国智能不足协会所介绍的 9 种智能测试之一。中国广泛使用的是由上海新华医院郭迪教授修订版本，适用于 3 岁 3 个月到 8 岁 5 个月的儿童。该测验主要测试儿童听觉、视觉、词汇理解、注意力及记忆力等。因该测验不需要用语言表达，特别适用于有语言障碍、脑损伤伴运动障碍的儿童或胆小、注意力易分散的儿童。该测试结果不能全面反映儿童智力水平，而侧重语言理解能力。

## （二）语言、社会情绪、行为发育筛查

儿童气质评定量表（中国学龄前儿童气质量表）适合 3—7 岁儿童。每份问卷包含 76—100 条目，同一问卷的各个维度所包含的条目数不同。每一条目的计分方法分为"从不""偶尔""很少""有时""经常""总是" 6 个等级。该量表可帮助临床医师了解儿童的心理行为特点，但仅靠问卷结果是不够的，应该与照护者深入交谈，结合儿童的实际情况进行分析。

## （三）诊断性测验

### 1. 韦氏幼儿智力量表

韦氏幼儿智力量表适用于 2 岁半至 6 岁 11 个月儿童的智力测试。根据年龄分为两个表：① 2 岁半至 3 岁 11 个月：由言语理解、知觉推理和工作记忆 3 个合成分数构成总智商。② 4 岁至 6 岁 11 个月：有言语理解、知觉推理、流体推理、工作记忆和加工速度 5 个合成分数构成总智商。

判断结果：总智商平均为 85—115，115 以上为高于平均智力，70 以下可考虑为智力低下。

### 2. Peabody 运动发育量表

Peabody 运动发育量表适用于 0—5 岁的儿童，可用于运动发育迟缓的评价，也适用于脑瘫的运动功能评价，还可用于儿童运动康复评定。测试结果以大动作、精细动作和总运动的发育商来表示。该量表还有配套的运动发育干预训练方案，根据评测结果可以确立训练目标和训练方案。运动训练方案详尽而又具体，体现了以家庭和患儿为中心的康复理念。

### 3. 康氏儿童行为量表

康氏儿童行为量表包括父母问卷、教师用量表和简明症状问卷。它适用于 3—17 岁儿童，主要用于评估儿童行为问题，特别是儿童注意缺陷多动障碍。其中，教师用量表包括 28 个条目，含多动、注意力缺陷—冲动和品行问题 3 个因子，这些因子反映了儿童在学校的常见问题。

## 第三节　3—6岁学龄前儿童发展促进措施

### 一、能力的发展

儿童的很多能力都是在学龄前期开始发展起来的。每一次成功都会给儿童带来自信，失败则会削弱其自信。有许多内因和外因都会影响儿童能力的发展。其中，内因有遗传、脑神经、行为的发育。例如，严重的疾病（如进行性肌营养不良）会导致行为的退化；对于具有消极情绪、适应不良、反应强度高的儿童，一般会与环境产生对抗；儿童各种程度的神经功能障碍都会使自我调控能力减弱，导致易激惹、睡眠问题、经常发脾气。为此，明确学龄前期儿童发展的任务，家长需要采取一些措施促进儿童能力的发展（如表15-2所示）。

表 15-2　儿童发展促进措施

| 儿童能力的发展 | 家长如何帮助 |
| --- | --- |
| 巩固对自己和重要人物的基本信任感 | 信赖、一致、责任心和尊重 |
| 获得对人、事、常规等的心理表征 | 参与儿童关于人和过去事件的交谈，鼓励假扮性游戏，一起读书 |
| 获得大运动能力 | 鼓励挑战运动技能的探索和活动 |
| 发展精细运动能力 | 提供机会玩泥土、水、积木、模型、绘画 |
| 获得与他人合作和积极的同伴关系 | 鼓励同辈间的玩耍、游戏、交流 |
| 获得任务所需的坚持和注意能力 | 训练注意，限制不利注意的活动（如看电视） |
| 获得自我控制和自我调控的技能 | 学习自我平静，采用"隔离"方法 |
| 获得自我照顾和独立如厕的能力 | 鼓励独立 |
| 与家庭成员的亲近、互惠关系的发展 | 花时间听儿童讲，对儿童的情绪敏感，一起玩，避免利用儿童达到自己的目的 |
| 交谈能力 | 相互性交谈，使用正规的语言，同伴游戏 |

学龄前期儿童喜欢看动画片，善于模仿电视中的形象，使得一些不良的言行和道德观念很容易传播给儿童，特别是暴力形象的影响。如果儿童形成长时间看电视的习惯也必然会减少探索性和创造性游戏的时间，因此，家长必须严格控制儿童看电视的内容和看电视的时间。

## 二、学龄前期心理卫生发展促进措施

大多数儿童的学龄前期是在幼儿园中度过的。儿童在进入幼儿园的初期，将要接受亲子分离与适应新环境的双重心理压力，这时教师应特别关注这些刚入园的儿童，给予他们母亲般的护理、照顾，帮助儿童适应集体环境，逐渐建立良好伙伴关系。教师还应指导家长培养孩子的自制能力和良好的习惯，以便适应幼儿园的集体活动。家长也要关注儿童的分离焦虑情绪，引导他们进行适当的表达，妥善处理和缓解消极情绪。

学龄前期是性格的形成期，家长和教师应当抓住这个时期帮助儿童养成良好的性格。家长的教育态度对儿童性格的形成尤为重要。有研究表明，欲望长期得不到满足，是引起儿童性格不正常或不成熟的最大原因。一般来说，通情达理、关心、爱护、民主的父母，培养出来的孩子自信、独立能力强、善于处理相互冲突；而喜欢惩罚、过分限制的父母，培养出来的孩子往往过分运用心理防御机制，变得怯懦或顽固；如果父母一味溺爱、迁就，培养出来的孩子任性、爱发脾气、怕困难等。因此，教师应指导家长从小培养孩子积极的性格特征，对孩子的需求给予敏感的、适宜的、正确的反应，使孩子生活在一个民主、和睦、互相给予爱的家庭环境之中，为孩子良好性格的形成提供有利条件。

## 三、学龄前期儿童的健康保健

### （一）关注生理现象

对于学龄前期儿童一些生理现象，我们首先应明确该现象是正常的还是异常的，如夜间尿床。5 岁前的儿童尿床是正常现象，4 岁时大约 1/4 的儿童至少还偶尔尿床。儿童 5 岁以后仍经常尿床则称为遗尿，需要到医院检查、治疗。如果已经不尿床的儿童又经常尿床时，应检查有无精神因素。

### （二）口腔保健

口腔保健是预防口腔疾病、增进身体健康的重要环节。学龄前期儿童口腔保健的重点是保护乳牙和第一恒牙，以利于儿童口腔的正常生长发育和恒牙的正常萌出。口腔保健的内容主要包括以下几方面：

1. 大力开展口腔保健教育

（1）基本的口腔卫生常识。2—3 岁以上的儿童应知道吃糖过多、不讲口腔卫生易患龋齿；应多吃对牙齿保健有益的食品，如五谷杂粮、牛奶、蔬菜、鱼肉、水果、蛋等，少吃或不吃零食。儿童每人每天用糖量不超过 30 克为宜，用糖次数每天不超过 3 次，提倡只在正餐时食用，食后立即漱口或刷牙。

（2）口腔清洁。家长应注意儿童的口腔清洁，尤其在每次进食以后。3 岁以后，家长和教师可开始教儿童自己选用适合儿童年龄的牙刷，用最简单的"画圈法"刷牙，其要领是将刷毛放置在牙面上，轻压使刷毛屈曲，在牙面上画圈，每部位反复画圈5次以上，使牙齿的各个面（包括唇颊侧、舌侧及咬合面）均应刷到。此外，家长还应每日帮儿童刷牙1次（最好是晚上），以保证刷牙的效果。当儿童学会含漱时，建议使用儿童含氟牙膏。

（3）健康教育。对于有口腔不良习惯的儿童，以健康教育为主，家长和教师可通过心理诱导方法，劝说和帮助儿童自行纠正包括吮指、吐舌、咬唇或咬物、口呼吸、偏侧咀嚼等口腔不良习惯，以预防各种错颌畸形。

### 2. 定期进行口腔检查

儿童应该在第一颗乳牙萌出后6个月内，由家长选择具备执业资质的口腔医疗机构检查牙齿，请医生帮助判断儿童牙齿萌出情况，并评估其患龋病的风险。此后每半年检查一次牙齿。

### 3. 儿童口腔保健适宜技术

（1）局部用氟防龋齿。3岁以上儿童可接受由口腔专业人员实施的局部应用氟化物防龋措施，每年2次。对龋病高危儿童，可适当增加局部用氟的次数。人体摄入过量氟也可以导致一些副作用，因此氟化物的推广应用，适合于在低氟地区、适氟地区以及在龋病高发地区的高危人群中进行。

（2）窝沟封闭。窝沟封闭是预防磨牙窝沟龋的最有效方法。家长应选择由口腔专业人员对儿童窝沟较深的乳磨牙及第一恒磨牙进行窝沟封闭，用高分子材料把牙齿的窝沟填平，使牙面变得光滑易清洁，细菌不易存留，达到预防窝沟龋的作用。需要提醒的是，窝沟封闭后还应好好刷牙，在进行定期口腔检查时，如果发现封闭剂脱落应重新封闭。

### 4. 积极治疗已经发现的各种口腔疾病

（1）龋齿。龋齿是多因素疾病，主要包括细菌、饮食、唾液、牙齿结构和时间等。诸因素相互关联，缺少某一方面都不可能发生龋齿。龋齿容易发生在磨牙和双尖牙的咬面小窝、裂沟中，以及相邻牙齿的接触面。根据龋齿破坏程度，临床上可分为浅龋、中龋、深龋。浅龋没有自觉症状；中龋及时得到治疗效果良好；深龋多数需牙髓治疗以保存牙齿。其中，深龋未经治疗则继续发展感染牙髓或使牙髓坏死。

（2）牙髓炎。牙髓炎分急性和慢性两种，牙髓炎的治疗由于类型和病情程度不同而异，特别是乳牙和年轻恒牙的处理原则和方法取决于正确诊断和儿童的年龄。牙髓炎的治疗首要问题是应急处理。因为急性牙髓炎的疼痛剧烈难以忍受，应首选止痛，并给进一步的治疗提供条件，要尽量避免单纯使用药物。牙髓炎的应急治疗主要是开髓引流。

### （三）眼保健

学龄前期儿童眼功能的发育基本完成，此时是儿童眼睛在一定范围内利用结构可塑性及功能可塑性的关键时期。学龄前期儿童是儿童眼保健的重点对象。儿童眼保健主要内容包括：

（1）在每年健康检查的同时，进行阶段性眼病筛查和视力检查。

（2）多数学龄前期儿童已可采用视力表对视力进行主觉测定，应广泛普查视力，包括远视力、近视力及双眼单视功能等。

（3）用角膜映光法配合遮盖试验筛查斜视。

（4）在有条件的情况下，提倡测定眼的静态屈光，争取做到每个儿童能做一次散瞳验光或采用视力负荷试验，对视力进行初步定性检查。

（5）屈光不正儿童要到具有相应资质的医疗机构或眼镜验配机构进行正规散瞳验光，调整眼镜屈光度，不要使用劣质及不合格的眼镜。

（6）如出现视功能低常者，要尽早进行功能训练。

（7）开展以培养正确坐姿和良好用眼卫生习惯为主要内容的健康教育，指导托幼园所和家庭中儿童生活环境的合理布光，儿童持续近距离注视时间每次不宜超过 30 分钟，操作各种电子视频产品时间每次不宜超过 20 分钟，每天累计时间建议不超过 1 小时。眼睛与各种电子产品荧光屏的距离一般为屏面对角线的 5—7 倍，屏面略低于眼高。

（8）积极防治各种流行性眼病，防止眼外伤。

## 四、集体儿童保健

托幼机构是指国家所设置或民办的托儿所、幼儿园。托幼机构的儿童正处在生长发育比较迅速的时期，全身各脏器的生理功能尚不完善，机体的抵抗力较弱，容易患病。在集体居住的条件下，儿童相互接触密切，较易引起疾病的流行和传播。针对这一特点，托幼机构必须贯彻以预防为主的方针，做好集体儿童的卫生保健工作，保证儿童的健康成长。

托幼机构要在妇幼保健机构的指导下，建立健全各项制度并严格遵守。托幼机构儿童保健发展措施包括以下几方面。

### （一）合理膳食

为满足学龄前期儿童生长发育的需要，应供给平衡膳食，食物多样化以增进食欲。养成定时进食、不偏食、不挑食等良好的饮食卫生习惯。

### （二）开展学前教育

学前教育在人类发展中有起着极其重要的作用，这是因为儿童的心理、智能、语言、情绪和性格的发展，都是在学龄前期打下基础，绝不能把学前教育简单地理解为"教知识"。学前教育应通过讲故事、组织各种各样的游戏、参观、绘画、欣赏音乐与歌舞、体操、运动会、郊游等，培养儿童的学习能力、分辨是非的能力等，发展儿童的好奇心和求知欲等，还要通过日常生活内容锻炼儿童独立生活的能力，为儿童进入小学打好基础。

### （三）合理安排日常活动

除保证儿童定时进食、睡眠外，还要合理安排儿童的户外活动、室内手工活动等。在日常生活中，还要培养学龄前儿童良好的生活习惯与方式等，如要培养其坐立、看书绘画的正确姿势等。

### （四）定期健康检查

每半年至1年进行1次健康检查，要测量身高、体重，检查牙齿、视力、听力、血红蛋白等，对检查出来的问题要及时处理。

### （五）预防接种、预防疾病及意外事故

加强免疫接种、传染病管理、常见病防治等，建立合理的生活制度、培养良好的卫生习惯，必须坚持饭前便后洗手、勤剪指甲的卫生习惯。学龄前期儿童呼吸道感染、外伤、食物中毒、龋齿、弱视等相对增多。对于意外事故应重视预防教育，加强防护性措施。

**·学习专栏·**

#### 心 肺 复 苏

心肺复苏是指采用急救医学手段，恢复已中断的呼吸及循环功能，为急救技术中最重要而关键的抢救措施。具体操作步骤如下：

（1）确保现场环境对操作者及患儿是安全的。

（2）检查患儿有无反应。轻拍患儿的肩膀并呼喊："你还好吗？"如果患儿无反应，大声呼叫附近的人寻求帮助并启动应急反应系统，如打120，调动人员取AED（自动体外除颤仪）和急救设备。

（3）评估患儿呼吸和脉搏。呼吸：扫视患儿胸部，观察胸部起伏不超过10秒，以检查呼吸情况。脉搏：触摸颈动脉或股动脉搏动，如果在10秒内没有明确地感受到脉搏，从胸外按压开始心肺复苏。

（4）如患儿呼吸正常且脉搏存在，则监测患儿；如患儿无呼吸但脉搏存在，则提供人工呼吸，每3—5秒一次，如脉搏≤60次/分且伴有四肢冰冷、反应持续下降、脉搏微弱、皮肤苍白或花斑及紫绀，则进行胸外按压，每2分钟检查一次脉搏。

注意事项：① 每次按压结束后，确保胸廓回弹。② 儿童的按压深度至少为胸部前后径的三分之一，或约为5厘米。③ 保证患儿头部在正中体位。

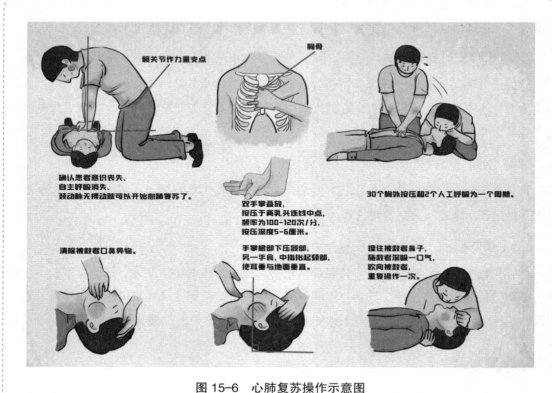

确认患者意识丧失、
自主呼吸消失、
颈动脉无搏动就可以开始心肺复苏了。

髋关节作力量支点

清除被救者口鼻异物。

胸骨

双手掌垂放，
按压于两乳头连线中点，
频率为100-120次/分，
按压深度5-6厘米。

手掌根部下压颏部，
另一手食、中指抬起颈部，
使耳垂与地面垂直。

30个胸外按压和2个人工呼吸为一个周期。

捏住被救者鼻子，
施救者深吸一口气，
吹向被救者，
重复操作一次。

图 15-6　心肺复苏操作示意图

## 本章小结

　　儿童与成人的根本区别在于他们处于不断变化的生长发育过程中，其身体大小、比例、组成成分及器官的功能都在随年龄的增长不断变化并逐渐成熟。根据学龄前期儿童的体格发育特点，通过定期体格检查可以发现个体或集体儿童的生长发育是否正常，如果发育不正常，就应找出其营养、所在环境和生活方式有何缺点而予以纠正，或及时发现有无隐匿的疾病。

　　本章主要的学习内容：学龄前期是指自儿童满 3 周岁至 6—7 岁。此时期儿童的体格仍持续生长，速度较稳定，体重每年平均增加 2 千克，身高每年平均增加 6—7 厘米。学龄前期儿童体格生长发育主要受遗传、内分泌因素影响。眼功能发育基本完成，视深度逐渐发育成熟。但眼的结构、功能尚有一定可塑性，眼保健是此时期的内容之一。学龄前期是性格形成的关键期。此时期儿童发育的一些表现如下：动作发育协调，语言、思维、想象力成熟，词汇量增加，急于用语言表达思想，遇到困难时产生怀疑而出现语言问题；情绪开始符合社会规范，社会情感发展；理性意识萌芽；个性形成，但有一定可塑性；性格内外向及情绪稳定性进一步分化；当主动行为失败后会产生失望和内疚。学龄前期儿童的注意力保持较幼儿期长，约为15分钟。此时期儿童若不注意口腔卫生则易发生龋齿。托幼机构保健工作是儿童保健工作的重要内容，做好集体儿童保健工作对学龄前期儿童健康十分重要。

本章的重点是学龄前儿童各系统病理生理特点和体格及神经心理发育及评价。通过学习，可以了解到学龄前期儿童的体格及神经心理行为发展的特点，对该时期儿童的一些重要的行为认知发育任务能更好地保持着敏感性，并能够恰当地对正常还是异常作出判断，以便尽早发现问题、及时干预。

### 思考与练习

1. 五岁的小明又尿床了，这几天正是黄梅天，这一连几天晚上都尿床，妈妈很是犯愁，这到底要不要去医院看病呢？

2. 上幼儿园小班的儿子回家，在客厅沙发上跟儿子戏耍时妈妈发现儿子小胳膊上有一块很小的瘀青块，敏感的妈妈当即就问儿子瘀青块是怎么回事，儿子想了想说是被小朋友从楼梯上推下来摔的，还补充说是从很高很高的楼梯上摔下来的。妈妈觉得不太可能，就询问老师，最后证实儿子说的不是真的。往往这个时候家长大多会很紧张儿童撒谎这种不良行为，会想尽各种办法纠正儿童这种不良行为。请问，儿子真的在撒谎吗？

3. 托幼机构应如何做好儿童卫生保健工作？

# 参考文献

1. 陈超、杜立中、封志纯著：《新生儿学》，人民卫生出版社 2020 年版。

2. 陈荣华、赵正言、刘湘云著：《儿童保健学（第 5 版）》，江苏凤凰科学技术出版社 2017 年版。

3. 崔宇杰、张云婷、赵瑾等：《我国儿童早期发展工作现状分析及策略建议》，《华东师范大学学报》（教育科学版）2019 年第 3 期，第 107—117 页。

4. 桂永浩、薛辛东主编：《儿科学（第 3 版）》，人民卫生出版社 2015 年版。

5. 国家卫生计生委：《国家基本公共卫生服务规范（第三版）》2017 年版。

6. 胡亚美、江载芳编著：《诸福棠实用儿科学（第 7 版）》，人民卫生出版社 2002 年版。

7. 江帆：《从生存到发展：推动儿童早期发展在中国妇幼健康领域的实践》，《中华儿科杂志》2021 年第 3 期，第 161—164 页。

8. 江载芳、申昆玲、沈颖主编：《诸福棠实用儿科学（第 8 版）》，人民卫生出版社 2015 年版。

9. 黎海芪主编：《实用儿童保健学》，人民卫生出版社 2016 年版。

10. 刘湘云、陈荣华、赵正言主编：《儿童保健学（第 4 版）》，江苏科学技术出版社 2011 年版。

11. 毛萌、李廷玉主编：《儿童保健学（第 3 版）》，人民卫生出版社 2014 年版。

12. 毛萌、杨慧明：《儿童早期发展的社会生物学意义》，《教育生物学杂志》2014 年第 3 期，第 139—143 页。

13. 邵洁、童梅玲等：《婴幼儿养育照护专家共识》，《中国儿童保健杂志》2020 年第 9 期，第 1063—1068 页。

14. 邵肖梅、叶鸿瑁、丘小汕主编：《实用新生儿学（第 5 版）》，人民卫生出版社 2019 年版。

15. 沈晓明、金星明主编：《发育和行为儿科学》，江苏科学技术出版社 2003 年版。

16. 石淑华、戴耀华主编：《儿童保健学（第 3 版）》，人民卫生出版社 2014 年版。

17. 王晶、童梅玲：《婴幼儿养育照护的框架和策略》，《中国儿童保健杂志》2020 年第 9 期，第 993—996，1004 页。

18. 王卫平、孙锟、常立文主编：《儿科学（第 9 版）》，人民卫生出版社 2018 年版。

19. 徐灵敏著：《儿科常见病解惑》，上海科技教育出版社 2018 年版。

20. 徐灵敏著：《儿科急诊急症解惑》，上海科技教育出版社 2020 年版。

21. 杨杰、陈超主编：《新生儿保健学》，人民卫生出版社 2017 年版。

22. 朱莉、张蓉、张淑莲等：《中国不同胎龄新生儿出生体重曲线研制》，《中华儿科杂志》2015 年第 2 期，第 97—103 页。

23. Lucas JE, Richter LM, Daelmans B. Care for Child Development: an intervention in support of responsive caregiving and early child development. *Child Care Health Dev.* 2018 Jan; 44(1): 41—49.

24. Robert M. Kliegman, Bonita F. Stanton, Joseph W St. Geme III, Nina F Schor, Richard E. *Nelson Textbook of Pediatrics (19th Edition)*, Philadelphia: Elsevier, 2011.